기내응급처치 실무

Practice of On-board Emergency

Cengage

Practice of On-board Emergency

Yoo Moon Ju
Kim Bo Hee
Kim Jin Sil

ISBN-13: 978-89-6218-550-8

Cengage Learning Korea Ltd.
14F YTN Newsquare 76 Sangamsan-ro
Mapo-gu Seoul 03926 Korea

Cengage is a leading provider of customized learning solutions with employees residing in nearly 40 different countries and sales in more than 125 countries around the world. Find your local representative at: **www.cengage.com.**

To learn more about Cengage Solutions, visit **www.cengageasia.com**

Every effort has been made to trace all sources and copyright holders of news articles, figures and information in this book before publication, but if any have been inadvertently overlooked, the publisher will ensure that full credit is given at the earliest opportunity.

photo credit
cover © Black Duck Style / Shutterstock.com

Printed in Korea
Print Number: 02 Print Year: 2024

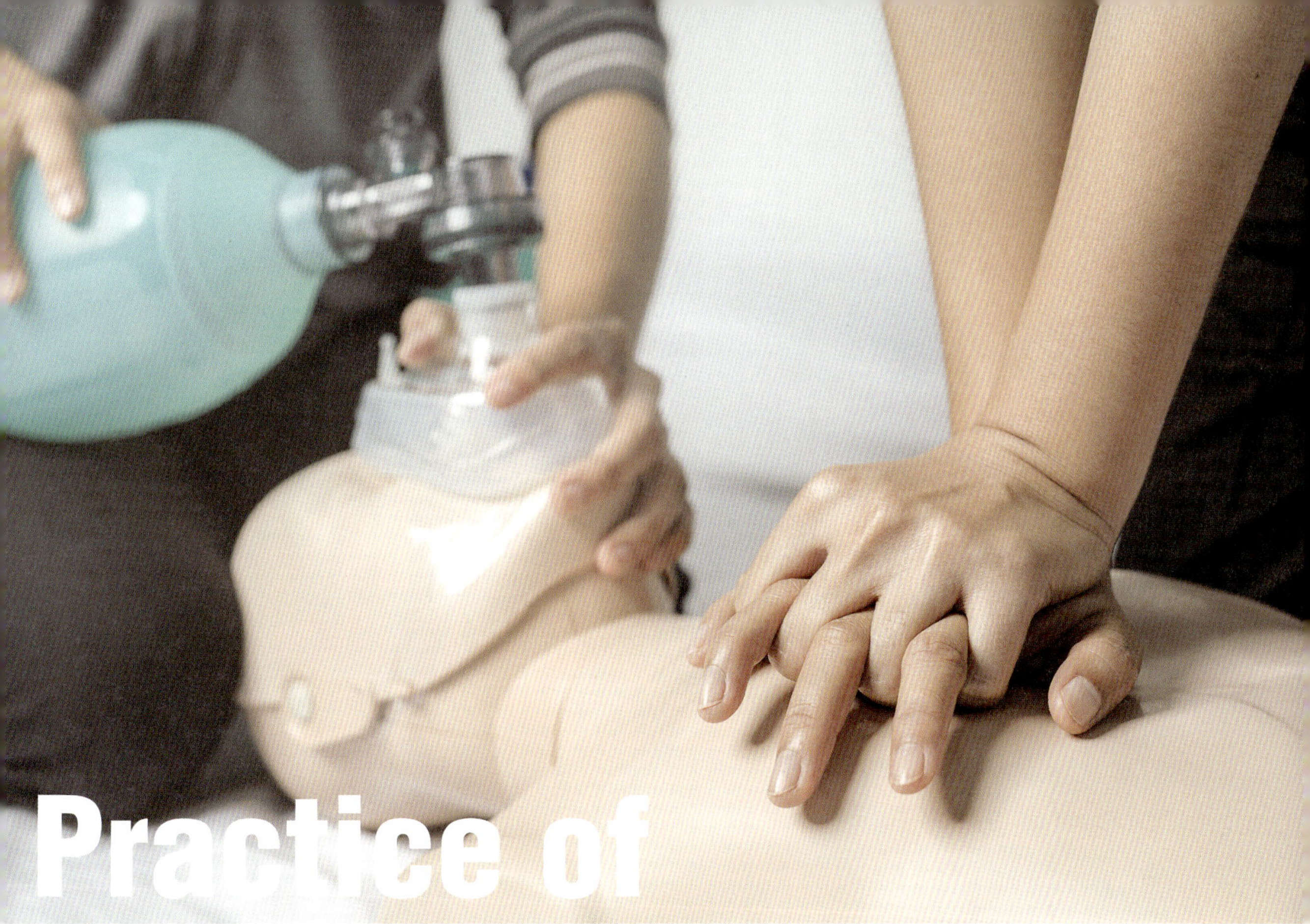

Practice of On-board Emergency

기내응급처치 실무

유문주 · 김보희 · 김진실 지음

Cengage

Australia • Brazil • Canada • Mexico • Singapore • United Kingdom • United States

기내응급처치 실무
Practice of On-board Emergency

초판 1쇄 발행 2023년 3월 28일
초판 2쇄 발행 2024년 7월 18일
지은이 유문주, 김보희, 김진실
발행인 송성헌
편집기획 김민정
발행처 센게이지러닝코리아(주)
등록번호 제313-2007-000074호(2007.3.19)
주소 서울시 마포구 상암산로 76 YTN 뉴스퀘어 14층
이메일 asia.infokorea@cengage.com
홈페이지 www.cengage.co.kr
ISBN-13 978-89-6218-550-8

정가 23,000원

머 | 리 | 말

기내에서 환자가 발생하는 경우, 대부분의 항공사는 이에 대처하는 데 필요한 절차가 있다. 일반적으로 객실 승무원이 기본적으로 환자의 상태를 확인하고 필요한 응급처치를 한다. 이때 승객의 상태가 중증이거나 객실 승무원이 처치할 수 있는 역량 범위를 벗어나는 경우, 기내 의료진을 호출하여 진료를 받거나 지상의 응급의료 콜 시스템을 이용하여 의학적인 자문을 얻는다. 그중 환자의 생명에 지장이 있을 정도로 위중한 상태가 되면, 항공기는 비상착륙을 할 수도 있다.

이와 같은 기내 응급처치 절차는 'IATA Medical Manual'에 근거하여 모든 항공사의 객실 승무원이 신입 교육과정에서 의무적으로 익혀야 한다. 하지만 '객실 승무원 업무교본'의 내용(업무 기준, 규정과 지침, 비상 대응 절차, 보안, 항공기 장비 시스템, 기종 정보 등)이 방대하여 기내 응급처치 내용을 세부적으로 배우기에는 시간적 한계가 있다.

필자들의 비행 경험에 비추어 볼 때 신입 승무원들이 비행을 막 시작하여 가장 당황스러운 경우는 기내에 응급환자가 발생한 때이다. 팬데믹 이후, 여행에 대한 고객 심리가 안정화되고 이에 따라 항공 여행 수요가 급증하고 있다. 이에 따라 비행 중 발생 가능한 다양한 상황에서 응급환자 발생 빈도 역시 늘어날 것으로 예상된다.

기내 응급환자 발생 시 객실 승무원의 초기 대응 능력이 매우 중요하다. 그런데 아쉽게도 대부분의 항공 서비스 전공 학과에서 안전, 서비스, 교양, 외국어 과목을 운영 중이지만, 항공기내 응급처치에 관한 과목을 운영 중인 학교는 많지 않다. 대부분 안전 교과목 내에서 응급처치 관련 내용 중 심폐소생술만을 간략히 다루는데, 이는 기내에서 발생 가능한 다양한 응급상황을 이해하고 처치하기에는 부족함이 있다.

항공사 객실 승무원의 채용이 활발해진 요즘, 일부 항공사에서 안전 및 간호 자격 보유자를 우대하여 채용한다고 한다. 이 점을 보더라도 항공사에서 기내 응급환자 발생 시 빠르고 정확한 대처 능력을 갖춘 사람을 선호한다고 볼 수 있다.

우리 교재는 항공사에서 필요로 하는 기내 응급환자 대처 역량 강화를 위해 크게 두 가지에 중점을 둔다. 첫째, 항공사 객실 승무원 신입 안전 훈련 응급처치 부분의 선(先)학습이라는 점이다. '객실 승무원 업무교범' 및 교육 내용을 바탕으로 교재를 구성하여 항공사에 입사하기 전에 관련 내용을 예습할 수 있다. 둘째, 항공사 입사 후 참고도서로 활용할 수 있다는 점이다. 학생들에게 생소한 용어나 개념을 상세히 풀어 설명하거나, Tips와 Q&A 등으로 이해도를 높일 수 있게 구성했다.

필자 세 사람은 모두 항공사 안전교관으로서 객실 훈련생을 교육하고, 학교에서 항공 서비스 전공 학생들을 지도해 본 공통의 경험이 있다. 현장에서 필요로 하는 실제적인 지식이 전달되도록 심혈을 기울여 집필한 이 교재가 예비 항공 승무원들의 관련 지식을 쌓는 데 도움이 될 수 있기를 바란다.

2023년 봄,

글쓴이 유문주, 김보희, 김진실

01

항공 응급처치 개요 13

Overview of Aviation Emergency

02

응급환자 발생상황 파악 및 보고 41

Finding & Reporting Cases of Emergency Patients

03

응급환자 초기 대응 57

Early Response to Emergency Patients

04

응급환자 상황별 응급처치 107

Emergency Response by Case/Symptom

05

응급환자 후속 관리 및 대처상황 기록 189

Post-treatment for Emergency Patients and Recording Response Process

01

항공 응급처치 개요

Overview of Aviation Emergency

1. 항공기 표준 환경의 이해
2. 비행 중 발생 가능한 증상 또는 현상
3. 승무원의 평상시 건강관리

항공기 내에서 환자가 발생하는 경우에 대비하여 대부분의 항공사는 일련의 절차를 가지고 있다. 객실 승무원은 일차적으로 환자의 상태를 확인한 후 필요한 응급처치를 제공한다. 이때 환자의 상태가 중증이거나 객실 승무원의 처치 범위를 넘어서는 경우 기내의 의료진을 호출하거나 지상의료시스템(Ground-based Medical Services, GBMS)으로 응급처치 방법을 문의할 수 있다.

항공기 내에서 발생하는 가장 흔한 의료 상황은 실신, 소화기계 증상(구역, 구토, 복통), 부상(화상, 타박상) 등으로 대부분의 의학적 상황은 기내 응급처치로 증상이 호전되지만 비상착륙 등의 상황(심장 관련 증상과 멈추지 않는 경련, 뇌졸중 증상 등)으로 이어지기도 한다. 팬데믹 이후 항공기를 이용하는 승객이 지속적으로 증가하고 있고 항공기 내에서 의학적인 응급상황 또한 지속적으로 증가할 것이다. 이러한 이유로 객실 승무원은 기내 응급처치 상황이 발생하게 되는 요인, 즉 항공기 표준 환경에 대한 이해가 반드시 필요하다.

1. 항공기 표준 환경의 이해

1) 고도(Altitude)

한라산을 등반해 본 적이 있는가? 대략 1,950m 정도의 높이인데 정상으로 향하는 동안 숨을 쉬기 불편하다는 느낌을 받은 적이 있을 것이다. 높은 고도의 대기는 지상보다 산소량이 더 적기 때문이다. 실제 항공기는 35,000ft~40,000ft 상공을 운항한다. 40,000ft는 대략 12,200m로, 세계에서 가장 높다고 알려진 에베레스트 산(8848m≒29032.69ft)보다 더 높은 곳에서 비행기가 날고 있는 것이다.

피트(Feet, ft)

피트는 야드파운드법(영국, 넓은 의미로 미국 단위계를 포함하여 '영미단위계' 전반을 통칭함)의 길이단위이다. 1피트는 0.3048미터로, 1미터는 대략 3.3피트로 볼 수 있다. 항공기 운항과 관련하여 자주 사용하는 용어이니 반드시 알아두자!

상공에서는 기체 내외부의 압력 차이로 인해 항공기체의 각 분위를 이루는 구조재료가 부풀어 오르는 힘(응력, 풍선이 하늘 위로 올라갈수록 커지다가 터지는 것

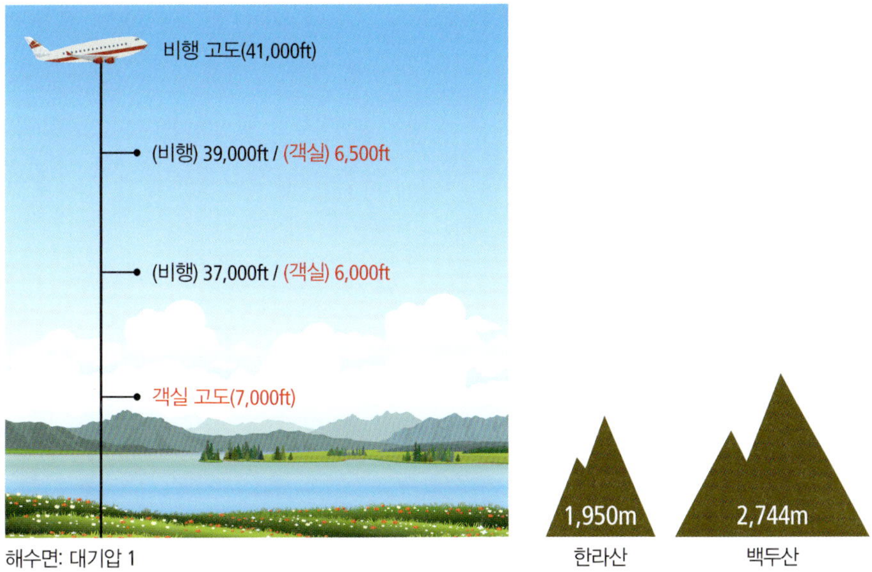

처럼)을 받게 된다. 이 응력을 최대한 줄이고, 기체를 가벼운 재료로 만들기 위해 항공기 동체 단면은 가능한 한 둥글게 만든다. 여압이 되는 부위 일대가 부풀어 오르기 때문에 한쪽으로 쏠리지 않고 전(全) 방향으로 골고루 팽창하도록 하여 기체에 가해지는 힘을 줄여야 하기 때문이다. 항공기의 창문이 타원형인 이유 역시 비행기가 높이 날 때 생기는 압력을 분산시키기 위한 설계로 항공기의 안전을 고려한 것이다.

Thiago B Trevisan / Shutterstock.com

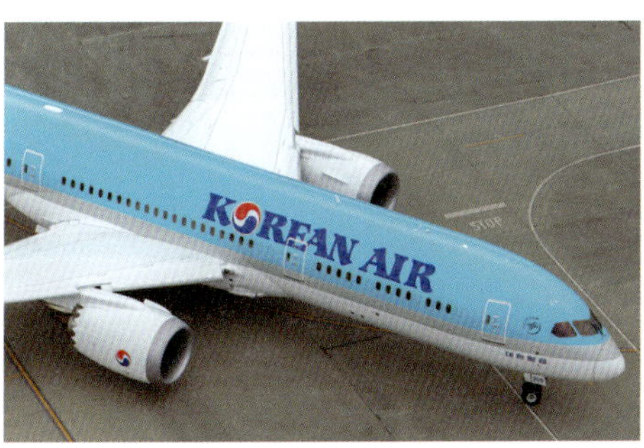

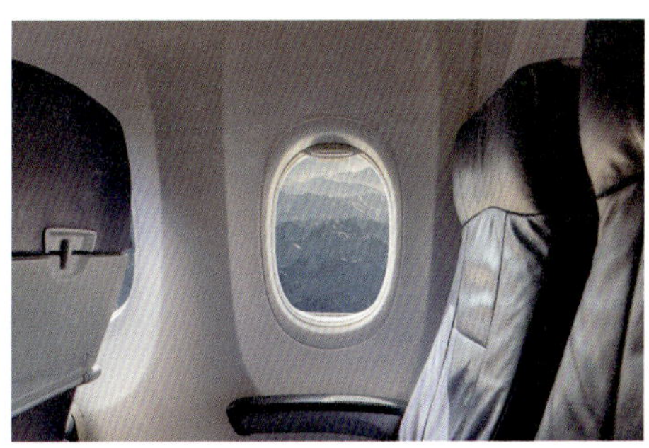

기압은 고도가 높을수록 낮아지는데 이때 인체에는 여러 가지 이상 현상이 발생하게 된다. 이러한 현상을 방지하기 위해 기내에는 '여압(與壓)장치'가 설치되어 있다. 여압장치란 객실압을 인위적으로 높이는 장치로, 객실 압력을 최대한 인체에 쾌적한 기압(0.8기압) 정도로 조절해 준다. 이 여압장치에 의해 기내에서도 지상과 거의 비슷한 환경으로 생활할 수 있게 된다.

이때 기내에서 여압장치에 의해 유지되는 고도를 '객실 고도(7,000~8,000ft, Cabin Altitude)'라고 한다. 항공기 이, 착륙 시에 귀가 멍멍해지고 순간적으로 현기증 등이 오는 경우가 있는데, 이는 지상과의 기압차로 발생하는 이상 현상이다. 이러한 현상은 오래 지속되지 않고 곧 나아지는데, 여압장치가 자동으로 작동하여 지상과 비슷한 압력으로 조절해 주기 때문이다.

Q 객실 여압장치로 지상과 동일한 1기압을 만들지 않고 0.8기압을 유지하는 이유는 무엇일까요?

A

여압장치는 운항 시 조종실 계기판에서 자동(Auto)으로 설정하면 고도에 따라 자동으로 조절되어 작동한다. 하지만 고장이나 오작동이 발생한다면 기내 산소가 희박해지고 이에 따른 응급상황(감압증, 저산소증, 호흡곤란, 안구 · 고막통증, 부비동통 등)이 발생하므로 이에 대한 객실 승무원의 관련 지식 숙지가 필요하다.

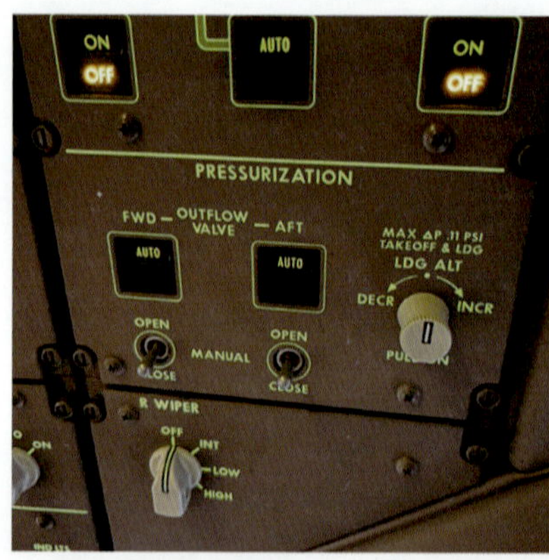

B787-9 등 최신 항공기의 객실 고도는?

B787-9 항공기는 기내 기압 조절장치를 기존 항공기보다 25% 더 낮게 설정해 1,800m 수준으로 객실 고도를 유지한다. 타 기종의 기압이 백두산(2,744m) 정도의 수준이라면 드림라이너로 불리는 이 항공기의 기압은 지리산(1,915m) 정도에 비교할 수 있다. 이러한 개선으로 장거리 여행 시 비행의 피로감을 감소시켰다.

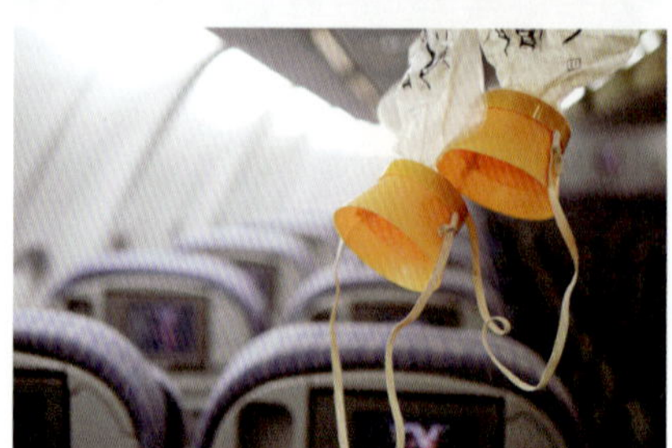

2) 온도(Temperature)

항공기가 운항하는 비행 고도인 35,000피트에서의 항공기 외부 기온은 영하 50~60℃ 정도이다. 반면에 항공기 내부는 기내 쾌적성을 위해 객실 온도를 24±1℃ 내외로 조절한다. 항공기 객실 온도 조절은 조종실에서 주 온도 조절장치를 통해 설정하고 객실에서는 미리 설정된 기준에서 일부 범위(6~8℃ 정도) 내에서 재조절할 수 있다.

기내 온도는 주로 항공기 전 · 후방에 위치한 승무원 패널(Crew Panel)의 온도 조절 메뉴를 선택하여 조절할 수 있고, 서비스 구역별 조절도 가능하다.

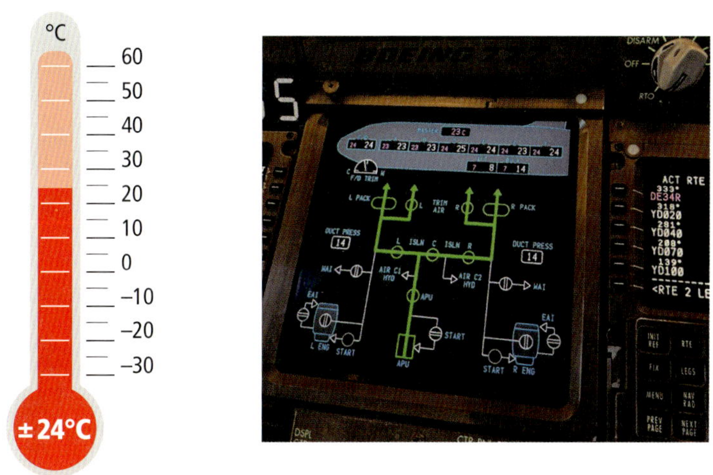

승무원 패널의 온도 조절(24℃ 설정)

항공기의 냉난방 시스템은 연료 소모와는 거의 무관하다. 그 이유는 냉난방 시스템이 엔진에서 발산하는 열을 활용하기 때문이다. 순항 중 항공기 외부 온도는 앞서 언급한 대로 영하 50~60℃ 수준이다. 이렇게 차가운 외부 공기는 엔진을 통해 고온으로 변하며 차가운 외부 공기를 이용한 에어컨 팩(Pack)을 거쳐 다시 온도가 낮아진 후 내부로 방출되기 때문에 항상 일정한 기내 온도를 유지할 수 있게 된다.

항공기 기내 표준 온도는 항공사마다 약간씩 다르다. 한국을 비롯한 온대지역 항공사들은 24℃ 정도를 유지하나, 미국이나 유럽 항공사들은 21~23℃, 더운 지방인 아프리카, 동남아 등의 항공사는 25~26℃ 정도를 표준 온도로 운영하는 것이 일반적이다. 국적 항공사를 이용하는 승객에게도 탑승객 개인의 건강상태나 체질에 따라 기내 온도의 적정성이 상대적일 수 있다. 이에 객실 승무원은 표준 기내 온도를 유지하되 기내 온도로 인한 고객의 불만을 최소화할 수 있도록 서비스 Item(담요, 따뜻한 차, 시원한 물) 등을 적절히 이용할 수 있어야 한다.

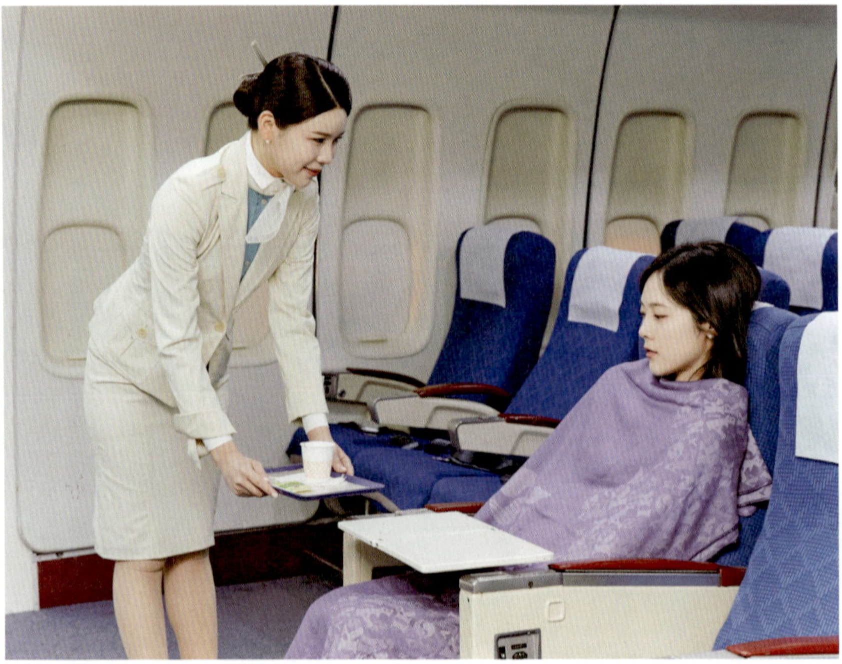

3) 상대 습도(Relative Humidity)

습도란 공기의 건조하고 습한 정도를 말한다. 엄밀히 말하면 이 개념은 '절대 습도(Absolute Humidity)'를 말한다. 하지만 실제로 우리가 생활에서 접하고 사용하는 습도는 대부분 '상대 습도(Relative Humidity)'이다. '상대 습도'란 주어진 온도에서 공기가 지닐 수 있는 총 수분과 비교한, 공기 중 수분의 양을 말한다. 대부분의 연구에 따르면 사람은 상대 습도 40~60%에서 쾌적함을 느낀다고 한다.

건조함의 대표적인 장소로 사막을 떠올릴 수 있는데, 사막의 평균 습도는 15~30% 정도로 알려져 있다. 반면에 기내는 습도가 10~20% 정도로 낮게 유지된다. 실제로 항공 여행을 경험한 대부분의 사람들이 기내의 건조함을 경험했을 것이다.

기온이 낮아질수록 대기가 수분을 함유하는 능력은 감소한다. 실제 항공기 순항 고도의 외부 대기 중의 수증기는 거의 존재할 수 없다. 앞서 설명한 바와 같이 객실 내 외부 공기를 섞어 가면서 순환하는 과정을 반복하면서 기내는 약 10~20%의 습도를 유지하게 된다. 습도가 낮으면 코와 점막이 건조해져 불편함을 느낄 수 있다.

이러한 이유로 기내에서는 탈수 예방을 위해 주기적으로 생수나 주스 등의 음료를 제공하여 부족한 수분을 보충할 수 있게 한다. 그러나 알코올, 커피, 홍차 등을 많이 마시면 오히려 몸의 수분을 더 잃게 된다. 콘택트렌즈를 착용하는 경우보다 안경을 착용하는 경우 눈의 건조나 염증을 예방할 수 있다. 피부를 촉촉하게 해 주는 보습제와 워터 스프레이 등을 사용하는 것도 쾌적한 비행에 도움이 된다.

그렇다면 쾌적한 활동을 위한 적정 습도에 비해 항공기 내 습도를 낮게 유지하는 이유가 무엇일까? 바로 항공기를 구성하는 소재 때문이다. 항공기는 알루미늄 등을 비롯한 특수 소재로 만들어지는데, 알루미늄은 산소와 함께 수분을 만나면 빠르게 부식한다. 비행 중인 항공기가 알루미늄 부식으로 파손될 경우 큰 사고로 이어질 수 있기 때문에 항공기 기내가 저습도로 유지되는 것이다.

순항 고도(Cruising Altitude)

안전하게 비행하기 위해 유지해야 하는 적절한 해발 고도. 현대 여객기의 순항 고도는 일반적으로 국내선은 22,000~28,000ft, 국제선은 26,000~39,000ft까지 사용한다.

– 항공우주공학사전

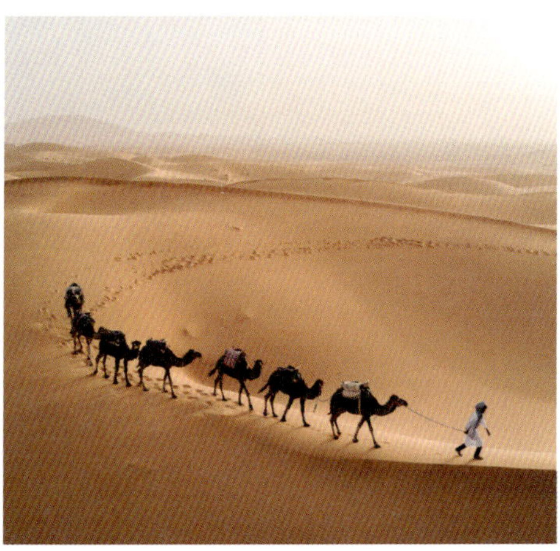

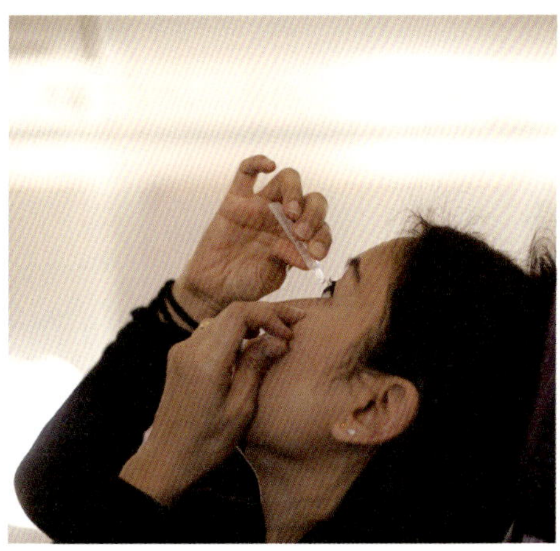

Ⓠ 기내에서 휴대용 가습기를 사용할 수 있을까요?

Ⓐ 정답은 'No! 사용할 수 없다'이다. 기내 항법장치에 영향을 줄 수 있는 휴대용 전자기기의 사용을 금한다는 방송을 들어 본 적이 있을 것이다. 허가되지 않은 전자기기는 항법장치에 미치는 영향을 검증할 수 없기 때문에 사용이 불가하다.

4) 환기(Ventilation)

고공을 비행해도 승객의 신체에 영향을 미치지 않도록 항공기 객실에는 여압장치와 환기장치가 가동된다. 이러한 장치를 통해 승객은 편안한 항공 여행을 즐길 수 있다. 객실 공기는 아래 그림처럼 깨끗한 공기로 환기된다.

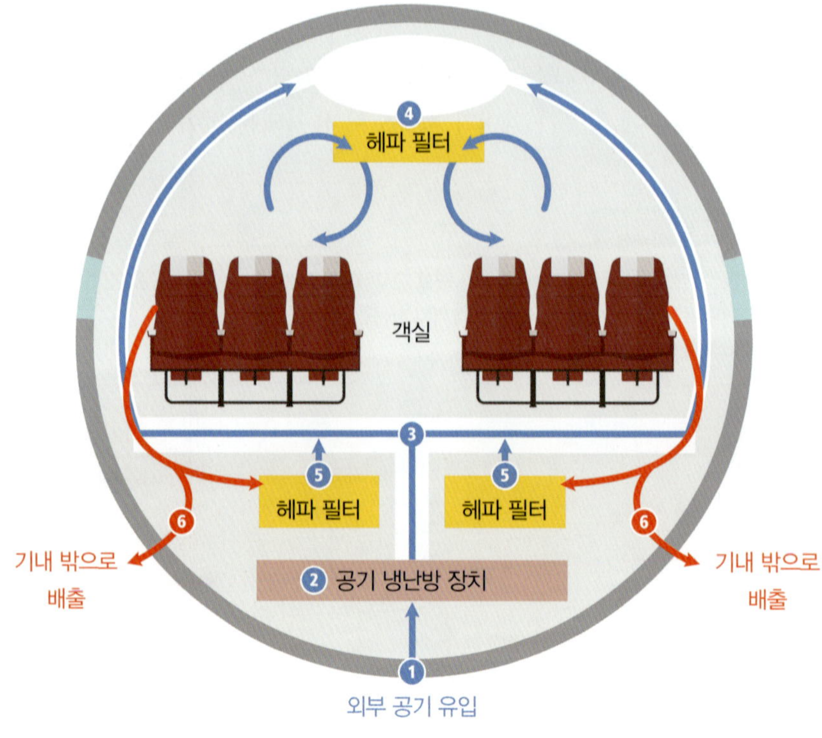

항공기 내 공기 순환 시스템

가열 멸균된 공기를 고성능 필터를 통해 공급

항공기 엔진을 거쳐 기내로 유입되는 외부 공기는 엔진 압축기를 통과하며 압축된다. 이때 외부 공기는 약 200℃까지 가열되어 완전한 멸균상태가 된다. 압축 공기는 오존 정화장치를 거쳐 에어컨 팩으로 옮겨져서 냉각 과정을 거친 후 혼합 배관(Mixing Manifold)으로 흐르게 된다. 특히 이 공기는 헤파(HEPA) 필터로 여과된 기존 기내의 공기와 50대50의 비율로 혼합된다. 이는 병원 수술실의 공조 설비와 유사한 시스템으로 일반 가정의 먼지, 담배 연기, 박테리아 등 거의 모든 바이러스를 걸러낼 수 있는 수준이다. 따라서 항공기의 재순환된 공기는 외부 공기보다 더 깨끗하다고 할 수 있다.

천장에서 바닥으로 흐르는 공기, 바이러스 확산이 어려운 시스템

공기가 기내 선반의 흡입구로 유입되고 배출구가 기내 하단부에 있으므로, 객실 내 공기는 에어 커튼 방식으로 전방에서 후방으로 흐르지 않고 위에서 아래로 흐른다. 객실에 공급되는 공기는 시간당 20~30회, 즉 2~3분마다 기내 공기를 완전히 교체할 수 있다. 재순환되는 공기를 제외하고라도 시간당 10~15회로 완전히 교체하기에 충분한 양이다. 이러한 이유로 기내는 메르스, 사스, 코로나19 등 호흡기 전염병 등이 기내에서 확산될 수 없는 환경이 된다.

이와 같이 기내 환기로 객실의 전체적인 온도와 여압을 유지하고, 객실에서 발생하는 먼지나 냄새, 이산화탄소 등을 제거하여 쾌적한 객실 환경을 조성하기 위해 많은 공기가 객실에 공급된다.

헤파(HEPA, High Efficiency Particulate Air) 필터

여과장치가 직경 0.3μm 이상 되는 (공기를 통하는) 입자의 99.97% 이상을 걸러내는 필터로, 기존에는 유해물질에 노출되기 쉬운 산업 현장이나 반도체 공장, 의료 현장, 전자공학 등에 사용되었다. 일반 가정에서도 공기청정기 핵심 부품으로 유해물질(황사, 미세먼지, 초미세먼지 등)을 제거하고, 꽃가루, 박테리아, 세균, 바이러스, 곰팡이, 각질, 라돈 방사능 가스, 담배 연기 등을 걸러 준다.

5) 진동과 소음(Vibration & Noise)

항공기는 엄청난 속도로 비행하기 때문에, 제트 기류(Jet Stream), 엔진, 동체와 공기의 마찰음 등 소음이 기내에도 지속적으로 발생한다. 이륙 중 항공기 소음은 대략 130dB, 순항 중 기내 소음은 대략 70dB에서 최고 90dB 정도로, 소음은 비행 후 느끼는 피로감의 원인이 되고 장시간 기내에서 근무하는 승무원은 비행 후 일시적인 청각 장애를 반복적으로 경험할 수도 있다. 최근 항공기는 엔진 소음 차단 첨단 기술로 이착륙 및 순항 중 소음 발생이 줄었지만 대부분의 구(舊)기종은 항공기 진동과 소음이 발생한다. 승객은 이러한 소음과 진동으로 비행 시 불안감을 느끼며 심리적 안정을 유지하는 데 어려움을 겪을 수 있다.

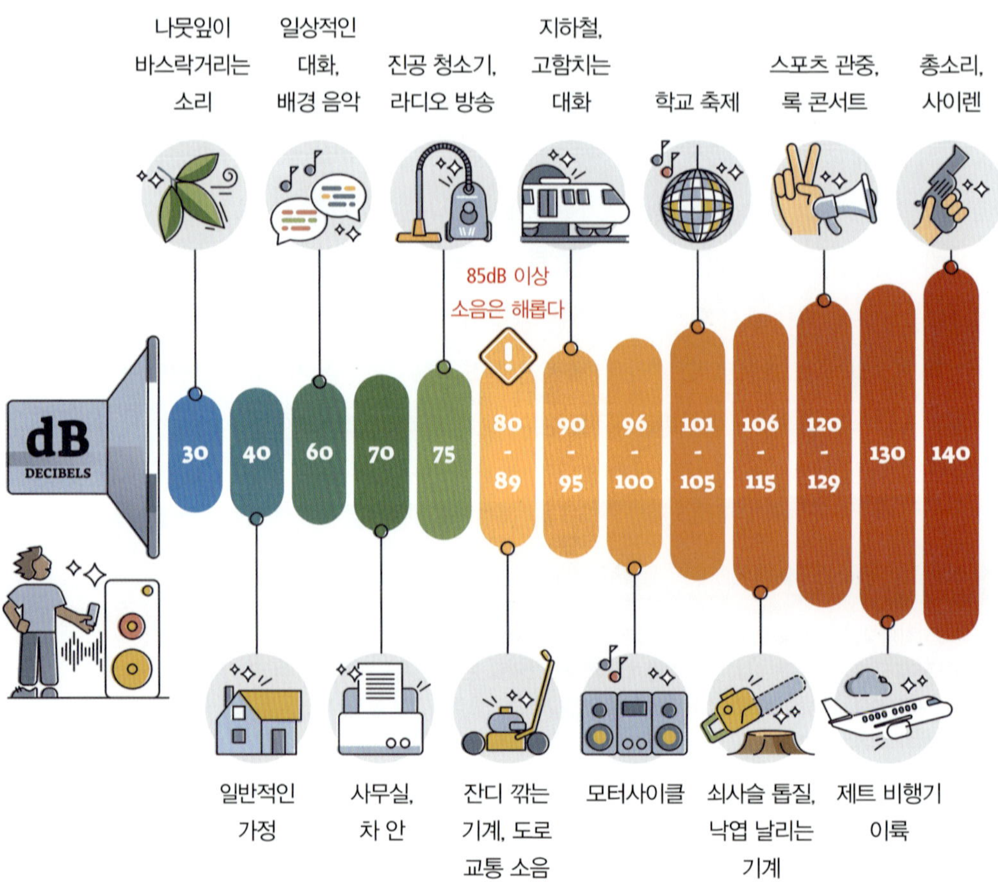

생활 환경 소음(dB) 예시

제트 기류(Jet Stream)

바다에 빠른 해류가 있는 것처럼 하늘에도 빠른 공기의 흐름이 있는데, 이런 빠른 바람을 '제트 기류'로 이해할 수 있다. 제트 기류는 대류권 상부나 성층권에서 거의 수평축을 따라 부는 강한 바람대를 말한다. 주로 서쪽에서 동쪽으로 부는 편서풍으로, 북반구에서는 북쪽으로 차가운 북극 공기와 남쪽으로 따뜻한 열대 공기 사이의 경계에서 나타난다. 온도차로 생기는 공기 밀도의 차이가 큰 겨울에 기류가 강한 특성을 보인다.

겨울철 제트 기류의 평균 풍속은 시속 130km, 여름철에는 시속 65km 정도이다. 하지만 때로는 남쪽이나 북쪽 방향으로 파동치며 흐르기도 한다. 제트 기류는 전형적으로 대류권계면 분기점에서 발생한다. 동일 구간의 O/B와 I/B의 비행시간이 다른 이유는 바로 제트 기류의 영향이다. 항공사는 제트 기류의 특성을 활용하는 '경제 항로'를 이용하여 연료를 절감하고 있다.

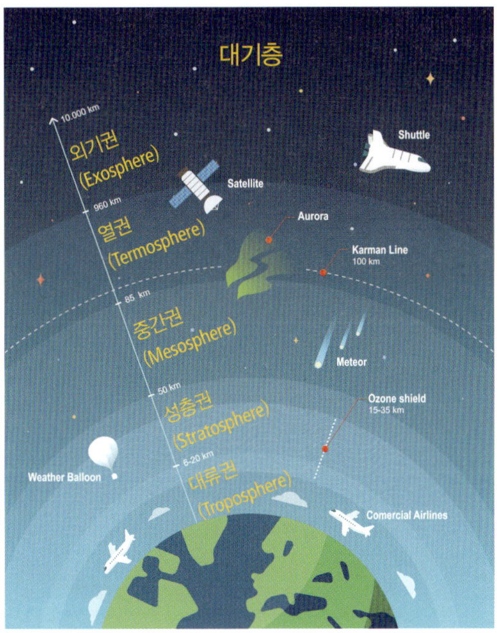

소음의 정도는 항공기 내 위치에 따라 약간의 차이가 있다. 우선 항공기 전방이 후방보다 더 조용하다. 기내 소음은 대개 제트 엔진에서 비롯되므로 엔진에서 멀어질수록 소음은 작아진다. 제트 엔진이 빨아들인 공기를 폭발시켜 추진력을 얻는 과정에서 소음은 뒤로 뿌려진다. 비슷한 이유로 창가 좌석에서 엔진 소음이 더 크게 들린다. 또한 공기 순환장치를 통해 발생하는 소음 역시 창가가 가장 크다. 기내에서 소음에 의한 피로감을 줄이기 위해 이어플러그(Ear Plug)를 제공하거나 노이즈 리덕션 헤드폰(Noise Reduction Headphone)의 사용을 권하는 등의 방법으로 승객의 쾌적한 비행에 도움을 줄 수 있다.

Q B787-9 등 최신 항공기의 소음 정도는?

A 고성능 엔진이 탑재되고 민간기 최초로 기체 50%를 탄소복합소재로 만들어 연료를 동급기 대비 20% 적게 사용한다. 엔진에 첨단기술이 적용된 덮개를 씌워 고질적으로 발생하는 이착륙 소음도 60% 감소했다. 또한 다른 항공기가 동체 각 부분을 따로 만들어 조립하는 것에 비해 B787-9 항공기는 동체를 일체형으로 한 번에 제작하여 이음새가 적다. 이러한 이유로 동체 진동으로 인한 소음이 현저히 낮아졌다.

6) 난기류(Turbulence)

난기류(亂氣流)는 유연한 공기의 흐름을 방해하는 불규칙한 기류를 발생시키는 현상으로, 난류(亂流)라고도 하며 흔히 '터뷸런스'라고 부른다. 이는 항공기 운항에서 안전을 저해하는 요소의 하나이며, 크게 대류성 난기류, 지형성 난기류, 윈드시어에 의한 난기류로 나뉜다.

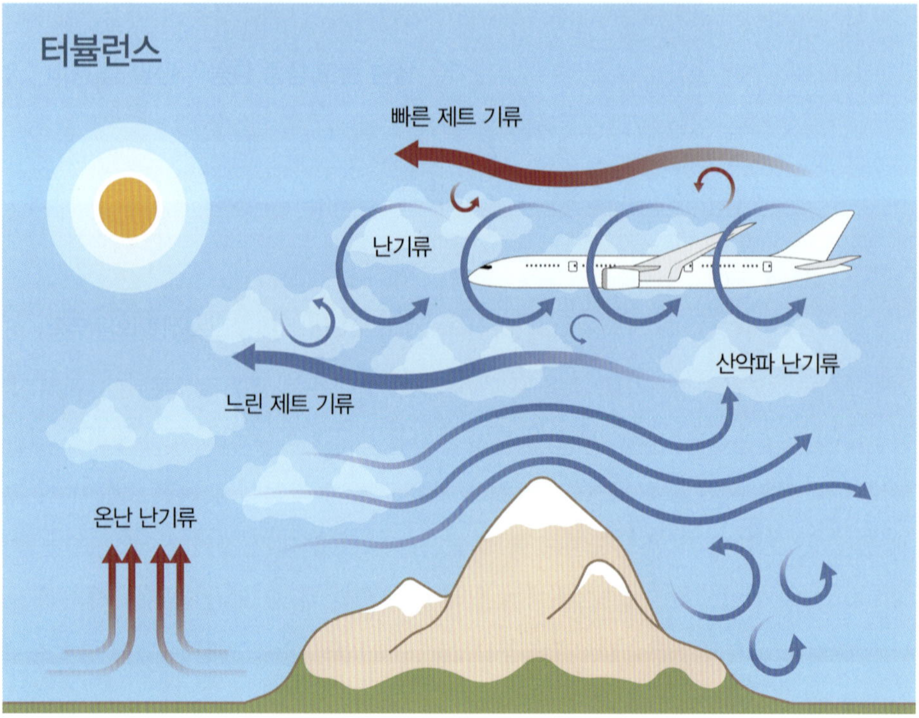

표 1.1 **난기류 종류**

원인	종류	내용
대류성	대류성 난기류 (Convective Turbulence)	저고도에서 지표면의 불규칙적인 가열로 생기는 대류 현상이다.
지형성	지형성 난기류 (Obstructions Turbulence)	지표 근처의 공기 흐름이 건물, 나무, 언덕, 산과 같은 지형을 통과할 때 정상적인 공기의 흐름이 흩어져서 장애물 뒤쪽에 소용돌이나 불규칙한 공기 흐름이 나타나는 현상이다.
	산악파 난기류 (Mountain Turbulence)	
윈드시어 (급변풍) Wind Shear	비행 난류 (항적 난기류, Wake Turbulence)	A380, B747 등의 대형 제트 항공기는 비행 중 항공기 후방에 큰 난기류가 발생하는데, 비행 중 항공기 날개 면의 공기압 차에 의한 것이다. 소형 항공기가 대형 제트 항공기의 비행 난기류에 들어가면, 옆으로 요동하게 되어 위험해질 수 있다. 항공기가 이륙할 때 관제탑에서 일정 간격을 두고 출발시키는 이유는 비행 난류의 영향을 최소화하기 위한 것이다.
	전선지대 난기류 (Frontal Turbulence)	한랭 전선 부근에 발달하는 적운 계통 구름 중 저고도에서 운정고도(雲頂高度) 부근까지의 각 층에 발생하는 난기류로 흔들림이 발생한다.
	기온역전 난기류 (Temperature Inversion Turbulence)	맑은 야간, 바람이 없거나 약한 바람이 존재할 때 발생한다. 하층부는 안정 상태이나 상층부가 불안정할 때 역전층 사이에 윈드시어가 형성되어 흔들림이 발생한다.
	청천 난기류 (CAT, Clear-Air Turbulence)	육안이나 기상 레이더 장비로 관측할 수 없는, 맑은 하늘에서 발생하는 난기류로 통상 15,000ft 이상의 높은 고도(高고도)에서 발생한다. 제트 기류에서 주로 발생한다.

항공기 운항을 위해 조종사는 출/도착 기상정보(METAR)와 예보(TAF), 항로상의 악기상 정보, 바람, 온도, 난기류 정보 등을 확보한 상태에서 이륙한다. 운항 중에도 관제소에서 수시로 정보를 받는다. 하지만 청천 난기류나 적란운(수명주기가 30분에 지나지 않는)의 출현은 사전에 예측할 수 없는 경우가 있으므로 기내에서는 항상 승객이 좌석벨트를 상시 착용하도록 권한다.

7) 우주 방사선(Cosmic Ray)

우주 방사선이란 우주에서 생성되어 지구로 향하는 방사선을 말한다. 우리나라 1인당 연평균 자연 방사선 피폭선량은 3.075mSv(밀리시버트)로, 그중 우주 방사선에 의한 연간 피폭 방사선량은 0.255mSv이다(한국원자력안전기술원). 대기층에 의해 지구에 도달하는 우주 방사선 양이 줄었지만, 고도가 높아질수록 노출량은 많아진다. 특히 미국이나 캐나다 등 북극 항로를 이용하는 비행기에 탑승할 경우, 우주 방사선 노출량은 상대적으로 많다. 2019년 원전 종사자 평균 피폭량이 0.43mSv인 데 비해 대한항공과 아시아나항공 승무원 전체 평균 피폭량은 2.82mSv와 2.79mSv로 조사되었다(2019년 국토교통위원회 발표).

우주 방사선 노출 가능성이 높은 항공 승무원(항공기 조종사와 객실 승무원)의 피폭 방사선량 안전기준은「승무원에 대한 우주 방사선 안전관리 규정(고시)」개정을 통해 2021년 5월부터 연간 6mSv 이내로 강화했다. 또한 개인별 피폭 방사선량 자료 보관은 기존 5년이던 규정을 항공 승무원이 퇴직한 후 30년(또는 75세)까지로 연장했다.

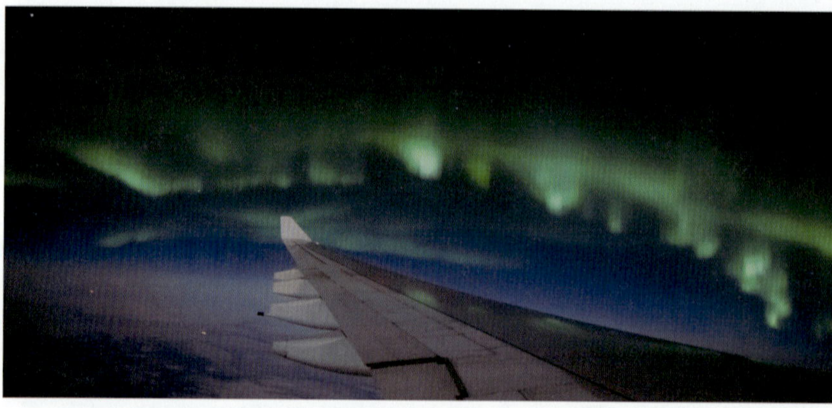

새로운 안전관리 규정에 따라 항공사는 매월 항공 승무원의 피폭 방사선량을 확인한다. 피폭 방사선량이 안전기준인 연간 6mSv(임신한 경우에는 1mSv)에 근접할 경우, 운항 노선을 변경하거나 탑승 횟수를 조정하는 등 안전조치를 취해야 한다. 이와 함께 개인별 피폭 방사선량 자료 보관기간이 늘어났기 때문에 질병 원인을 규명하는 자료로도 활용할 수 있다.

표 1.2 승무원에 대한 우주 방사선 안전관리 규정

구분		기존	2021년 5월 24일
피폭 방사선량 안전기준	승무원	연간 50mSv, 5년간 100mSv	연간 6mSv
	임신 승무원	임신 인지부터 출산까지 2mSv	임신 인지부터 출산까지 1mSv
보관기간		5년	승무원 75세 또는 마지막 운항일로부터 30년이 도달된 때 중 늦은 시점

출처: 원자력안전위원회

일반적으로 서울에서 미국이나 유럽을 왕복하는 비행기를 탈 경우, 흉부X-선 촬영을 한 번 한 것과 비슷한 0.1mSv의 우주 방사선에 노출된다고 한다. 최근 K 항공사의 경우 우주 방사선 안전관리 프로그램의 업그레이드를 추진 중이다. 이 시스템을 이용하면 연간 6mSv에 가까운 피폭량을 기록한 승무원이 북극 항로가 아닌 노선이나 비행시간이 짧은 노선에 자동으로 배정될 수 있다.

내가 가는 항공 노선의 우주 방사선 피폭량을 계산해 볼 수 있다!

KREAM(Korean Radiation Exposure Assessment Model for Aviation Route Dose)은 한국천문연구원과 기상청 국가기상위성센터에서 공동 개발한 항공기 고도에서의 우주 방사선 피폭량 계산 프로그램이다. KREAM에 여행 날짜와 입/출국 공항 혹은 도시명을 입력하면 승객과 승무원이 탑승할 예정인 항로의 우주 방사선 피폭량 예측 정보를 사전에 계산해 볼 수 있다. 여행이 끝난 이후 과거 기록에 해당하는 항로의 피폭량도 확인할 수 있다.

앞서 살펴본 항공기 표준 환경(객실 고도, 기내 온도, 상대 습도, 진동과 소음, 난기류, 우주 방사선 등)과 더불어 이번에는 항공기의 구조적 환경(좁은 좌석, 항공기 청소 등에 사용되는 화학 세척제 등)에 의해 발생할 수 있는 증상이나 현상을 살펴보자.

2. 비행 중 발생 가능한 증상 또는 현상

1) 항공병 또는 비행기 멀미(Airsickness)

멀미란 익숙하지 않거나 적응되지 않은 운동에 시각 자극으로 나타나는 노출 현상으로 오심, 구토, 창백, 오한 등의 증상이 동반된다. 항공기 운항 중 발생하는 진동과 소음을 생각해 보자. 우리 눈은 움직임이 없는 상황일 경우 현재 가만히 앉아 있는 신호 중이라고 뇌에 전달한다. 반면에 우리 내이(內耳)는 실제 움직임을 감지하게 되는데 이러한 신호들 사이에서 충돌이 일어나는 현상을 항공병 또는 비행기 멀미라고 한다. 비행기 멀미를 줄이는 몇 가지 방법을 살펴보자.

과한 식사 삼가기

비행 전 최소 24시간 전부터는 먹는 음식을 주의한다. 기름지거나 양념이 과하고 짠 음식은 피한다. 소화에 신경을 덜 쓸수록 비행 멀미 예방에 효과가 있다.

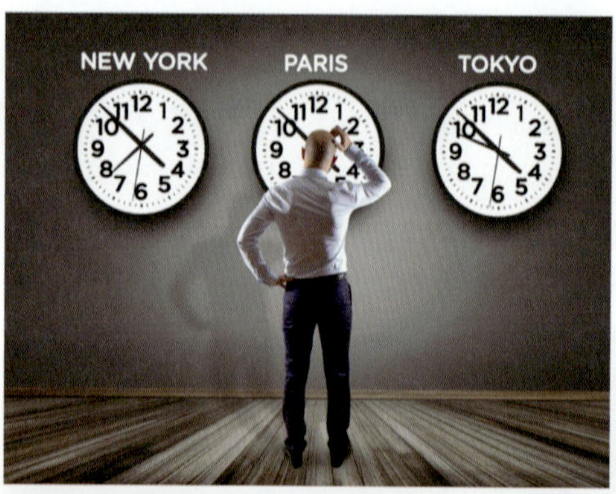

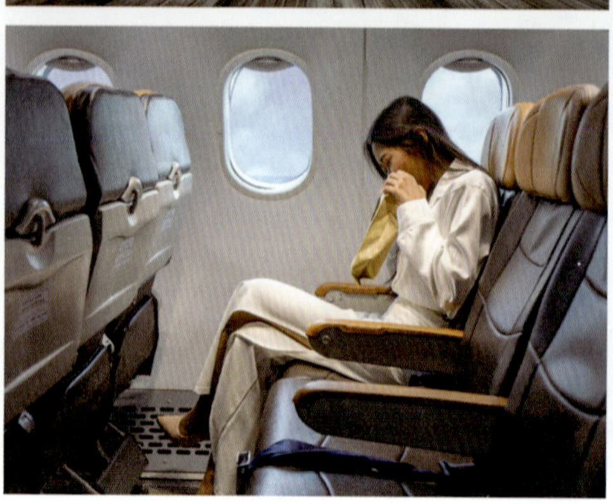

Akarawut Lohacharoenvanich / iStock / Getty Images Plus

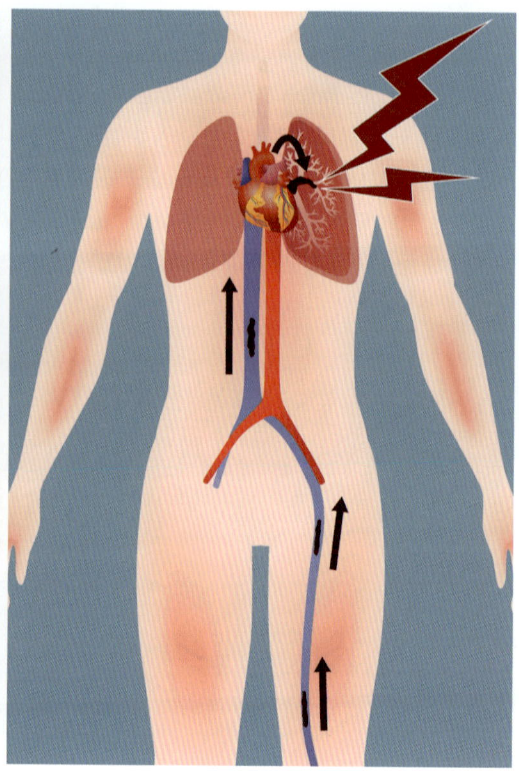

metamorworks / iStock / Getty Images Plus

알코올 섭취량 제한하기

비행 전의 알코올 섭취는 비행기 멀미의 원인이 될 수 있다. 알코올 섭취 대신 수분 공급을 위해 물을 충분히 마신다.

비행기 전방 부근이나 창가 쪽 좌석 선택하기

비행기 앞쪽 자리나 창문 좌석과 가까운 자리를 선택하여 지평선상을 바라보거나 먼 거리에 고정된 물체를 보도록 한다.

멀미약 미리 먹기

멀미약의 효과를 볼 수 있도록 탑승 전에 미리 먹는다.

호흡 가다듬기

얕은 호흡 대신 깊은 호흡을 천천히 내쉬어 증상을 극복할 수 있다. 깊은 호흡을 천천히 들이마시면 부교감 신경계와 작용하여 안정을 찾는 데 도움이 된다.

의자의 머리 받침대 활용하기

일부 항공기에는 머리 받침대가 있다. 이는 머리의 안정적인 움직임을 돕고 편안하게 휴식할 수 있도록 해 준다. 목베개를 사용할 경우 편안한 비행을 즐길 수 있다.

2) 시차 증후군(Jet Lag)

시차가 5~6시간 이상 발생하는 지역으로 비행하는 경우 여러 시간대를 통과하면서 현지시간과 신체생리적 시간의 부조화 시차 증후군이 발생한다. 이로 인해 전반적으로 정신적, 신체적 기능 저하를 경험하게 되고 증상으로는 수면장애, 낮 시간대의 졸음, 소화기능 저하, 집중력 저하 등이 나타날 수 있다.

우리 몸은 시차가 발생하는 현지시간에 조금씩 적응하는데, 미국항공우주국(NASA)에 따르면 보통 하루에 1시간씩 현지시간에 맞춰 나가게 된다고 한다. 예를 들어 우리나라와 5시간의 시차가 난다면 5일 후에 시차에 완전히 적응할 것이다. 시차가 많이 발생하는 지역에 갈 때는 미리 생활 습관을 바꾸고 현지에서도 노력하면 피로감을 줄이면서 적응할 수 있다.

시점별로 도움되는 시차 적응 방법

떠나기 전

- 생체리듬(하루 24시간+1시간) 주기를 고려하여 한국을 기준으로 서쪽으로 여행할 경우 출발 4~5일 전부터 매일 1시간씩 일찍 일어나는 연습을 한다. 반대로 동쪽으로 여행할 경우 출발 4~5일 전부터 매일 1시간씩 늦게 일어나는 연습을 한다.

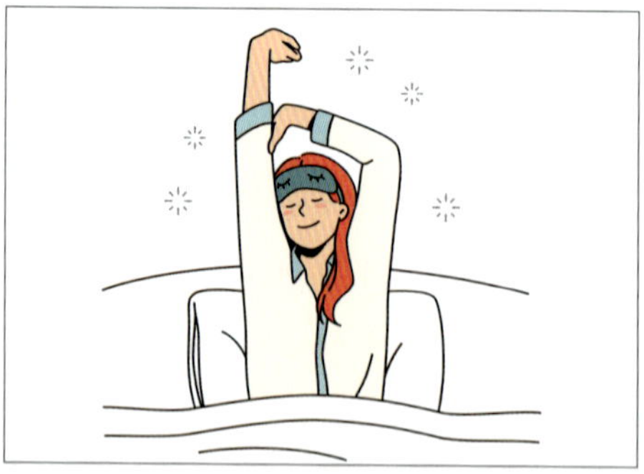

Aleksei Morozov / iStock / Getty Images Plus

☞ 우리나라를 기준으로 동쪽 방향(예: 미국)으로의 여행 시 우리나라보다 시간이 빨라 생체리듬이 거꾸로 되기 때문에 서쪽 방향(예: 유럽)으로의 여행 시보다 시차 적응이 더 어렵다. 반면에 서쪽 방향으로 여행하면 생체시계가 늘어나고 하루가 길어져서 동쪽 방향 여행보다 적응하기가 더 쉽다.

비행 중

- 비행기 탑승 기준으로 현지시간에 맞춰 취침하는 것이 좋다. 잠을 잘 땐 토막잠을 자는 것이 좋다.
- 비행기 탑승 중에는 알코올 섭취를 자제하고, 수분을 충분히 섭취할 수 있도록 물을 자주 마시는 것이 좋다.

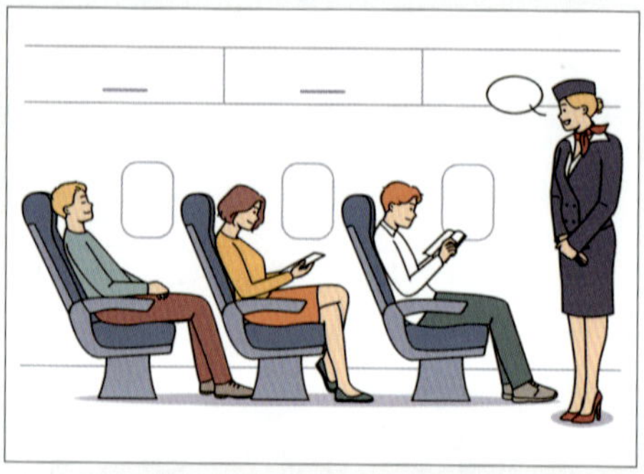

비행 후

- 충분한 일광욕으로 시차 적응력을 높일 수 있다.
- 평소의 수면 시간을 낮잠으로 보충한다.
- 간단한 스트레칭과 운동으로 생체리듬을 깨워 준다.
- 몸의 리듬을 깨트리며 피로 해소에 방해가 되는 과식을 금한다.

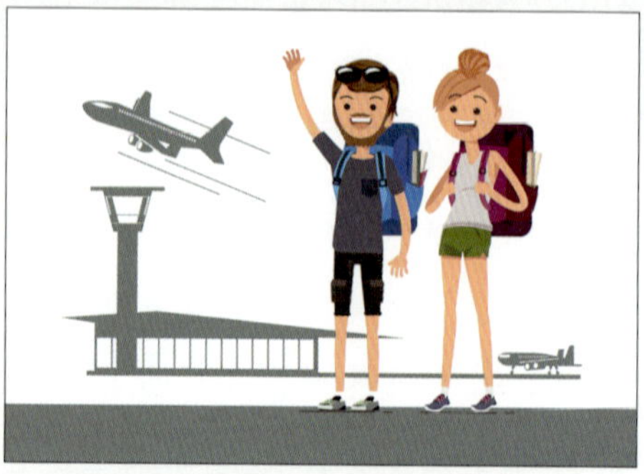

3) 이코노미 클래스 증후군(Economy Class Syndrome)

좁은 좌석에서 장시간 움직이지 못하고 의자에 앉아 있으면 다리 정맥이 압박되어 혈액 흐름이 원활하지 못해 혈전이 발생할 수 있다. 정확한 명칭으로 심부정맥 혈전증(DVT, Deep Vein Thrombosis)이라고 한다.

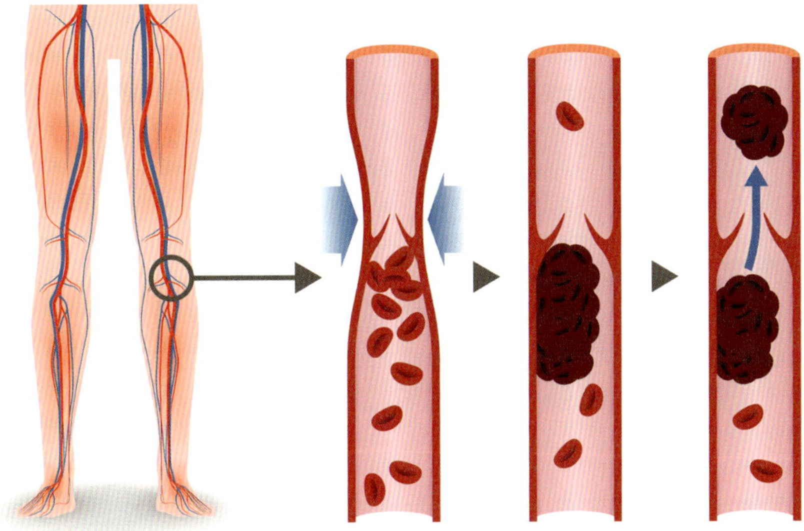

metamorworks / iStock / Getty Images Plus

심부정맥 혈전증 증상은 보통 경미한 수준으로 나타난다. 다리가 붓고 저린 증상이 대표적이고 가만히 있어도 다리 통증을 느끼거나 다리에서 열감을 느낄 수 있다. 발목을 위쪽으로 젖혔을 때 종아리 근육에 통증을 느끼기도 한다.

이러한 질환을 예방하기 위해서는 기내에서 주기적으로 통로를 걷거나 발목을 위아래로 움직이는 스트레칭을 한다. 평소 다리가 잘 붓거나 임산부, 흡연자, 비만, 동맥경화 환자 등 더욱 주의가 필요한 승객은 장거리 여행 시 압박스타킹을 신는 것도 도움이 된다. 수분을 보충해 주는 것 역시 혈전 발생 위험을 줄인다. 카페인은 혈관을 수축시키고 이뇨작용으로 탈수를 일으킬 수 있기 때문에 커피보다는 순수한 물을 자주 마셔 수분을 보충하는 것이 좋다. 또한 기내에서는 혈액순환에 도움이 될 수 있는 편안한 복장을 하도록 한다.

◎ 이코노미 클래스 증후군 예방을 위한 권장사항

- 다리를 자유로이 움직일 수 있도록 좌석 앞에 짐을 두지 않는다.
- 좌석에 앉아 있는 동안 일정 시간 간격으로 다리 운동을 한다. 발을 충분히 스트레칭하고 굽히는 동작을 한다.
- 몸을 조이는 자세로 잠들지 말며 수면제를 복용하지 않는다.
- 항공 여행을 하기 전과 여행 중에 물을 충분히 마시며 술은 피한다.

출처: 미항공우주의학협회

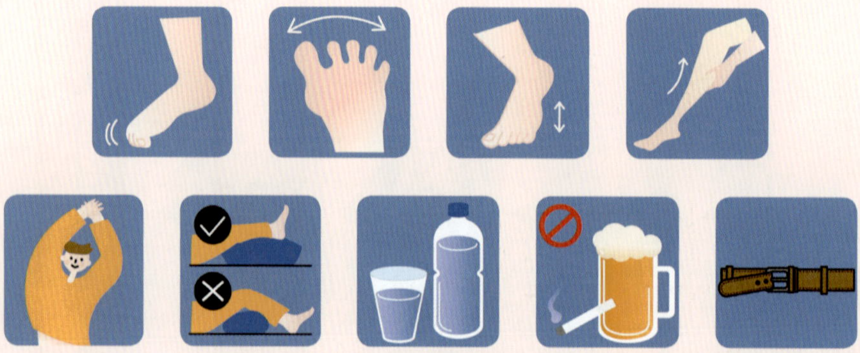

3. 승무원의 평상시 건강관리

1) 규칙적인 식생활

객실 승무원의 경우 스케줄 근무의 특성상 식사를 불규칙적으로 하게 된다. 비행 전 소화가 잘되는 음식을 선택하고 밤늦게 음식을 먹지 않아야 한다. 스트레스를 해소하기 위해 자극적인 음식을 자주 먹게 되는 것을 경계하고, 기내에서는 과식하지 않도록 해야 한다. 또한 시차에 의한 불면으로 심야 시간 공복감 해소를 위한 야식을 자제하도록 한다. 체력을 키우기 위한 균형 잡힌 식단으로 각종 영양분을 균형 있게 섭취하도록 한다.

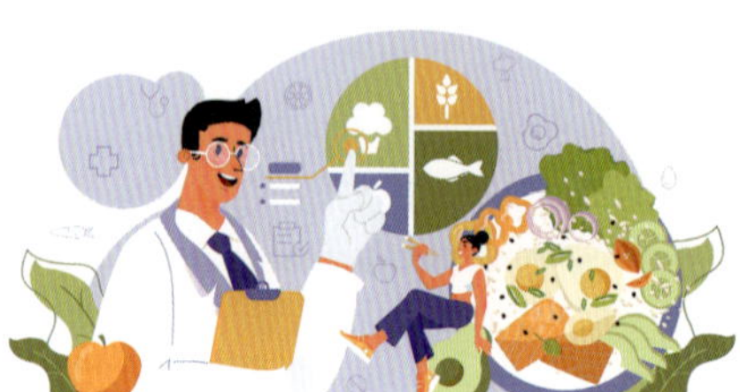

2) 적당한 휴식과 수면

새벽 비행과 국제선 근무로 생체리듬 저하와 시차 부적응에 따른 문제가 발생할 수 있다. 졸음, 불면, 허기짐, 정신과 육체적 능률 감소, 만성 피로 등의 증상이 나타날 수 있다. 가급적 모기지인 한국 시간을 기준으로 생활하되, 비행 근무 시에는 승무원 휴게시간을 이용한 짧은 잠을 효과적으로 활용하여 수면 부족과 피로 누적을 막도록 한다. 잠을 유도하는 수면 보조제나 음주는 오히려 수면 부족과 불면을 초래할 수 있으므로 삼가도록 한다.

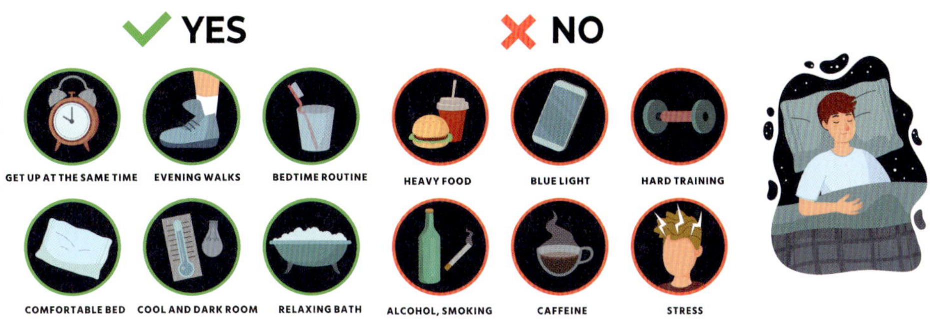

Tetiana Lazunova / iStock / Getty Images Plus

3) 규칙적인 운동

건강하게 비행하기 위해 1주일에 3~5회가량, 30~60분씩 규칙적인 유산소 운동(조깅, 수영, 자전거 타기, 빠르게 걷기)과 근력 강화 운동을 한다. 또한 근골격계 재해 방지를 위해 일상생활은 물론 비행 전 · 중 · 후에 스트레칭을 한다. 현지 호텔 체류 시 숙소 내 헬스클럽과 수영장을 적당히 이용하여 체력 유지에 힘써야 한다.

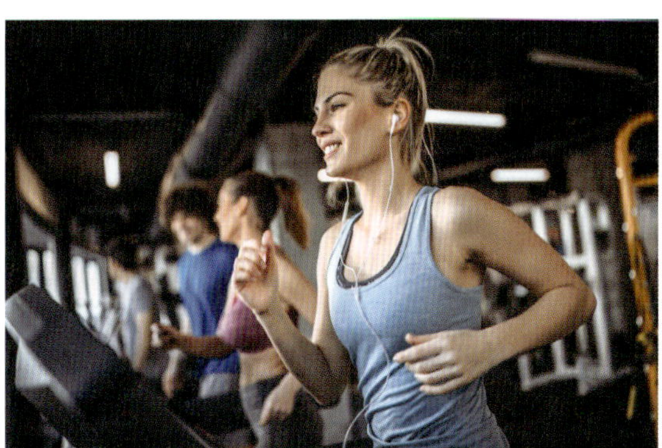

객실 승무원 체력검정, 국민체력100

국민체력100이란 국민의 체력 및 건강 증진에 목적을 두고 체력상태를 과학적 방법으로 측정, 평가하여 운동 상담 및 처방을 해 주는 대국민 복지 서비스이다. 연령(유소년기/청소년기/성인기/어르신), 체력수준(1등급/2등급/3등급)에 따라 국가 공인 인증서를 발급한다. 2022년 하반기 K 항공사는 객실 승무원 채용절차 중 체력검정이 국민체력100 인증서 제출로 대체되었다.

성인기 체력 측정 항목

구분	요인 및 측정 항목
체격	• 신장(cm), 체중(kg), 체질량지수(BMI), 신체구성(체지방률%)
건강체력 항목	• 근력: 상대 악력(%) • 근지구력: 교차윗몸일으키기(회) • 심폐지구력(택 1): 20m 왕복오래달리기(회) 또는 트레드밀/스텝검사(최대 산소 섭취량) • 유연성: 앉아윗몸앞으로굽히기(cm)
운동체력 항목	• 민첩성(택 1): 왕복달리기(초) 또는 반응시간(초) • 순발력(택 1): 제자리멀리뛰기(cm) 또는 체공시간[제자리높이뛰기](초)

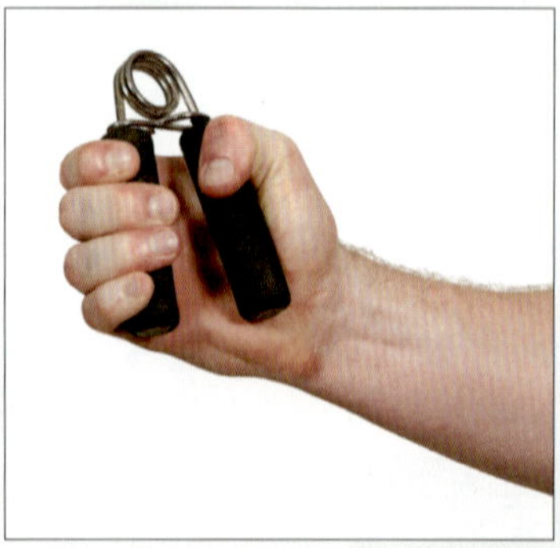

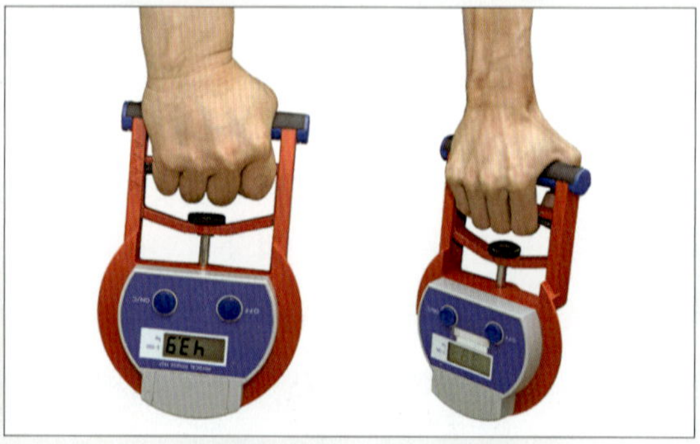

이용 방법

- 체력측정 신청: 온라인 접수, 방문 접수, 전화 접수 가능
- 체력 인증검사 절차: 온라인 회원가입 → 문진검사 → 체력측정 신청 → 거점 체력센터 방문 → 체력측정 → 체력측정 분석 → 운동 처방 → 인증서 발급

4) 해외 체류 시 위생 유의

해외 체류 시 현지 기후 및 환경에 따른 감염병과 풍토병에 유의해야 한다. 이 질병들은 주로 중남미, 아프리카, 동남 · 서남아시아 등에서 발생한다. 최근에는 뎅기열, 신종인플루엔자, 조류인플루엔자 등 각종 호흡기 전염병 같은 새로운 감염병이 발생하고 있으므로 이와 관련하여 소속 항공사의 지시, 공지에 주의를 기울여 예방해야 한다. 근무 및 체류 중 다음과 같은 감염병과 풍토병 증세가 의심되면 지체 없이 객실 관리자(사무장 또는 캐빈 매니저)에게 보고하여 적절한 치료를 받고 회복에 힘써야 한다.

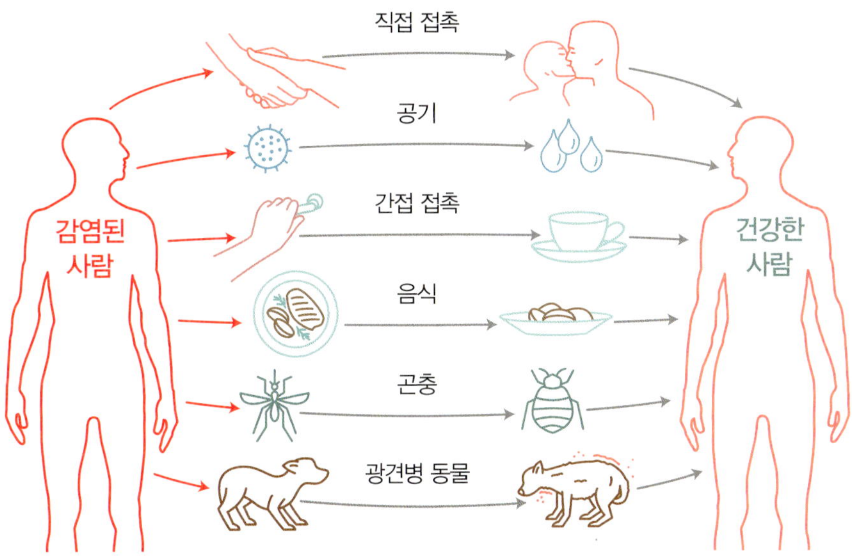

전염병 전파 경로

감염병(感染病, Infectious Disease, Transmissible Disease, Communicable Disease)

감염이란 병원체(음식 섭취, 호흡, 타인과의 접촉 등)가 우리 몸에 들어와서 그 수가 갑자기 늘어나는 것을 말하고, 감염병이란 그러한 감염으로 인해 생긴 병으로 병원체가 인체에 침입해 증식하여 생기는 질병을 말한다. 전염성 유무에 따라 전염성(수두, 성홍열, 유행성이하선염, 백일해, 장출혈성대장균감염증 등)과 비전염성(파상풍, 일본뇌염, 비브리오패혈증 등)으로 나뉜다. 인플루엔자, 메르스, 코로나19 같은 일부 감염병은 백신으로 예방할 수 있다.

풍토병(風土病, Endemic)

풍토병이란 자연환경이나 생활 습관 등으로 특정 지역에 한정되어 예전부터 많이 발생하고 퍼져 있는 질병을 말한다. 외국 여행 및 체류 시에는 뎅기열, 지카바이러스, 장티푸스, 말라리아, 홍반열 등을 주의해야 한다. 현지 비행 전에 사전 정보를 얻고 대비하도록 하며, 이와 관련된 자세한 정보는 질병관리본부 홈페이지에서 확인할 수 있다.

해외감염병 NOW

해외 여행자의 건강과 안전한 여행을 위한 홈페이지이다. 여행지 국가 검색을 통해 여행지 감염병 발생 상황과 여행 전 · 중 · 후에 따른 감염병 예방 주의 정보를 한눈에 볼 수 있다. 또한 해외 체류 시 국가별 맞춤형 문자 발송으로 주의해야 할 현지 질병에 대한 정보를 제공받을 수 있다. 국제선 근무 시 즐겨찾기를 하여 건강한 비행 생활을 유지하자!

유행병(流行病, Epidemic)

유행병이란 특정 인구 집단에서 많은 사람에게, 단기간 빠른 속도로 퍼지는 감염병을 말한다. 보통 2주 이내에 퍼지고 특정 지역에서 사라지는 경우가 많다. 주로 전염병인 경우가 많으나 일정한 조건 아래에서 식중독이나 일사병 등 비전염성 질환이 집단적으로 발생하는 경우도 유행병에 포함된다. 유행병이 돌고 있는 해외 체류 시 주의가 필요하다.

범유행병(汎流行病, Pandemic)

위에서 살펴본 유행병이 특정 지역을 벗어나 세계적으로 퍼져 다수의 사람들이 감염되는 현상을 말한다. 정확히는 둘 이상의 대륙에서 동시에 발병, 확산되는 현상으로 세계보건기구(WHO)의 감염병 경보 단계 중 최고 위험 등급에 해당한다. 1918년 처음 발생한 스페인 독감을 시작으로 아프리카 서부에 발생한 에볼라바이러스(1976), 2009년 미국과 멕시코에서 시작한 신종플루, 2015년 중증호흡기증후군(SAS), 2016년 중동호흡기증후군(MERS), 가장 최근인 2019년 말 중국 후베이성 우한에서 처음 발발하여 급성 호흡기 질환 집단 감염을 일으킨 코로나바이러스감염증(COVID-19) 등이 이에 해당한다.

팬데믹이 발생하면 전염 억제 차원에서 많은 국가가 여행 제한 및 봉쇄 조치를 실시한다. 이러한 이유로 팬데믹과 항공산업의 연관성은 매우 크다. 전문가들은 코로나19 팬데믹 이후 다양한 팬데믹이 등장할 수 있다고 경고한다. 안전하고 건강하게 비행하기 위해서는 해외 체류 및 일상생활에서 개인위생과 방역에 힘써야 한다.

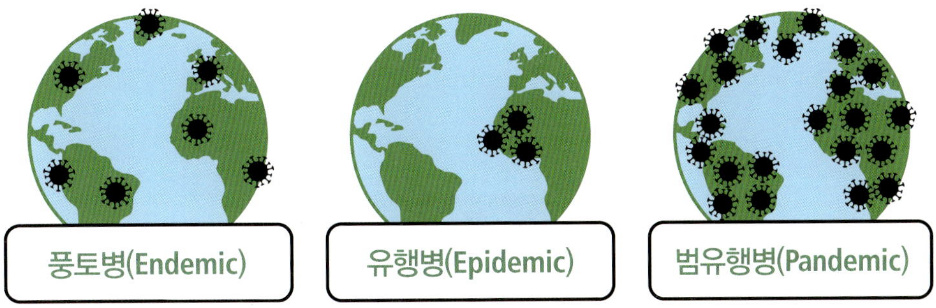

5) 객실 승무원 정기 건강검진으로 건강상태 확인

항공사는 입사 전형 시 건강검진만이 아니라 입사 후에도 매년 비행에 적합한 신체조건을 유지하고 있는지 확인하기 위해 신체검사를 실시한다. 또한 질병 치료 후 근무 복귀 시에도 신체검사를 통해 항공 업무 적합성을 평가한다.

◎ 국내 항공사 신체검사 항목(K 항공사 기준)

- 신체계 측정 + 척추 검사(K 항공사)
  ☞ 신체계 측정 항목은 혈액/소변/흉부X-선/시력/신장/체중/청력/혈압/색맹/고막/CYBEX(근력측정)
- 내과 진찰(귀 위주 검사) + 얼굴, 치아, 팔, 다리, 목 부분의 흉터 검사(K 항공사)
- 의사 검진
- A 항공사: 척추 검사, 얼굴, 치아, 팔, 다리, 목 부분의 흉터 검사 등이 추가됨

해외 체류 시 주의해야 할 풍토병

황열병(Yellow Fever)

- 중부 아프리카 및 남미의 열대지역에서 주로 모기에 의해 전염
- 유행지역에 가거나 유행지역에서 입국하는 사람은 예방접종 의무화

  ☞ 황열 예방접종 증명서 요구 국가: 아프리카 다수 지역, 브라질, 페루 등
- 잠복기간은 약 3~6일
- 갑작스러운 발열, 메스꺼움, 구토, 황달, 출혈 동반
- 국립검역소 및 국제공인예방접종 지정기관(인천공항 검역소 등)에서 예방접종 가능하며 접종 후 10일 경과 후 면역 효과 생김

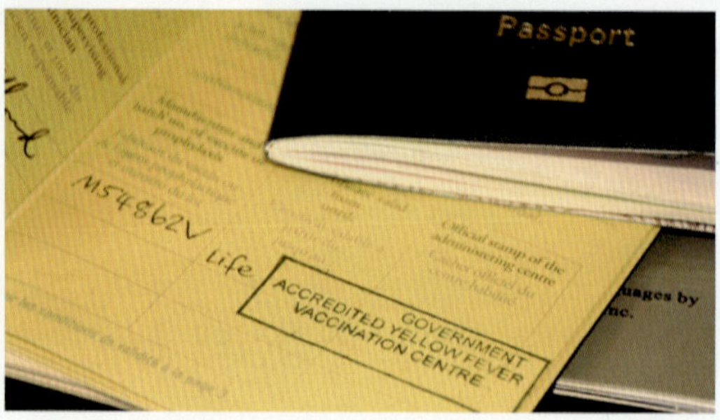

콜레라(Cholera)

- 오염된 물이나 음식으로 전파
- 파리 등에 의해 전파
- 잠복기간은 약 1~5일
- 설사, 구토, 복통 등의 증상
- 예방효과가 크지 않고 지속시간이 짧아 예방접종은 하지 않음

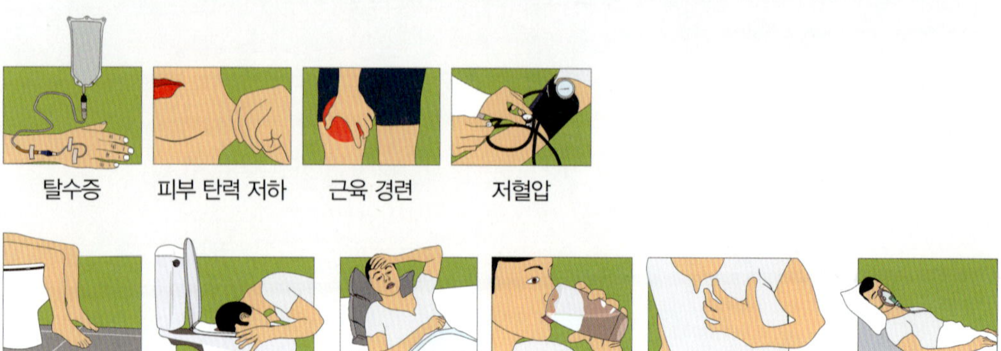

말라리아(Malaria)

- 말라리아 원충의 모기 전파를 통해 감염
- 아프리카 열대지역, 동남아시아(캄보디아, 미얀마, 태국 접경지역), 아마존강 유역의 남미 등에 있는 열대열 말라리아는 국내에 있는 삼일열 말라리아에 비해 중증 합병증의 발생빈도가 높고 상대적으로 사망률도 높음

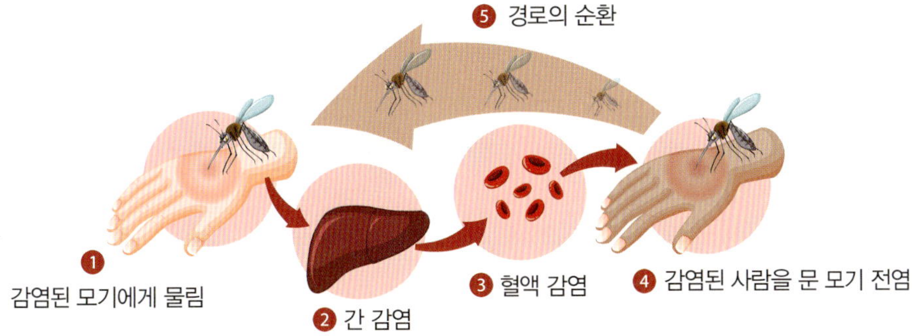

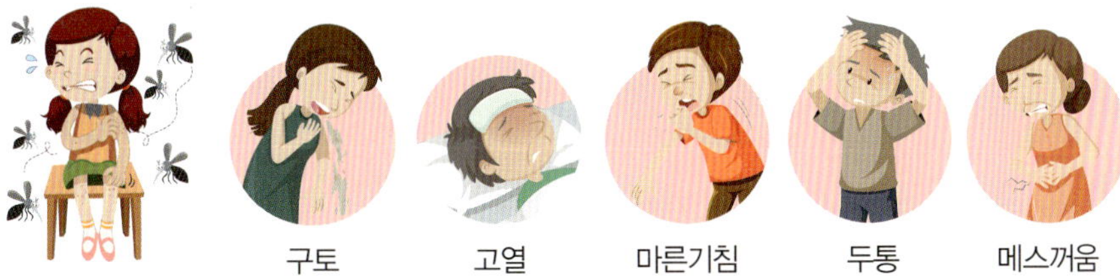

장티푸스(Typhoid Fever)

- 음식이나 물 등을 통해 살모넬라균(Salmonella Typhi)에 감염
- 우리나라를 포함하여 전 세계적으로 발생, 발생빈도가 높은 지역 여행 시 주의
- 충분한 예방효과를 위해 4주 전 예방접종 권고

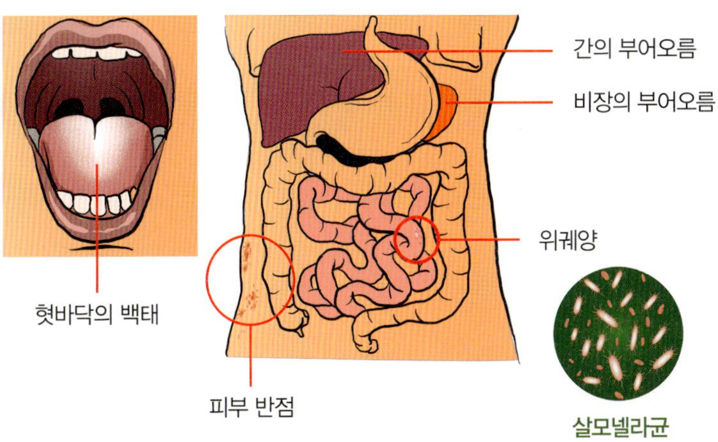

02

응급환자 발생상황 파악 및 보고

Finding & Reporting Cases of Emergency Patients

1. 객실 승무원의 책임과 자격
2. 응급상황 발생 시 기본원칙
3. 응급환자 발생 시 행동원칙

1. 객실 승무원의 책임과 자격

1) 객실 승무원의 책임

- 객실 승무원은 객실 승무원 업무교범에 수록된 규정/지침을 준수해야 한다.
- 객실 승무원은 비행 근무 시 항공기 운항과 관련하여 중대한 사항(지연, 탑승 거절, 기내 난동 승객 처리, **긴급 환자 처리**, 항공기 보안/정비/비상 상황의 발생)이라고 판단되는 경우 기장과 협의해야 한다.
- 객실 승무원은 객실 내의 **어떠한 불안전한 상태**에 대해서든 기장에게 즉시 통보해야 할 책임이 있다. 따라서 객실 승무원은 비행 단계에 관계없이 **어떠한 비정상적인 상황**에 대해서든 기장에게 보고할 수 있어야 한다.
- 객실 승무원은 안전하고 쾌적한 비행 환경을 조성, 유지하는 데 책임을 진다.

(K 항공사 매뉴얼 '객실 승무원의 책임 내용'에서 발췌)

객실 승무원은 해당 항공사를 이용하는 고객을 목적지까지 편안하고 안전하게 이송해야 하는 의무가 있다. 여기서 말하는 '안전'은 항공기 사고를 비롯한 모든 비정상 상황뿐만 아니라 고객이 비행 중 겪을 수 있는 모든 의료 상황까지 포함한 포괄적 의미를 지닌다.

예를 들어 갑작스러운 기류 변화로 승객이 마시던 커피가 쏟아져 손등에 화상을 입는 사고부터, 탑승 시 이미 병약 승객으로 의료진의 관리를 받고 있던 승객이 기내에서 사망하는 사건에 이르기까지 기내에서 발생할 수 있는 다양한 사태에 대해 승무원은 기장과 협의하여 모든 상황을 해결해야 하는 책임이 있다.

객실 승무원 업무교범(Cabin Operations Manual, COM)

항공사 객실 승무원 근무에 필요한 업무기준, 규정/지침, 항공 응급처치, 비상 대응절차, 보안, 항공기 장비/시스템, 기종 특성 등으로 구성된다. 최근 전자교범 형태로 운영되며 업무에 필요한 내용이 실시간으로 업데이트되어 승무 근무 시 필요한 내용을 바로 확인할 수 있다.

2) 객실 승무원의 훈련 및 자격

대한민국 객실 승무원 자격은 국토해양부 소속 항공정책실로부터 인가받은 『객실 승무원 안전훈련교범(Cabin Crew Training Manual)』에 의거하여 취득 및 유지된다. 객실 승무원의 안전훈련은 다음과 같이 크게 4가지로 나뉘나, 훈련 명칭은 항공사별로 상이하다(아래 내용은 K 항공사 기준).

◎ 객실 승무원의 안전훈련

❶ 신입 안전훈련: 항공사 객실 승무원의 자격을 취득하기 위한 최초 훈련 과정으로 '초기훈련'과 '기종 전문훈련'으로 나뉜다.

❷ 정기 안전훈련: 신입 안전훈련을 이수한 후에 승무 자격을 유지하기 위해 필요한 교육으로, 12개월 기준으로 총 3개월 내에 이수해야 한다.

❸ 재임용 안전훈련: 유효기간 내에 '정기 안전훈련'을 이수하지 않은 객실 승무원을 대상으로 승무 자격을 복원하기 위한 훈련이다. 최종 교육 이수 월로부터 만 36개월을 초과한 경우에는 '신입 안전훈련'을 이수해야 한다.

❹ 리더십 훈련: 객실 승무원이 객실 사무장의 임무를 수행하기 전에 객실 사무장으로서 안전 업무에 대한 직무수행 능력을 배양하기 위해 실시한다.

모든 안전훈련에 항공 응급처치 교육이 필수 배정되며, 객실 승무원은 이러한 반복 교육을 통해 기내 응급상황 발생 시 즉각적인 응급처치를 실시할 수 있어야 한다. 또 교범은 객실 승무원이 근무 중 발생하는 비정상 상황에서 적절한 조치를 취하는 데 필요한 지식을 다루므로 교범의 내용을 습득하고 숙지하여 상황에 대처할 수 있는 능력을 갖추어야 한다.

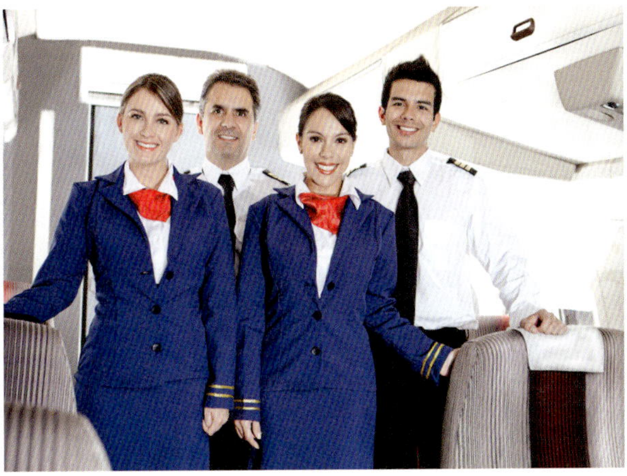

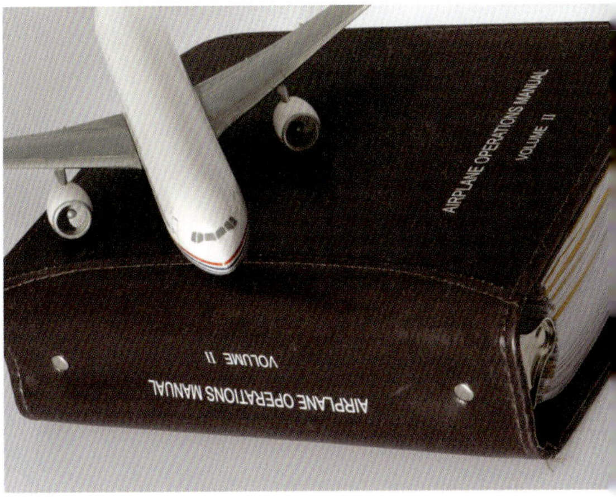

2. 응급상황 발생 시 기본원칙

1) 응급처치의 기본원칙

응급상황 발생 시 객실 승무원의 임무는 필수적인 응급처치를 시행하는 것이다. 응급처치는 의료진이 본격적인 치료를 실시하기 전까지 현 상태를 유지하여 더 악화되는 것을 막는 것이 목적이다. 그러므로 승무원은 정해진 응급처치 내용 및 응급의료 콜 시스템(Emergency Medical Call System, EMCS)의 자문을 따라 응급처치를 시행하고 환자를 적절하게 보호해야 하며, 환자 상태를 진단하거나 환자에게 어떠한 처방도 해서는 안 된다.

환자가 생기면 승무원은 우선적으로 환자 상태가 '생명위협 비상사태'인지 '**그렇지 않은 상황**'인지를 정확하게 판단하여 응급처치를 실시해야 한다. 환자의 상태에 따라 항공기의 비상착륙이나 회항 여부와 응급처치에 가담해야 하는 승무원의 수가 정해지기 때문에 승무원에게는 무엇보다도 빠른 **상황 판단력**과 높은 **협동심**이 요구된다. 상황 판단이 이루어진 후에는 응급상황에 효율적으로 대처하기 위해 다른 승무원들과 조직적으로 상호 협조하며 환자에게 적절한 조치를 취해야 한다.

Q '생명위협 비상사태'란 어떠한 경우를 말하나요?

A ……………………………………

……………………………………

……………………………………

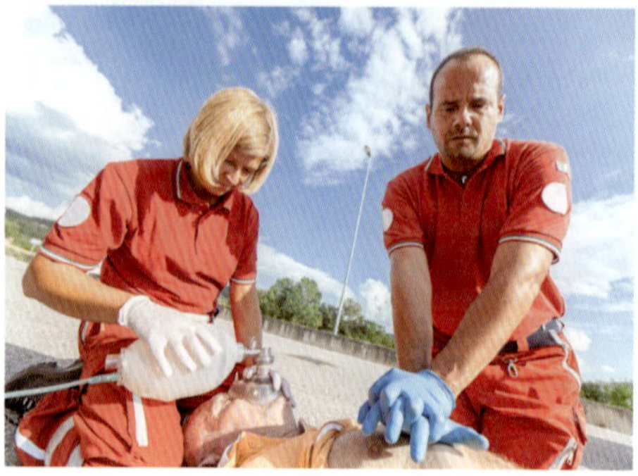
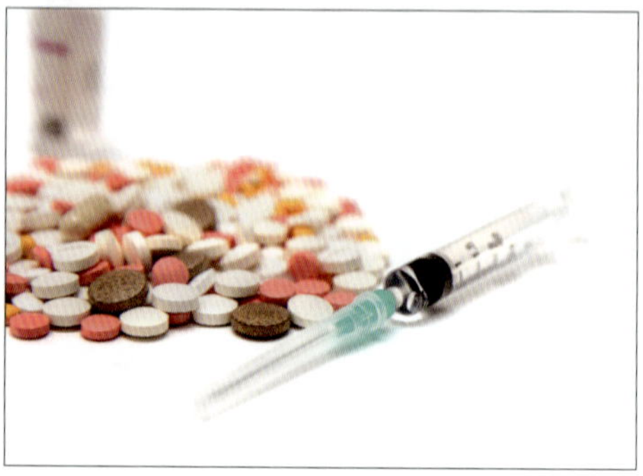

기본적으로 승무원은 승객에게 주사를 포함한 의료행위를 할 수 없으며, 승객이 복용하는 약품을 본인이 원하거나 요청하기 전까지 승객에게 먼저 권하거나 제공해서는 안 된다. 기내에 탑재된 약품을 제공할 때는 해당 약품의 내용을 설명하고 그 약에 대한 **부작용**이나 **알레르기 반응 여부**를 확인해야 하며, **승객의 과거 병력**을 파악해야 한다.

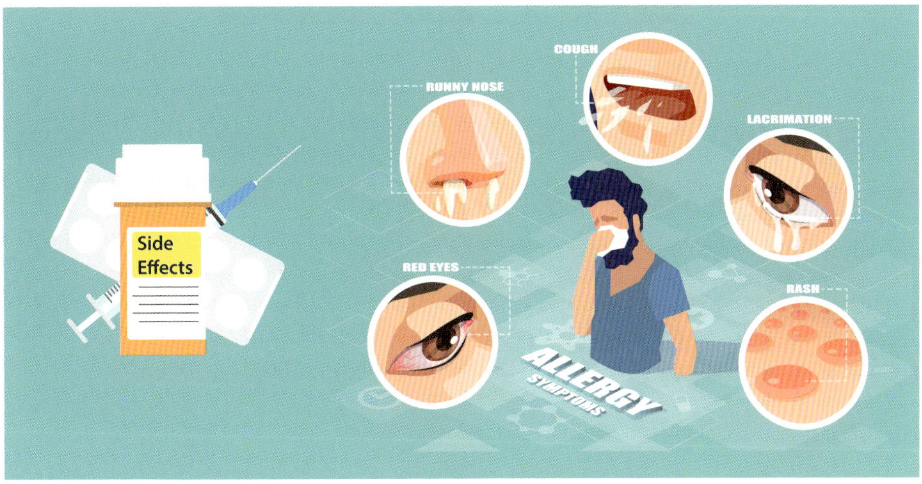

응급처치가 실시되는 동안 지속적으로 **맥박**, **호흡**, **체온**, **혈압**의 활력징후와 피부색을 관찰해야 하며, 외관상 무의식일지라도 환자가 주변 소리를 들을 수 있으므로 불필요한 말은 삼가야 한다. 또 환자의 일행을 제외한 주변 사람들에게 환자의 상태를 알리거나 공개하지 않아야 한다.

활력징후(Vital Sign)

대상자의 체온, 호흡, 맥박, 혈압 등의 측정값을 말한다. 이를 통해 대상자의 건강상태 변화를 발견하게 된다.

만약 본인이 의사임을 밝히고 도움을 제공하고자 하는 승객이 있다면, 의료인임을 입증할 수 있는 **신분 증명서**나 **명함**을 요청하고 이를 확인한 후에 의료행위를 허용한다. 만약 증빙 서류가 없을 경우 도움을 받을지의 여부는 기장이 판단한다.

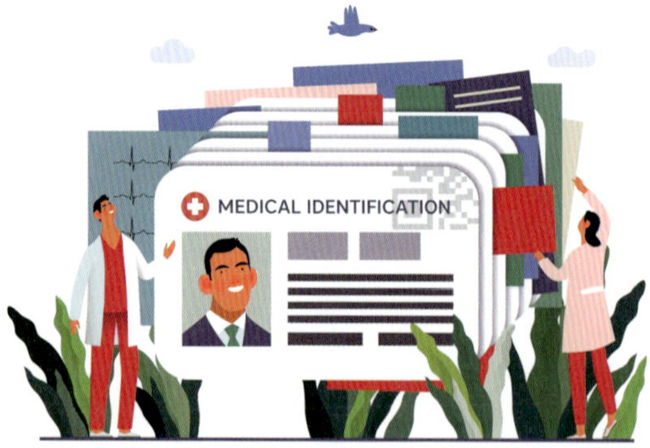

기내에서 의사의 도움을 받는 경우라도 승무원은 항상 환자 옆에 있으면서 도움을 제공하며, 환자의 활력징후 및 증상에 관해 빠짐없이 지속적으로 기장에게 보고해야 한다.

Q 기내에 의료인이 없는 경우, 객실 승무원은 어떻게 응급처치를 해야 하나요?

A ....

....

....

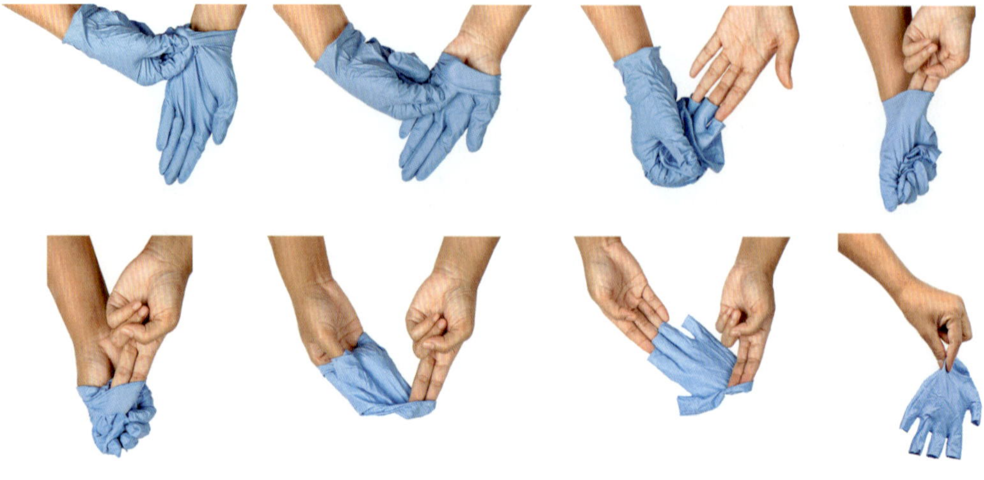

승객 응급처치 후, 외과처치용 장갑 벗는 요령

2) 감염 예방

기내에서 환자의 응급처치를 시행하는 도중 환자와의 접촉이 불가피한 경우가 있다. 그러나 응급환자 중에는 전염성 질환(B형, C형 간염, AIDS 및 각종 전염병 등)을 가진 경우가 있으므로 환자와 주변 승객과 승무원의 감염 위험성을 줄이기 위해 다음과 같은 예방책을 실시해야 한다.

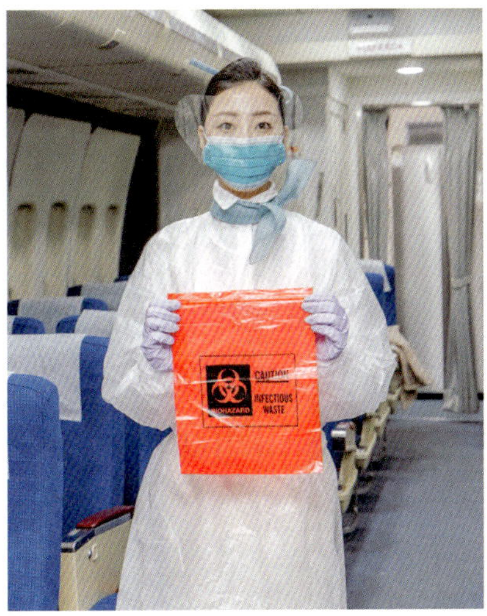

- 환자의 상처, 혈액, 짓무른 부위가 입 또는 피부에 닿지 않도록 주의한다.
- 환자의 체액과 직접적인 접촉을 막기 위해 감염예방 의료용구(Universal Precaution Kit, UPK) 내 보호용구(외과처치용 장갑, 안면 보호대, 보호복), 기내에 비치된 리넨이나 냅킨 등을 사용한다. 구조 호흡 시에는 승무원이 환자에게 감염되지 않도록 Bag Valve Mask나 Face Mask 등을 사용한다.
- 응급처치를 실시한 후 신속히 손을 닦는다.
- 환자의 혈액이나 체액에 노출된 경우, 비누로 접촉 부위를 깨끗이 씻고 필요시 베타딘 또는 알코올로 소독한다.
  ☞ 눈, 코, 입 등에 접촉된 경우에는 흐르는 물이나 생리식염수로 깨끗이 씻어 낸다.
- 사용한 주사바늘에 노출되거나 눈, 구간, 점막, 손상된 피부가 환자의 체액이나 혈액 등에 노출된 경우에는 신속하게 승객의 병력을 확인하고, UPK 내

'혈액매개 감염노출 보고서'를 작성하며, 목적지 도착 후 항공의료센터의 조치를 받아야 한다.

(1) 감염병 의심 증상

고열이나 지속적인 기침, 계속되는 설사 또는 구토, 호흡곤란, 비정상적인 출혈, 피부 발진 등의 이상 증세를 보이는 승객이나 객실 승무원이 있다면 감염병 여부를 의심해야 한다.

- 기장에게 보고하고 Doctor Paging을 실시하거나 EMCS에 도움을 요청한다.
- 좌석에 여유가 있는 경우, 환자 좌석을 고립된 자리로 재배정하고 원래의 자리와 재배정된 좌석을 보고서 등에 명확하게 기재한다.
- 객실 사무장은 환자를 도울 승무원을 지정하고 필요 시 추가 지정한다.
- 가능할 경우 환자 승객용 화장실을 지정하고, 불가할 경우 환자 승객이 화장실 사용 후 접촉한 곳(수도꼭지, 화장실 문 손잡이, 변기 커버 등)은 비누를 이용하여 닦아 낸다.
- 환자 승객에게 마스크를 착용하도록 하고, 마스크로 호흡이 어려우면 코와 입을 가리도록 티슈를 제공하며, 나중에 승무원이 수거할 수 있도록 따로 비닐에 모아두도록 한다.
- 동반 승객에게 비슷한 증상이 있는지 확인하고, 환자 승객의 앞뒤 세 열의 승객에게 연락처를 남기도록 요청한다.

3) 기내 질병 및 부상 처리

(1) Doctor Paging

기내에서 환자가 발생하여 의사 혹은 치과의사 등 전문의료인의 진료가 필요하다고 판단되는 경우, Doctor Paging을 실시하여 적절한 도움을 받을 수 있다. Doctor Paging을 할 때는 일차로 '의사' 또는 'Medical Doctor'라는 호칭을 사용한다. 일차 Doctor Paging에서 의료인이 나타나지 않은 경우 범위를 확대하여 이차로 '간호사', '의료 종사자' 또는 'Medical Professional'이라는 호칭을 사용한다.

Doctor Paging 일차 기내 방송문

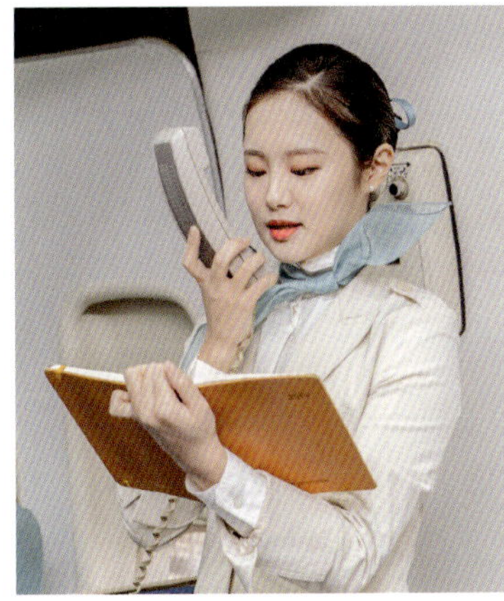

안내말씀 드리겠습니다.
지금 기내에 응급환자가 발생했습니다.
손님 중에 **의사 선생님**이 계시면 저희 승무원에게
말씀해 주십시오.

Ladies and gentlemen,
we have a passenger who requires emergency medical attention.
If there is a **medical doctor** on board, please contact any of our cabin crew.
Thank you.

(2) 처리절차 및 승무원 임무

최초로 환자를 발견하거나 환자에게 도움을 요청받은 승무원은 환자 상태를 신속하게 파악해야 한다. 그리고 즉시 다른 승무원에게 상황을 알리고 도움을 요청해야 한다.

경미한 증세 및 질병

환자의 증세나 질병 상태가 경미하여 기내 의료인에 의해 처치 가능한 경우라면, 기내에 비치된 의료장비 및 약품을 제공하고 응급처치에 협조한다. 기내에 의료인이 없는 경우라면, 정해진 응급처치의 기본원칙 및 내용을 준수하여 승무원이 직접 응급처치를 실시할 수 있다. 조치 중 의학적 자문이 필요하다면 응급의료 콜 시스템(EMCS)을 통해 지시사항을 전달받아 정확하게 응급처치를 실시한다.

목적지 공항에 관련사항을 통보할 수 있도록 진행상황 및 처치결과 등을 기장에게 보고하고, 비행 종료 후 응급처치 내용을 정해진 형식에 맞게 회사에 보고한다. 필요하다고 판단되면 주변 승객에게서 목격자 진술을 확보할 수도 있다.

생명을 위협하는 의학적 비상사태 및 위중한 질병에 의한 응급상황

응급환자를 최초로 발견한 승무원은 환자의 호흡과 맥박, 의식 등을 확인하고 즉시 CPR을 실시하는 등 환자 옆에서 정해진 절차에 따라 응급처치를 실시하며, 구

두나 인터폰으로 다른 승무원에게 도움을 요청하고 응급처치를 계속한다.

그리고 최초로 도움을 요청받은 승무원은 즉시 Doctor Paging을 요청하거나 실시하여 의사의 도움을 받도록 하고 기장에게 보고한다. 만약 기내에 의사가 탑승하고 있지 않은 경우 EMCS에 연락하여 적절한 도움을 받는다.

그 외 승무원들은 응급처치에 필요한 기내 의료장비를 신속하게 준비하고 추가 도움을 제공한다. 승무원 중 한 명은 기장과의 지속적 소통을 위한 커뮤니케이션 채널(Communication Channel)을 수립하고 유지하여 환자 상태를 수시로 보고하며 비행 지속 여부 및 도착 시 지상에서 필요한 의료지원 등을 기장과 협의하여 준비한다.

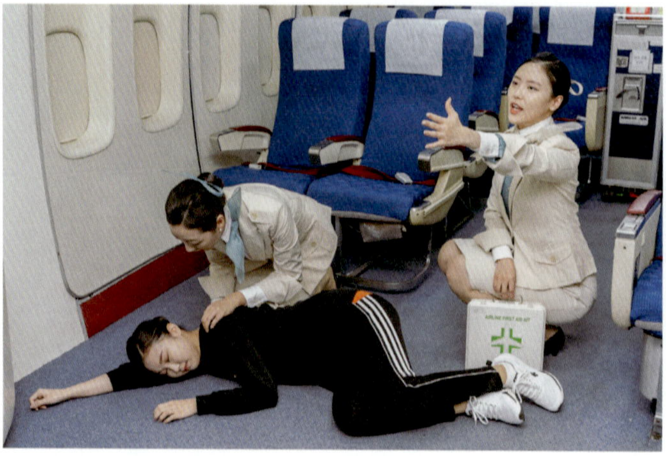

4) 응급의료 콜 시스템(Emergency Medical Call System, EMCS)

기내에 환자가 발생하여 Doctor Paging을 실시했으나 기내에 의료진이 탑승하지 않은 경우 또는 기내에 의사가 있지만 전공분야가 달라 추가로 의료 자문이 필요한 경우에 EMCS를 통해 항공의료 전문의의 지원을 요청할 수 있다. 또 국내나 해외에서 의료사고가 발생하여 의료 지원이 필요한 경우에도 회사에서 지정한 연락망을 통해 응급의료 전문인의 의료 자문을 받을 수 있다.

기장이 다양한 통신망(SATCOM, VHF/HF Radio 등)을 통해 EMCS에 자문을 구하는 경우, 다음과 같은 사항을 통보할 수 있도록 승무원은 환자 발생 시점부터 자세히 기록해야 하며 기장과 원활한 의사소통을 하여 내용을 정확히 전달해야 한다.

운항 승무원이 EMCS에 이용하는 통신망

- SATCOM: Satellite Communication의 약어로 인공위성 등에 설치한 우주국을 매개로 하여 이루어지는 항공기와 지상 간의 음성 및 데이터 무선 통신 수단이다. 세계 전역에서 양방향 통신이 가능하다.
- VHF: Very High Frequency의 약어로 음성통신 시스템이다. 초단파(VHF)의 전파를 사용하는 항공이동 무선통신은 항공교통관제 무선통신, 운항관리통신 등에 사용된다. 국제전기통신연합이 할당한 30~300MHz의 무선 주파수 범위 중 항공사는 118~126.975MHz를 사용한다.
- HF: High Frequency의 약어로 음성통신 시스템이다. 단파(HF)로 주파수 대역은 3~30MHz이다.

◎ EMCS 통보 내용

- 승객의 인적 사항(편수/국적/좌석번호/성별/나이/비행 잔여시간/일행/최종 목적지)
- 승객의 질환이나 증상(발병시간)
- 승객의 과거 병력과 현재 복용 중인 약명
- 승객의 의식상태 및 활력징후, 산소 사용 여부
- 승객에게 취해진 응급처치 사항
- 활용 가능한 기내 의료진 및 전공분야
- 도착 시 요구되는 지원 형태(앰뷸런스/휠체어 등)

3. 응급환자 발생 시 행동원칙

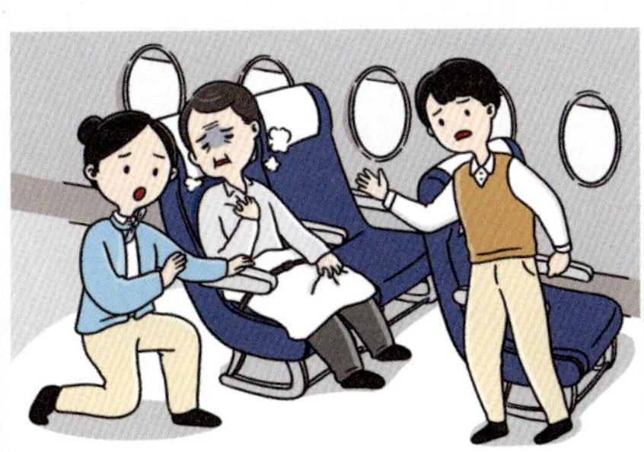

2022년 5월, KE 982 VVO/ICN

인적 사항: 60대 男, EY 승객, 거주지역 부산, 부인 및 지인들과 동행

증상: 이륙 후 갑작스러운 호흡곤란, 얼굴색 창백, 다리 쪽 심한 부종과 통증 호소, 저혈당 증상

과거 병력: 심장수술, 신장수술 후 투석 중, 당뇨, 고혈압

복용 중인 약: 당뇨 및 고혈압 약 복용 중, 본인 소지 약을 화물칸에 넣음

기내에 응급환자가 발생한 경우 승무원은 신속하고 효과적으로 다음과 같은 단계의 행동원칙을 따라야 한다.

상황 판단
커뮤니케이션(Communication)
ABC 조치(ABC Survey)
후속 조치(Secondary Survey)

1) 상황 판단

기내에 환자가 발생한 경우 가장 먼저 이루어져야 하는 것이 바로 상황 판단이다. 환자를 맨 처음 발견한 승무원은 우선 환자에게 승무원임을 밝혀 환자를 안정시켜야 한다.

동의 구하기

환자가 의식이 있는 경우에는 도움이 필요한지 직접 확인하고 동의를 구해야 한다. 그리고 환자가 의식이 흐릿하거나 정신적으로 혼란하거나 나이가 어린 경우에는 환자를 대리하여 부모나 보호자에게 동의를 구할 수 있다.

☞ 단, 환자가 의식이 없는 경우, 동의를 받은 것으로 간주하고 바로 응급처치한다.

환자에 대한 정보 얻기

환자가 의식이 있는 경우에는 환자 본인에게 질문하여 발병 당시의 상황을 파악하고 환자가 소지하고 있는 의약품이 있는지 확인해야 한다. 환자가 의식이 없는 경우에 한하여 승무원은 환자의 신분 및 의약품 소지 여부를 확인하는 검사를 실시할 수 있다.

☞ 단, 다른 승객이나 승무원이 볼 수 있는 공개된 장소에서 실시한다.

의사 소견서(Medical Information Form, MEDIF) 확인하기

환자가 소지한 의약품이나 의사 소견서, 메디컬 표식 등이 있는지 확인한다.

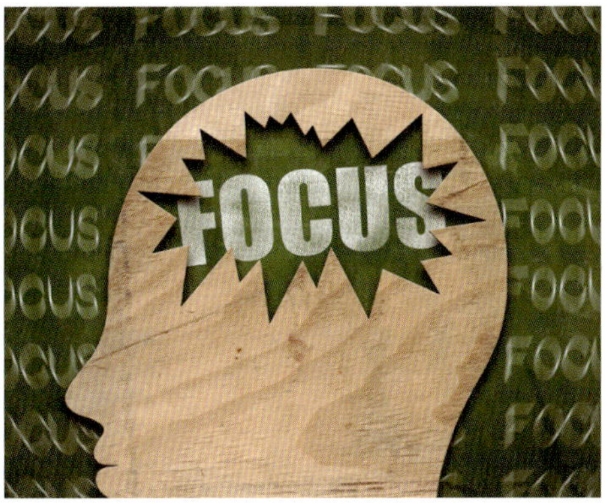

© Getty Images Bank

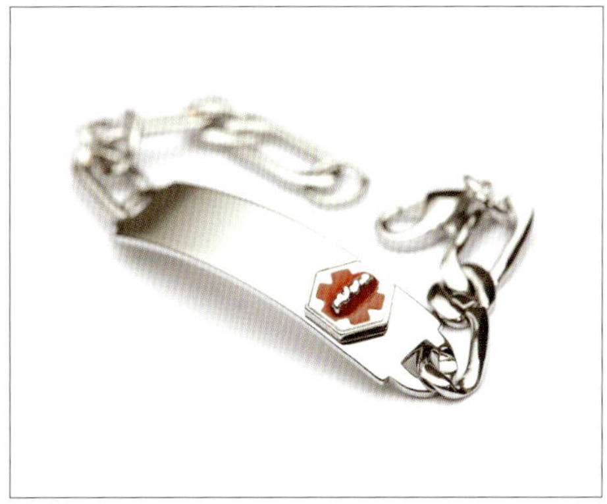

duckycards / iStock.com

Medical Alert 팔찌

2) 커뮤니케이션

기내에서 환자가 발생하고 최초로 환자를 발견한 승무원에 의해 정확한 상황 판단이 이루어졌다면, 그다음 단계인 커뮤니케이션이 이루어져야 한다. 응급환자 발생 시에는 무엇보다 다른 승무원과의 협동이 중요하다. 커뮤니케이션이 이루어지는 단계는 다음과 같다.

도움 청하기

최초 발견 승무원은 구두나 인터폰을 통해 다른 승무원에게 환자 발생 사실을 신속하게 알리고 도움을 요청한 후 응급처치를 지속한다.

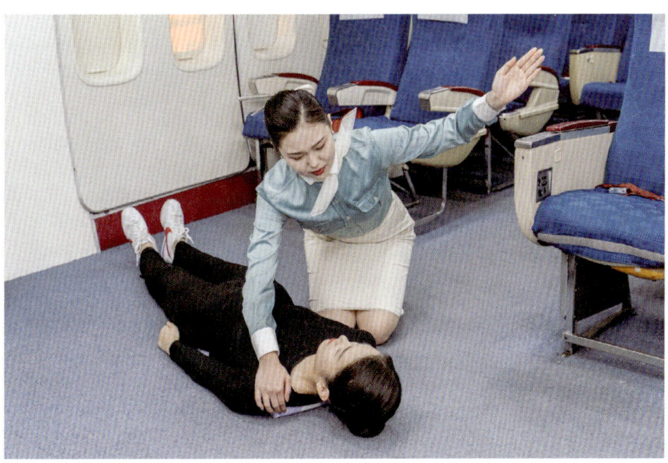

기장 통보하기

객실 사무장은 응급환자 발생 내용을 기장에게 통보하고, Doctor Paging, 응급의료 콜 시스템(EMCS), 의료장비 사용 여부 등 제반 사항에 대해 기장과 협의한다. 환자의 생명에 영향을 미칠 정도의 위급한 상황일 경우, 기장은 인근 공항에 비상착륙을 요청하거나 회항을 결정할 수 있다.

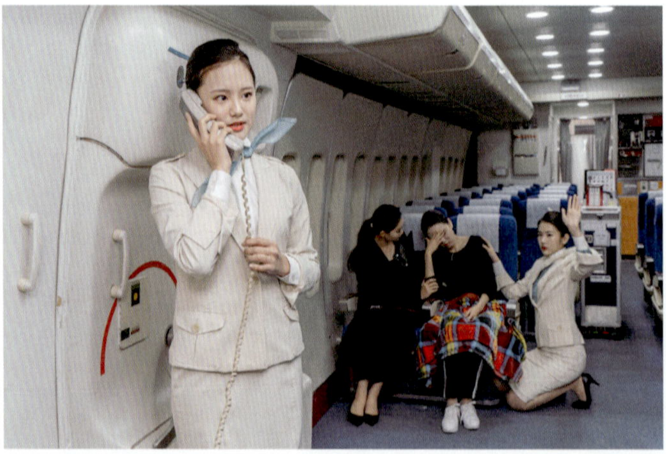

응급처치 장비 지원하기

비상신호를 통해 도움을 요청받은 승무원들은 기내 의료장비의 신속한 사용을 위해 환자 주변에 필요한 의료장비(EMK, FAK, AED, PO_2 Bottle, 자동혈압계 등)를 비치한다.

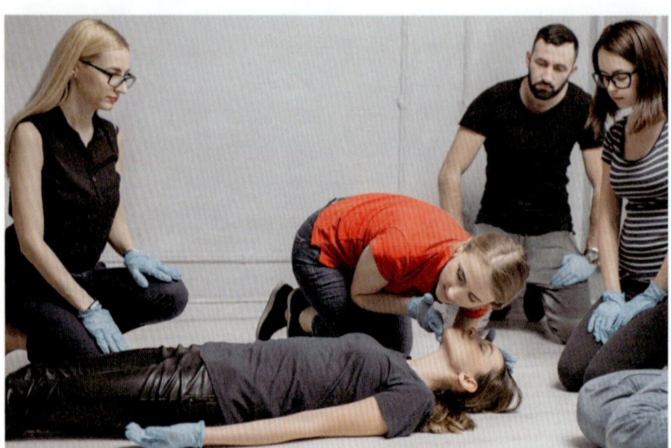

3) ABC 조치

질병의 위급성 여부를 판단하기 위해 승무원이 실시하는 응급처치의 기초 단계로 일차조치(Primary Survey)라고도 하며, 환자의 기도, 호흡, 심장운동을 확인하는 절차이다.

A = Airway, 기도 확보 및 유지
B = Breathing, 호흡을 하고 있는가?
C = Circulation, 심장이 뛰는가? 출혈이 심각한가?

4) 후속 조치

발병 당시 환자의 상태가 위급하지는 않으나, 방치할 경우 심각한 상태로 진행될 수 있는 질병이나 부상의 악화 가능성을 미연에 방지하기 위한 조치이다.

면담하기

환자 본인이나 보호자, 주변 승객들과의 면담을 통해 환자의 상태를 파악한다.

활력징후 측정하기

환자의 맥박, 호흡, 체온, 혈압을 측정하고 피부색의 변화를 관찰한다.

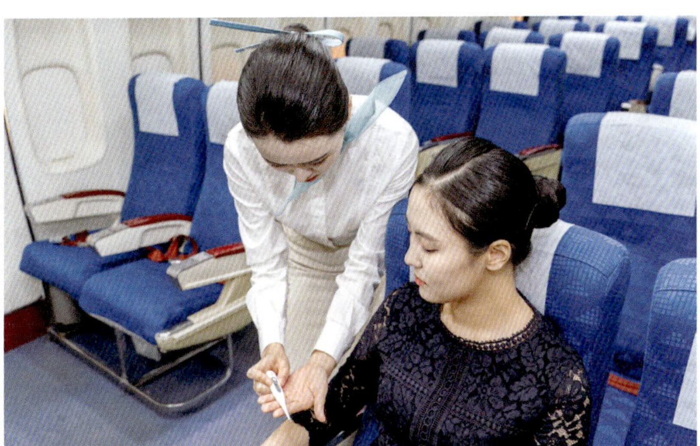

기록하기

환자의 상처, 질병, 건강상태를 계속해서 확인하며 응급처치 내용을 순서 및 시간 별로 기록한다.

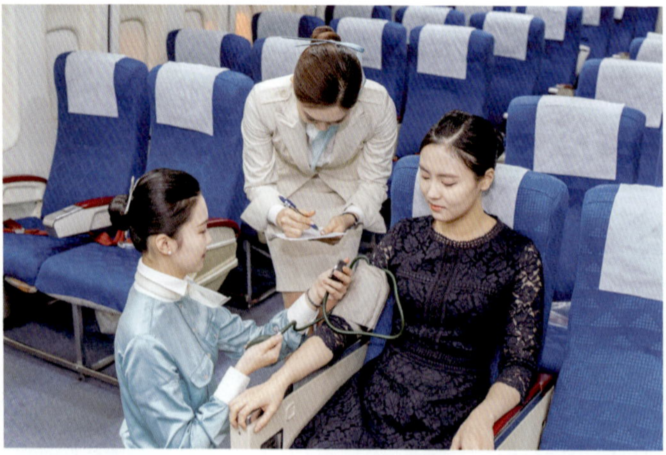

03

응급환자 초기 대응

Early Response to Emergency Patients

1. 응급환자의 심리와 의사소통
2. 항공의료 지원서비스
3. 기내 탑재 응급의료장비

1. 응급환자의 심리와 의사소통

1) 응급환자의 심리상태

건강상의 아무런 문제 없이 정상적으로 삶을 영위하던 사람이 환자가 된다는 것은 아픔을 경험한다는 뜻이고, 동시에 통증이나 구역감, 불안, 죽을지도 모른다는 심리적 두려움 등의 고통을 없애기 위해 노력한다는 의미이다. 이러한 의미에서 환자가 치료자를 만난다는 것은 사실상 모든 환자가 맞닥뜨리게 되는 필연적 과정이라고 할 수 있다. 우리는 몸이 아프면 아픈 부위를 치료하고 통증을 해소하며 병약한 상태를 호전시켜 줄 수 있는 적절한 치료자로 전공분야의 의사를 찾아 조치를 받게 된다.

그런데 이런 상황은 기내에서도 일어날 수 있다. 예기치 않았던 사건, 사고가 발생하여 갑작스럽게 환자가 되거나 건강상태가 악화된다면, 게다가 적절한 치료자가 나타나지 않는다면, 환자는 극심한 불안감에 빠지고 죽음의 공포까지 느낄 수 있다. 이러한 환자의 불안정한 심리상태는 환자의 상황을 악화할 수밖에 없고, 자신만이 아니라 동행인을 비롯하여 같은 비행기에 탑승하고 있는 승객들에게까지 전파될 것이다.

환자의 뇌에서는 질병의 시작부터 치료를 받는 순간까지 수많은 생리학적 반응이 동시다발적으로 일어난다. 환자는 원인이 되는 질병으로 통증을 느끼게 되는데, 이러한 아픔이 반드시 신체적 고통만을 의미하는 것은 아니다. 즉, 불안과 같

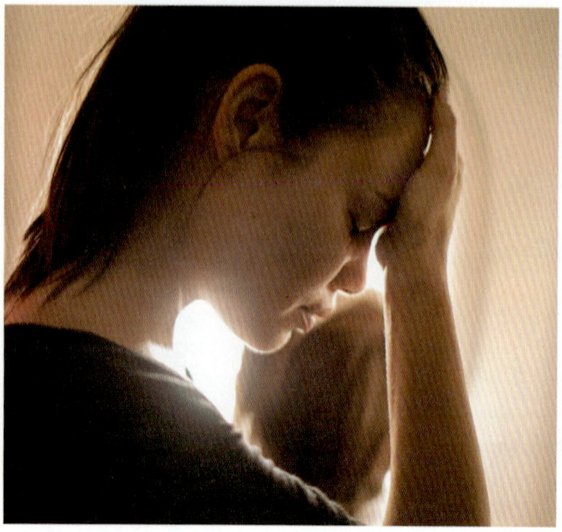

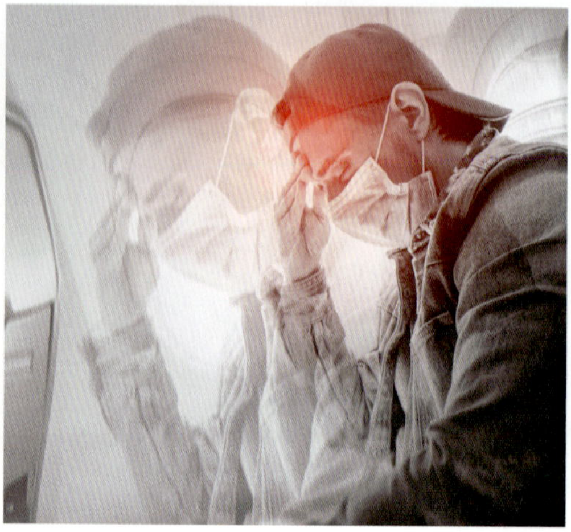

은 부정적 정서는 증상이 없었던 질병을 진단받으면서 생겨나기도 하고, 황달이나 두드러기와 같이 몸의 색깔이나 피부 상태가 눈에 띄게 달라지는 현상을 자각하면서 나타날 수도 있다. 이러한 부정적 정서는 통증과 같은 증상의 강도에 영향을 미치므로 환자가 아픔을 경험하는 과정에서 매우 중요하다(Fabrizio Benedetti, 2011).

분노와 우울도 환자의 통증에 영향을 미치지만, 불안에 비하면 그 영향력은 미비하다. 그러므로 승무원은 비행 중 갑자기 발생할 수 있는 응급환자의 심리를 이해하고 그들이 느끼는 불안한 마음을 헤아리며 신뢰감을 주어 그들을 안정시키는 것이 무엇보다 중요하다. 이를 위해 항공 객실 승무원은 환자 승객의 심리상태를 더욱 악화하는 불안 요소를 파악하고, 제거하거나 해결할 방법을 모색해야 한다.

항공 객실 승무원은 신속한 상황 판단과 환자에 대한 세심한 관찰로 환자의 불안 요소를 재빨리 파악해야 한다. 환자가 가진 불안 요소 중 환자가 어떤 부분을 중요하게 생각하는지는 환자와의 직접적인 대화를 통해 알아내는 것이 가장 효과적이다.

일반적으로 비행 중 환자 승객이 느낄 수 있는 불안 요소

- 비행 중이므로 바로 의료기관에 갈 수 없는 상황
- 항공기 안에 적절한 치료나 도움을 줄 수 있는 의료인의 부재
- 의료인이 있더라도 수술이나 처치를 할 수 있는 의료장비의 부족
- 항공기 승무원이 적절한 응급처치를 실시할 수 없을 것이라는 생각
- 온도, 습도, 기압 등의 객실 환경이 건강 상태를 더욱 악화시키리라는 염려
- 목적지 공항까지의 도착 잔여시간이 길수록 건강 상태가 더욱 악화될 것이라는 심리의 증폭
- 목적지가 타국이라면 의사소통, 의료보험, 의료시설에 대한 불신 등 차후 적절한 의료조치를 받지 못할 것이라는 우려
- 가족이나 일행과 동행하지 않은 경우 불안감 상승
- 평소 복용하던 약을 소지하지 않은 경우 대체 의약품에 대한 불신

물론 위급한 응급상황이라면 신속하게 적절한 응급처치부터 실시한다. 그후 환자가 의식이 돌아오면 환자를 안심시키며 대화를 시도하고, 환자가 의식이 없다면 보호자나 일행을 통해 평소 환자의 상태를 알아본다. 대화를 통해 환자가 가장 불안하게 생각하는 요소를 파악했다면, 현재 상황에서 어떤 조치를 취하고 있으며

앞으로는 어떤 과정을 통해 어떻게 조치할 것인지를 상세히 설명함으로써 환자가 안정을 찾을 수 있게 하는 것이 매우 중요하다.

환자나 그 보호자나 일행에게 상황을 설명할 때는 구체적으로 말하며, 항공기 승무원은 응급상황에 매우 잘 훈련되어 적절하게 대처할 수 있는 능력을 갖추었음을 알려야 한다. 또 기내에는 이러한 상황을 대비하여 많은 의료장비가 구비되어 있으며, 즉시 의사에게 도움을 요청할 것이고, 기내에 의사가 없는 경우 위성통신으로 항공의료 전문가의 도움을 지속적으로 받을 수 있음도 알려야 한다.

이러한 과정은 환자가 가진 불안 요소를 일차적으로 없애거나 덜어 주는 가장 효과적인 방법이다. 그후에도 승무원은 환자에게 지속적인 관심과 도움을 제공하는 등 적절한 조치를 취하여 환자를 안정시켜야 한다.

고객의 소리

저희 어머니는 갑상선 항진증과 공황장애로 힘들어하십니다. 연말 가족의 결혼식을 위해 애틀랜타에서 어머니를 모시고 한국으로 귀국하던 중, 난기류로 인해 도착 10분 전에 어머니가 공황장애로 인한 과호흡과 패닉 상태에 빠지셨습니다. 어찌해야 할지 모를 때 승무원이 진심 어린 배려와 따뜻한 마음으로 돌봐주어 안전하게 귀국할 수 있었습니다.

○○○ 승무원은 저희 어머니를 부축해 주시며 넘어지시기를 반복하면서도 끝까지 어머니가 진정하실 수 있도록 곁에서 손을 잡아 주시며 좋은 말씀을 많이 해 주셨습니다. 끝까지 어머니를 책임지고 보살펴 주셨습니다. 너무도 힘든 순간에 담당 승무원은 최선을 다해 본인의 도리 이상으로 어머니 곁에서 힘과 용기를 주셨습니다. 비행기에서 내려 한 시간이 지나도록 손을 잡아 주시며 끝까지 어머니를 챙겨 주셨습니다. 당연한 일이라며 저희에게 건강만 회복하시라는 승무원 말씀에 정말로 감사한 마음을 어찌 표현할지 모르겠습니다.

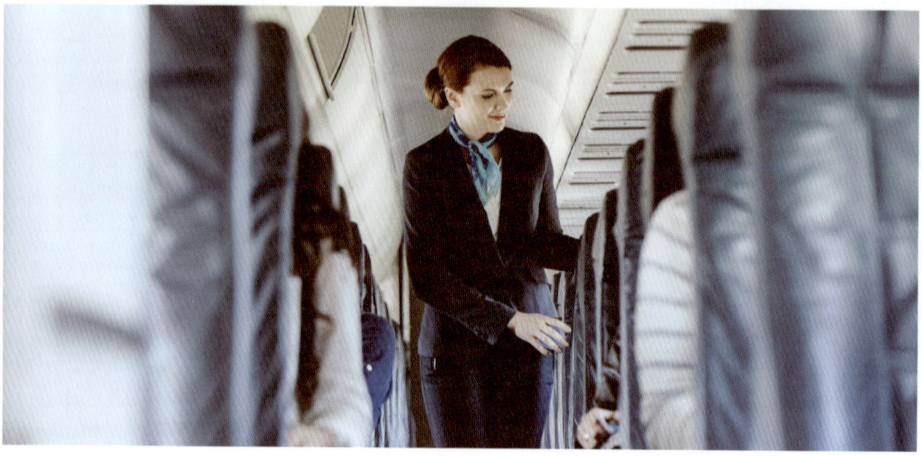

izusek / E+ via Getty Images

2) 응급환자와의 효율적인 의사소통

(1) 응급환자와의 의사소통 목적

대화 상대가 환자일 때는 무엇보다 목적이 분명해야 하는데, 환자와 대화하는 목적은 크게 두 가지이다. 첫째, 환자와의 대화를 통해 병의 증세를 찾아내고 발병 후 경과나 병의 특성 등을 파악하는 것이다. 경우에 따라 대화가 쉽기도 하고 어렵기도 하며 때로는 불가능할 수도 있다. 하지만 승무원은 환자 승객과의 대화를 통해 얻은 정보로 환자의 상태를 호전시키거나 적어도 더이상 악화되지 않도록 적절한 조치를 취해야 한다.

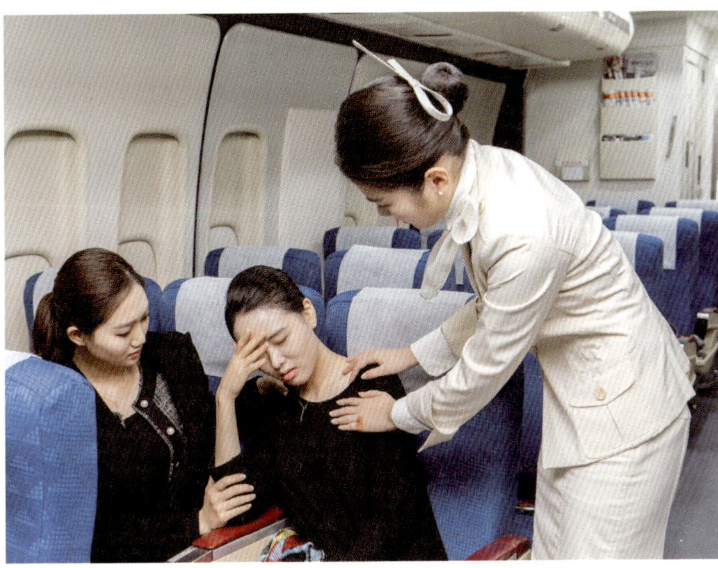

승무원은 환자의 상태가 위급하지 않은 경우 계속해서 대화를 시도하며 환자가 비행 중 안정을 되찾을 수 있도록 환자 옆에서 지속적인 도움을 제공해야 한다. 환자의 상태가 위급한 경우에는 신속히 응급조치를 취하면서 환자 본인이나 보호자, 주변 승객에게 간단한 질문을 하여 환자의 현 상태를 빠르게 파악해야 한다.

그런데 환자와의 일반적인 대화는 질병의 증세를 진단하는 시작점에 불과하며 질병을 온전히 이해하는 데 그다지 큰 도움이 되지 못한다. 따라서 환자와의 대화에서 질병에 대해 좀 더 자세히 파악하려면 외면상의 증세 외에 다음과 같이 최근의 일과 과거의 병력 등에 대해 질문하며 다양한 내용의 대화를 시도해야 한다.

◎ 환자와 대화 시 구체적 질문의 예

- 발병 직전 환자에게 무슨 일이 일어났는가?
- 어떤 병균이 침입했을 가능성이 있는가?
- 어떤 음식을 먹었는가?
- 과거에도 이러한 증상이 있었는가?
- 발병 초기에는 어떤 대응책을 썼는가?

예를 들어 어떤 승객이 비행 중 갑자기 가려움증을 호소하며 얼굴과 몸통에 붉은 반점이 올라왔다고 하자. 이 환자 승객에게 적절한 응급조치를 하기 위해서는 피부 발진과 가려움증 외에 질병의 원인을 파악할 정보가 더 필요하다.

이 경우, 최초 증상이 보인 때가 언제인지, 과거에 이러한 증상이 나타난 적이 있었는지, 증상이 발현되기 전에 어떤 음식을 먹었는지, 어떤 곳에 체류했는지, 그 외 증상이 동반되지는 않았는지, 일행 중에 같은 증상을 보인 사람이 있는지 등을 질문한다. 대화를 통해 얻은 여러 가지 정보는 증상의 원인을 알아내어 환자 상태를 호전시키거나 치료하는 데 큰 도움이 된다.

또 대화를 통해 알아낸 사실은 반드시 빠짐없이 기록해야 하는데, 이는 기내 의료인에게 도움을 받을 때나 EMCS를 통해 항공의료 전문가에게 상황을 설명하고 조치를 받을 때 매우 중요한 근거가 되기 때문이다.

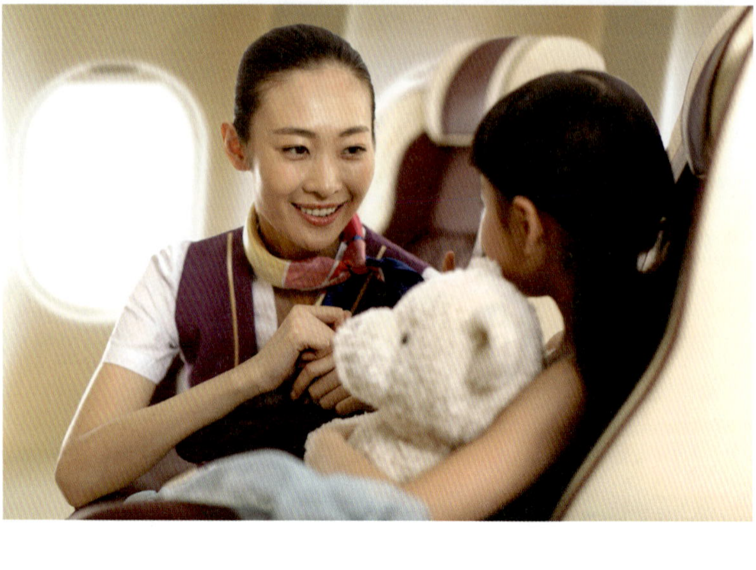

환자와 대화하는 둘째 목적은 환자의 질병 패턴을 이해하여 앞으로 나타날 증세를 예측하고, 가능하다면 그 증세를 치료하는 것이다. 즉, 질병을 초래하는 환경요인을 파악하면 그 병을 호전시키거나 재발을 막을 수 있다. 따라서 승무원은 환자가 호소하는 증상만을 중시하지 말고 넓은 시야에서 환자를 보고 환자가 토로하는 사소한 불평에도 귀를 기울여야 한다.

환자와의 대화에서 이러한 목적을 달성하기 위해서는 무엇보다도 기술적 요령을 습득해야 한다. 기술적 요령에 대한 사전 지식 없이 일방적인 질문이나 접근방식을 취하면 오히려 환자 상태를 객관적으로 파악하는 데 방해가 되기도 한다. 따라서 승무원은 '환자와 효과적인 대화를 하는 요령'을 잘 익혀 두어야 한다.

(2) 환자와 효과적인 대화를 하는 요령

환자와 성공적인 대화를 하기 위해서는 몇 가지 요령이 필요하다. 대개는 요령이 분명하기 때문에 따로 설명할 필요가 없지만, 요령을 잘 익혀 두지 않으면 돌발 상황에서 침착하고 유연하게 대화를 이끌어 나가기가 어렵다. 따라서 항공 객실 승무원은 다음과 같은 요령을 숙지하여 응급환자 발생 시 적절히 활용할 수 있어야 한다.

기내 응급환자와의 효과적인 대화 요령

- 응급환자에게 집중하여 가능한 한 길게 승객의 이야기를 경청한다.
- 환자와의 대화는 조용하고 아늑한 분위기에서 하도록 한다. 거동이 가능한 환자라면 다른 승객들과 떨어져 이목이 집중되지 않는 공간(주변 좌석이 비어 있는 곳, Galley 등)이 적당하다.
- 환자를 매우 인간적이면서 진지해야 대한다. 환자를 추궁하는 것이 아니라 진정으로 환자의 상태를 걱정하고 도와주려는 자세로 대해야 하며 그 일을 수행함에 있어 기계적인 응대가 아니라 인간적인 친절이 넘쳐야 한다.
- 눈으로 대화한다. 서로를 이해할 수 있는 범위 내에서는 눈으로 하는 대화가 말로 하는 대화보다 더 진실할 수 있다. 하지만 눈을 통해 알아낸 것은 환자의 말과 관련될 때만 유용하다. 승무원은 걸음걸이, 손짓, 앉거나 서 있는 모습, 얼굴 표정 등에서 환자의 감정 상태를 알아차리고 섬세한 감정의 변화를 관찰

할 수 있어야 한다. 또한 환자 옆에서 육안으로 증상(호흡곤란, 식은땀, 통증 호소 부위 등)을 확인할 수도 있다.

- 환자에게 응급처치를 실시하면서 계속해서 대화를 시도한다. 증상이 호전되고 있는지, 가장 불편한 점이 무엇인지, 심리상태가 어떠한지, 가장 불안한 요소가 무엇인지 등에 대해 자연스럽게 대화하며 많은 정보를 파악한다.
- 간단한 대화(예: "성함이 어떻게 되세요?")를 시도하며 의식의 유무를 확인하고, 성별과 나이, 구간, 동반자 유무를 파악한다. 또 소지한 약품, 진단명이나 진단서 소지 유무, 현 병력(질병 지속기간과 부위, 진행 정도, 치료 종류, 전염성 유무 등), 과거력(입원, 수술 여부, 퇴원일, 약물 복용 여부 등)에 대한 정보를 얻도록 한다.
- 대화를 통해 환자의 심리상태를 이해하고 증상이 호전되기를 바란다면 질문을 하며 말을 많이 하는 것보다 환자의 말을 경청하는 것이 더 중요함을 유념한다.

승무원은 환자 승객과 대화를 할 때 일차적으로 환자의 상태를 신속히 파악하려는 분명한 목적이 있다. 그래서 목적을 달성할 의도로 자칫 환자 승객에게 기계적으로 응대하거나 일정한 틀에 맞춰 질문하는 태도를 보이기도 한다.

그런데 이러한 승무원의 태도는 환자 승객에게 신뢰감과 심리적 안정을 주기보다는 환자가 자신이 처한 상황을 더 위급하게 보고 더 큰 불안감에 휩싸이게 되는 부작용을 초래할 수 있다. 따라서 승무원이 대화를 시도할 때는 앞에서 말한 '응급 환자와의 효과적인 대화 요령'을 유념해야 한다.

2. 항공의료 지원서비스

1) 병약 승객 항공 이송

해외여행의 대중화로 항공 수요가 많아지면서 연로한 승객과 각종 질병을 앓고 있는 승객도 함께 증가하는 경향을 보이고 있다. 또 의료 관광이 활발해지면서 중증 환자를 비롯하여 다양한 상태에 있는 의료 환자의 항공 여행이 늘고 있다. 이에 항공사는 이러한 승객을 **'병약 승객(Invalid Passenger)'**이라 지칭하고, 병약 승객과 운행 중 발생할 수 있는 여러 의료 상황에 대처하기 위해 적절한 대응책과 지원책을 마련하고 있다.

병약 승객이란 신체적, 정신적 질환 혹은 그 외 장애로 항공사의 특별한 관심이나 의학적 승인이 필요한 승객이다. 병약 승객은 우려되는 자신의 건강 상태를 미리 확인하고 건강 서약서 등을 작성, 제출해야 탑승이 가능한 MEDIF(Medical Information Form) Passenger와 공항 출/도착 시, 탑승 시점 또는 기내에서 갑작스럽게 의학적 도움이 필요한 Unexpected Patient Passenger로 나눌 수 있다.

각 항공사는 간이침대 지원서비스, 의료용 산소 지원서비스, 휠체어 지원서비스 등 다양한 병약 승객 항공운송 서비스를 지원하고 있으며, 기내에서 갑작스럽게 발생할 수 있는 의료 상황에 적절히 대응할 수 있도록 구급의료용품(FAK), 자동심실 제세동기(AED) 등 다양한 종류의 의료장비를 탑재하고 있다. 또 기내에서 승객과 가장 긴밀한 관계에 있는 승무원은 필수적으로 환자 승객을 이해해야 하며, 병약 승객에 대한 정확한 서비스 방법과 기내 의료기기 사용법에 대한 정확한 숙지 또한 당연히 요구된다.

항공사는 의학적 도움이 필요하다고 판단되는 승객에게는 예약이나 발권 시 병약 승객 운송 신청서와 서약서를 요구할 수 있다. 항공사는 두 가지 서류와 담당 의사의 소견을 검토한 후 최종적으로 병약 승객의 항공 여행 가능 여부를 결정한다.

병약 승객 운송 신청서(Medical Information Form, MEDIF)

항공사가 승객의 건강상, 신체상의 상태가 항공 여행을 하기에 부적합하다고 판단하는 경우, 환자의 담당 의사가 항공사가 정한 형식에 맞춰 직접 작성하고 서명해야 하며, 이 신청서를 제출해야 항공기에 탑승할 수 있다.

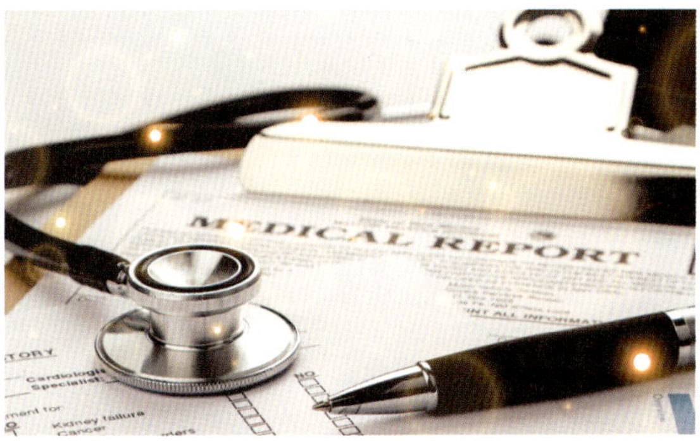

© Getty Images Bank

※ 병약 승객 운송 신청서

담당 주치의 선생님께

항공 여행 시 기내는 지상과는 다른 여러 환경으로 승객의 질환 악화나 예상치 못한 응급 상황이 발생할 수 있어 아래와 같이 기내 환경에 대해 안내드리오니 참고하여 작성해 주시기 바랍니다.

※ 승객의 항공 여행에 있어 고려해야 할 사항

○ **낮은 산소 분압**: 기내는 지상에 비해 약 25-30% 정도 낮은 산소 분압을 보입니다. 만약, 승객이 심장, 폐질환, 빈혈 등이 있는 경우에는 항공 여행 동안 기내 산소를 사용해야 하는지 함께 고려해 주시기 바랍니다.
ex) 뇌졸중 발생 후 2주 이내, Hgb 8.5g/dl 미만 등에서는 기내 산소 필요

○ **낮은 압력**: 항공기 이, 착륙시 기내 압력은 변화될 수 있으며 가스 팽창 등으로 통증 유발 및 수술 부위에 영향을 줄 수 있습니다.
ex) 주요 수술 10일 경과, 자연 기흉 완치 후 7일(외상성 기흉 완치 후 14일) 경과 후 탑승 권고

○ **기류 변화**: 갑작스러운 기내 기류 변화 발생 및 이, 착륙시 충격으로 인해 특히 척추 질환 등이 있는 경우 영향을 줄 수 있습니다.
ex) 이, 착륙시 좌석 등받이를 90도로 세우지 못하는 경우 Stretcher 이용
장시간 앉아 있기 어려운 경우 Stretcher, 상위 클래스(프레스티지 이상) 이용

○ **전문 의료인 부재**: 객실승무원은 일반 승객에 대한 서비스에 지장을 줄 수 있는 환자 승객에 대한 특별한 도움을 제공할 수 없습니다. 또한, 응급처치 교육만 받으므로 주사, 약물 투여 등의 의료업무는 할 수 없음을 알려드립니다.

○ **심부정맥 혈전증**: 좁은 좌석, 운동 부족, 낮은 습도 등으로 인해 암, 외상, 고령, 최근 수술력 (hip, knee, or ankle 등) 등이 있는 승객은 심부정맥혈전증 발생 가능성이 높으므로 항혈전 예방치료 필요 여부를 고려하여 주시기 바랍니다.
ex) 수술후 6주 이내에 6시간 이상 비행 스케쥴인 경우 항혈전 예방치료 권고

○ **Stretcher 이용 승객**: Stretcher 이용 승객이 공항에 도착하여 항공기내로 안전하게 이송되기 위해서는 응급구조사에 의해 이송되어야 합니다. 환자의 건강상태에 따라 최소 2인 이상의 응급구조사가 동반되도록 조치 바랍니다.

※ 이외 자세한 사항은 IATA Medical Manual 참고해주시기 바랍니다.

○○항공 항공의료센터

출처: 대한항공 홈페이지 양식 재구성(https://www.koreanair.com)

※ 항공 운송을 위한 의사 소견서(MEDIF)

1 **환자** 성명 / 나이 / 성별(M/F) / 신장 cm / 체중 kg

2 **항공운송 사유** ☐ Treatment/Transfer ☐ Hopeless Discharge ☐ Discharge ☐ Travel
☐ Other (   )

※ 주 증상 및 현 병력에 대해 자세히 작성하여 주시기 바랍니다.

3 **진단명** ____________________

a. 주 증상 ____________________ 발병일 __________

b. 현 병력 ____________________

c. 치료 ____________________

d. 최근 수술 여부 ☐ 예 ☐ 아니오
수술명 ____________________ 시행일 __________
수술 후 합병증 ☐ 예 ☐ 아니오 '예'일 경우, 구체적으로 기재 __________

e. 최근 입원치료 여부 ☐ 예 ☐ 아니오
입원일 __________ 퇴원일 __________ 사유 __________

f. 전염력 ☐ 예 ☐ 아니오('예' 선택시 원인균 및 검출부위:)

4 **활력징후** BP / mmHg, PR /min, RR /min, BT ℃, SpO_2 %
의식상태 ☐ Alert ☐ Drowsy ☐ Stupor ☐ Semi-coma ☐ Coma

5 **기저질환** ☐ 예 ☐ 아니오 '예'일 경우, 구체적으로 기재 __________
승객의 기저질환 조절 여부 ☐ 예 ☐ 아니오

6 **정상 좌석 가능 여부**

a. 스스로 거동 가능 ☐ 예 ☐ 아니오

b. 휠체어 필요 여부 ☐ 예(☐ 항공기까지 ☐ 좌석까지) ☐ 아니오

c. 필요한 좌석 형태 ☐ Economy class ☐ Prestige class ☐ Stretcher

* Economy class: 장시간 앉을 수 있고, 좌석등받이를 90도로 세울 수 있는 경우
* Prestige class: 장시간 앉아 있기 어려우나, 필요 시 좌석등받이를 90도로 세울 수 있는 경우
* Stretcher: 좌석등받이를 90도로 세울 수 없는 경우

7 **동반자 필요 여부**

a. 항공기 여행시 동반자 필요 여부 ☐ 예(☐ 의사 ☐ 간호사 ☐ 가족 ☐ 기타 ______) ☐ 아니오

* 스스로 거동 불가한 경우 도움을 줄 수 있는 보호자, 의학적 처치가 필요한 경우 의료진 동반이 필요합니다.

8 **현재 의약품 사용 여부(☐ 예 ☐ 아니오)**

a. '예'일 경우, ☐ 경구약 ☐ 정맥/근육 주사 ☐ 기타 __________

b. 의약품 목록 ____________________

c. 기내에서 환자 소지 의약품 사용 여부 ☐ 예 ☐ 아니오

출처: 대한항공 홈페이지 양식 재구성(https://www.koreanair.com)

※ 항공 운송을 위한 의사 소견서(MEDIF)

9 비행 중 사용할 의료장비(해당 사항 있을 경우에만 표기)

☐ IV line ☐ Foley catheter ☐ Nasogastric tube ☐ Oximeter

☐ Ventilator(Mode, TV, RR, FiO_2) ________________ ☐ BP monitor

☐ Suction kit ☐ Tracheostomy ☐ Intubation ☐ Chest tube

☐ Infusion pump ☐ Nebulizer ☐ Splint/Cast ☐ Other ( )

* ○○항공에서는 산소/Stretcher 이외 의료장비는 제공하지 않습니다.
* Ventilator 사용시 ○○항공 제공 의료용 산소와 연결 가능한지 확인이 반드시 필요합니다.
* 기내 사용 전기 의료장비는 반드시 Battery type으로 사전에 준비되어야 합니다.
* IV 수액은 Plastic bag type으로 준비되어야 하며, 의료진 동반이 필요합니다.

---

10 빈혈(☐ 예 ☐ 아니오)

a. Hgb ____________________ g/dl

* Hgb 8.5g/dl 미만인 경우 산소 사용을 권고합니다.

---

11 비행 중 산소 필요 여부(☐ 예 ☐ 아니오)

a. 지상산소 필요 여부 ☐ 예 ☐ 아니오

b. 기내 산소 제공 Type ☐ ○○항공 산소 ☐ Portable Oxygen Concentrator(승객 준비)

c. 필요한 산소 용량 ________ L/min ☐ Continuous ☐ Intermittent ☐ Prepare

d. 마스크 타입 ☐ Nasal cannula ☐ Facial mask ☐ Bag valve mask

☐ Reservior oxygen mask ☐ Other ( )

* ○○항공 산소는 2~8L/min 제공 가능합니다.

---

12 호흡기계 질환(☐ 예 ☐ 아니오)

a. 최근 상태 악화 여부 ☐ 예 ☐ 아니오

b. 호흡곤란 여부 ☐ 예 ☐ 아니오

c. ABGA 시행일 ______ PH ______ PCO_2 ______ PO_2 ______ SaO_2 ______%

(검사시 산소 공급 여부 ☐ 예 ______L/min ☐ 아니오)

d. O_2 Saturation 시행일 ________ 결과 ________%

(검사시 산소 공급 여부 ☐ 예 ______L/min ☐ 아니오)

e. 증상 없이 정상속도로 100미터를 걷거나 1층 계단을 오를 수 있는지 여부 ☐ 예 ☐ 아니오

f. 흉부 방사선 검사 (X-ray, CT 등) 시행일 __________ 결과 ____________________

---

13 심장 질환(☐ 예 ☐ 아니오)

a. 마지막 Episode 일자 ____________________

b. Stable condition ☐ 예 ☐ 아니오

c. 약물복용으로 증상 조절 여부 ☐ 예 ☐ 아니오

d. Functional class (NYHA class) ☐ Class Ⅰ ☐ Class Ⅱ ☐ Class Ⅲ ☐ Class Ⅳ

e. 마지막 EKG 시행일 ________ 결과 ____________________

f. Echocardiogram 시행일 ________ 결과 ____________ EF: ________%

g. Angioplasty/Coronary bypass 시행일 ________ 결과 ____________________

출처: 대한항공 홈페이지 양식 재구성(https://www.koreanair.com)

※ 항공 운송을 위한 의사 소견서(MEDIF)

14 뇌혈관 질환(허혈성 뇌졸중, 뇌출혈 등 / □ 예 □ 아니오)

a. 최근 상태 재발, 악화 여부 □ 예 □ 아니오

b. Brain CT/MRI 시행일 ________ 결과 ________

c. Motor power grade (R/L) Upper extremity / Lower extremity /

* Stroke 발생 2주 이내인 경우 기내 산소 공급을 권고합니다.

15 부상(□ 예 □ 아니오)

a. 원인 □ 교통사고 □ 낙상 □ 화상 □ 기타

b. Traumatic brain injury □ 예 □ 아니오 '예'일 경우, 구체적으로 기재 ________

c. Brain CT/MRI 시행일 ________ 결과 ________

d. Internal organ injury □ 예 □ 아니오 '예'일 경우, 구체적으로 기재 ________

e. Thoracic/Orthopedic injury(fracture) □ 예 □ 아니오 '예'일 경우, 구체적으로 기재 ________

16 정신과적 질환(□ 예 □ 아니오)

a. 기내에서 증상이 일어날 가능성 □ 예 □ 아니오

b. 자해/타해 가능성 □ 예 □ 아니오

c. 복용약으로 조절가능 여부 □ 예 □ 아니오

17 뇌전증(발작)(□ 예 □ 아니오)

a. Seizure type ________

b. Frequency/Duration ________

c. 마지막 Seizure 발생일 ________

d. 복용약으로 조절가능 여부 □ 예 □ 아니오

18 암(□ 예 □ 아니오)

a. 진단명, 병기(Stage) ________

b. Chemotherapy/Radiotherapy 시행 여부 □ 예 □ 아니오 '예'일 경우, 시행일 ________

c. 타 기관 전이 여부 □ 예 □ 아니오 '예'일 경우, 전이부위 ________

d. 통증 조절 여부 □ 예 □ 아니오 통증 조절 방법 ________

19 DNAR(Do Not Attempt Resuscitation) 여부(□ 예 □ 아니오)

20 이상의 내용을 토대로 승객의 항공기 탑승 여부 적합성

□ 적합 □ 부적합 '부적합'하다면 사유 ________

기타 의견(호송시 주의 사항 등)

____

동 양식은 ○○항공 의료진에 의해 검토되며, 필요 시 추가 정보 확인을 위해 주치의께 연락할 수 있으니 연락 가능한 연락처를 작성해 주시기 바라며, 모든 항목을 빠짐없이 정자로 작성 부탁드립니다.

주치의 성명 ________ 면허번호 ________ 전문과 ________

전화번호 ________ E-mail ________

작성일 ________ 병원명 및 직인 ________

출처: 대한항공 홈페이지 양식 재구성(https://www.koreanair.com)

※ 건강상태 서약서(Declaration of Indemnity)

<table>
<tr><td colspan="5">고객 인적사항</td></tr>
<tr><td>탑승일
Date</td><td colspan="4"></td></tr>
<tr><td>편명
FLT No.</td><td></td><td>목적지
Destination</td><td colspan="2"></td></tr>
<tr><td>성명
Name</td><td colspan="4"></td></tr>
<tr><td>연령
Age</td><td></td><td>성별
Gender</td><td>남
Male □</td><td>여
Female □</td></tr>
<tr><td>사유
Health description</td><td colspan="4"></td></tr>
<tr><td colspan="5">임신부 승객(해당자만 작성)</td></tr>
<tr><td>임신 주수 및 상태
Gestational age & Pregnancy</td><td>주
Weeks</td><td>일
Days</td><td>단태 □
Single</td><td>다태 □
Multiple</td></tr>
<tr><td colspan="5">* 37주(다태 임신 시 33주) 이상 임신부는 본인과 태아의 건강을 위해 탑승할 수 없습니다.
* 37 weeks(33 weeks for multiple pregnancy) or more, air travel is prohibited for safety reasons.</td></tr>
<tr><td colspan="5">현재 분만징후, 임신관련 합병증(예. 조기 망막 파열, 전치태반, 조기 진통 등)이 있을 경우 의사 소견서 제출 및 탑승 가능여부 확인이 필요하며, 안전한 항공여행에 적합하지 않을 경우 탑승이 불가합니다.
If you are experiencing sign of labor or complications (ex. Premature rupture of membrane, placenta previa, preterm labor, etc), you must present a medical certificate. Air travel is not advised if you are not safe to fly.</td></tr>
<tr><td>구급차 필요 여부
Preparing for an ambulance</td><td>본인 준비 완료 □
own preparation</td><td colspan="2">대리 신청 □
request ○○ Air to prepare</td><td>불요 □
Unnecessary</td></tr>
<tr><td colspan="3">구급차 대리 신청 시, 후면에 기재된 고지사항에 동의합니다.
In regards to ○○ Air's arrangement for ambulance service, I agree with the statement as set forth on the reverse side of this form.</td><td colspan="2">서명 Sign</td></tr>
</table>

본인은 본인(또는 위 승객)이 상기 항공편으로 여행하는 데 있어 항공운송 전, 항공운송 중 혹은 항공운송 후에 본인(또는 위 승객)의 건강 상태에 유해한 결과가 발생한다 하더라도 ○○항공 및 ○○항공의 직원, 보조자, 대리인에 대하여 일체의 책임을 묻지 않을 것입니다.

또한 본인(또는 위 승객)의 항공운송과 관련하여 발생하는 부수적 비용은 모두 본인이 부담할 것임을 확인하며, 이로 인하여 ○○항공 또는 제3자가 입은 일체의 손해를 배상할 것을 서약합니다.

I, the undersigned hereby, agree to fully indemnify and hold harmless ○○ Air its officers, directors, agents and employees from and against any and all liabilities, damages, clams, lawsults or judgments for any possible detrimental consequences on my (or the above passenger's) state of health which might occur before, during or after transportation by ○○ Air arising out of or in connection with traveling by above flight.

The undersigned agrees that the undersigned shall bear any and all additional expenses and costs arising out of or in connection with the undersigned's(or the above passenger's) transportation and shall assume full responsibility for all damages which might be caused to ○○ Air or any third party.

서약자:
Signed(passenger-parent-guardian)　　　서명
Sign

주소:
Address

연락처:
Phone number

* 현재 항공권 예약 발권 시 온라인상에서 위 서약서 제출로 변경

출처: 대한항공 홈페이지 양식 재구성(https://www.koreanair.com)

서약서

서약서는 환자 승객 또는 환자의 보호자가 작성하는 서류로, 비행 중 또는 비행 후 발생할 수 있는 문제에 항공사는 책임이 없으며 환자 승객이 주변 승객이나 항공사에 손해를 입힌 경우 전적으로 책임질 것을 서약하는 서류이다. 서약서는 보통 병약 승객 운송 신청서와 함께 제출한다. 단, 공항에 주재하는 의사에게 의료 검사를 받았거나 좌석 예약 시 병명을 설명하여 탑승 허가를 받았다면 서약서를 작성하지 않고 탑승이 가능한 경우도 있다.

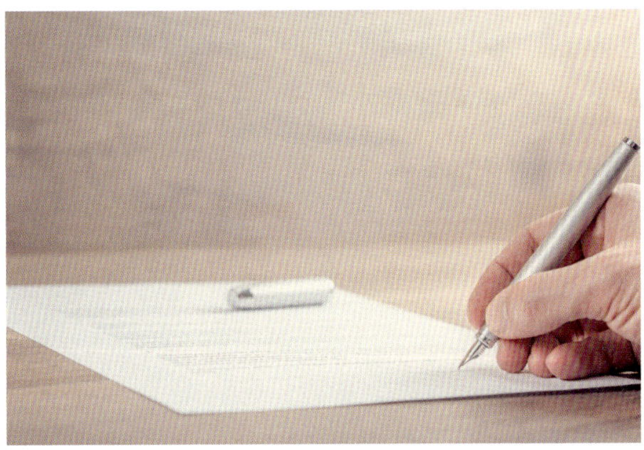

© Getty Images Bank

2) 항공사 지원품목과 탑재기준

(1) 간이침대(Stretcher) 지원서비스

항공사는 의학적 도움이 필요한 고객 중 앉은 자세에서 항공기 이용이 불가한 환자 승객에게 안전하고 편안한 항공 여행이 되도록 의료용 침대(Stretcher)를 제공한다. 이러한 승객들은 건강상태가 비교적 심각한 경우가 많으므로 항공 여행을 하기 전에 환자 상태를 확인하는 절차를 거쳐야 한다.

보통 항공사는 간이침대 지원서비스를 필요로 하는 여행자에게 예약 시 출발일을 기준으로 10일 이내에 전문의가 작성한 '병약 승객 운송 신청서'를 제출하도록 요구할 수 있다. 국제선은 항공기 출발 72시간 전(타 항공사의 여행이 포함된 경우에는 출발 7일 전), 국내선은 항공기 출발 48시간 이전에 간이침대 지원서비스를 예약해야 한다.

표 3.1 간이침대 지원서비스의 구간별 예약 시간

구간	예약 시간
국내선	(출발일 기준) 항공기 출발 48시간 전까지 예약
국제선	(출발일 기준) 항공기 출발 72시간 전까지 예약

간이침대를 이용하는 승객이 있는 경우, 해당 편수가 출발하기 전에 지상에서 정비사가 침대를 설치한다. 설치 시 일반석 좌석 6개를 사용하므로 일반석 기준으로 약 6배의 운임을 지불해야 한다. 하지만 B737 같은 소형기종에는 장착이 어려워 항공사별로 간이침대 설치가 불가한 경우가 있으므로, 이용하고자 하는 승객은 예약하기 전에 설치 가능 여부를 확인해야 한다. 또 간이침대를 이용하려면 최종 목적지까지 동반자 1인이 함께해야 한다. 환자 상태에 따라 의사나 간호사와 같은 의료인이 동반해야 하기도 한다.

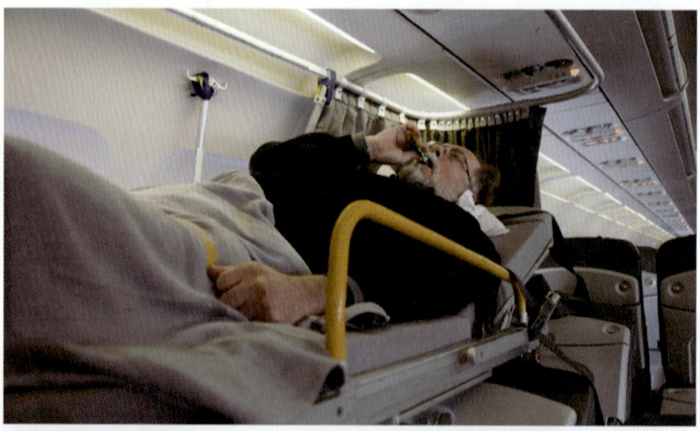

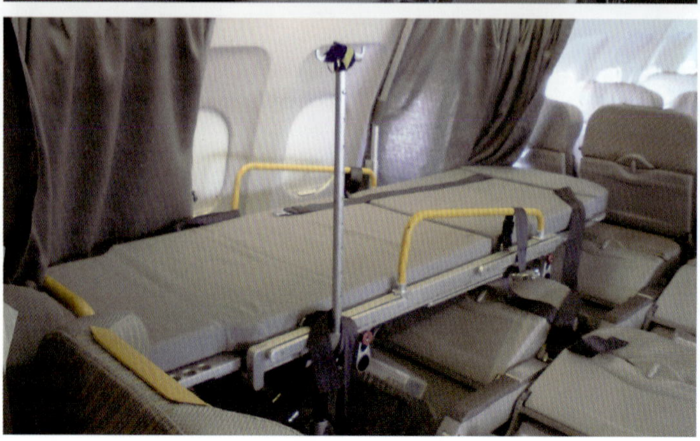

표 3.2 의료용 침대 운임 및 수하물 안내표(K 항공사)

구간	승객	운임	수하물
국내선	환자	정상운임의 6배 ☞ 단, 제주 출/도착 노선은 정상운임의 3배	무료 수하물 허용량의 6배
	동반자	동반 1인에 한하여 무료	무료 수하물 허용량 없음
국제선	환자	정상운임의 6배	무료 수하물 허용량의 6배
	동반자	일반운임	일반 승객의 무료 수하물

간이침대 이용 환자의 탑승 순서는 일반 승객보다 우선시된다. 제일 먼저 탑승해야 하고 들것에 누워 고정한 상태로 구급차를 통해 이동하고 Lift Car를 이용하여 항공기 앞의 오른쪽 Door(일반 승객은 보통 항공기 왼쪽 Door를 이용)로 탑승한다. 일반 승객이 탑승할 때는 간이침대를 커튼으로 가려 환자 상태를 노출하지 않는다.

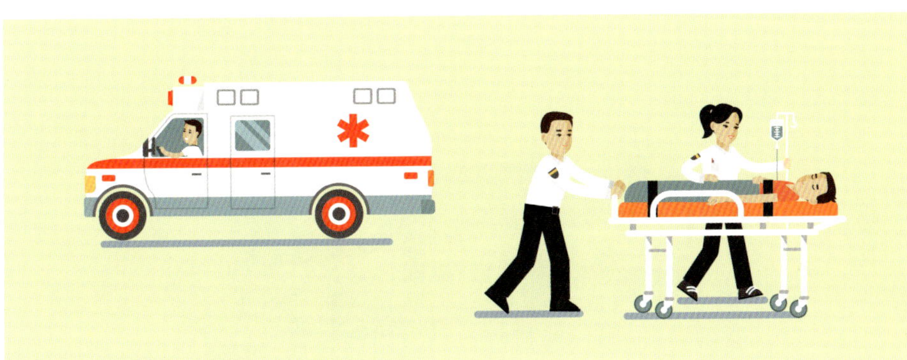

◎ 해당 편수에 간이침대 지원서비스 제공 시 승무원 역할

- 객실 승무원은 이착륙하기 전에 환자 승객이 좌석벨트로 확실히 고정되었는지 점검해야 한다.
- 항공기가 중간 경유지에 체류할 때도 환자가 기내 간이침대에서 대기할 수 있다. 하지만 해당 당국의 별도 지시가 있을 때는 그 지시에 따른다. 만약 기내의 간이침대에서 대기하는 승객이 있다면, 그 승객이 Step Car나 Bridge를 충분히 사용할 수 있도록 항공기 도어를 개방해 두어야 한다.

- 환자가 산소 지원서비스도 같이 이용할 경우, 산소통이 침대 하단 부위에 잘 고정되었는지 확인해야 한다. 산소통 교체가 필요한 경우 지정 보관 장소에서 산소통을 가져와 교체 작업을 도울 수 있다. 하지만 주사와 같은 의료행위는 수행할 수 없다.

(2) 의료용 산소장비 지원서비스

병약 승객의 상태에 따라 자가 호흡이 불가한 경우 승객은 항공사에 산소 지원서비스를 요청할 수 있다. 의료용 산소장비(Medical Oxygen Units)는 병약 승객의 상태에 따라 필요량을 계산하여 탑재되며, 항공기 기종에 따라 최대 5개까지 객실에 반입된다. 의료용 산소장비는 최소 2L/min ~ 최고 8L/min까지 사용이 가능하다.

환자 승객의 탑승 시 정해진 탑재량 외에 승객이 사용 중인 산소통 1개를 별도의 좌석 하단에 고정하여 탑재할 수 있으며, 환자가 하기한 이후에는 산소통을 화물칸으로 수송한다. 객실에 반입된 산소장비는 정해진 장소(Coatroom)에 보관해야

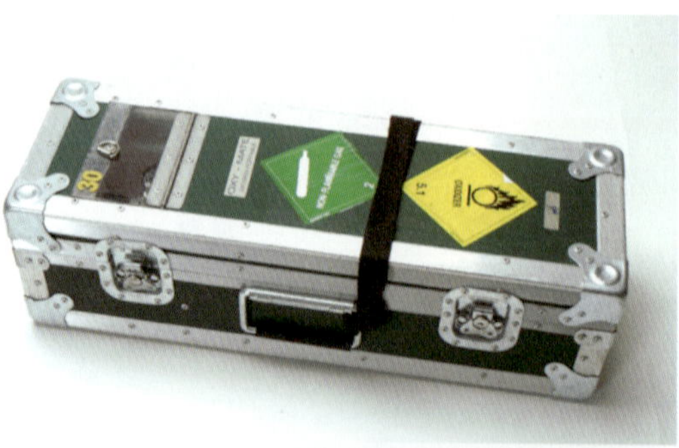

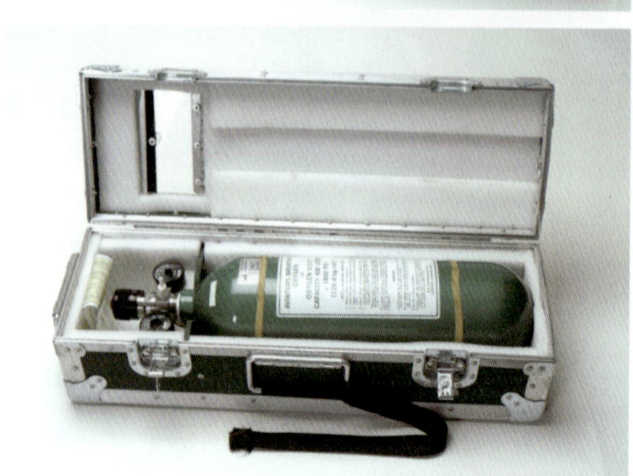

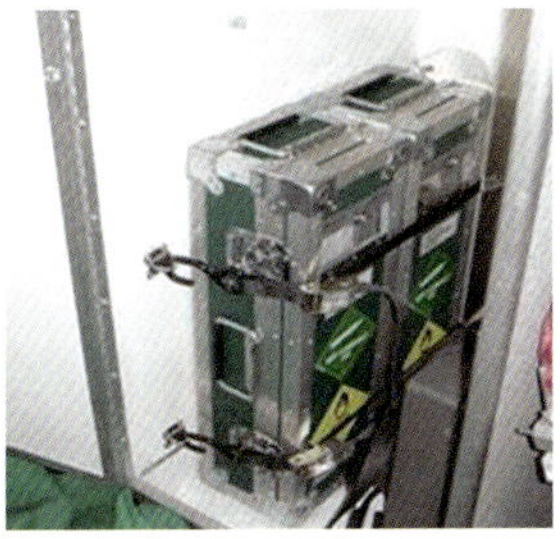

코트룸 내 보관상태

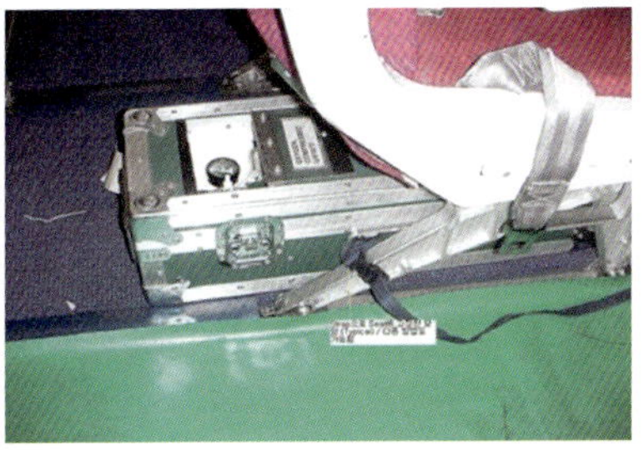

좌석 하단 고정상태

하며, 보관 시 코트룸 안에 장착된 고리와 산소장비에 부착된 끈으로 단단히 고정해야 한다.

병약 승객이 의료용 산소장비 제공을 요청할 경우 항공사는 산소통, 튜브, 마스크 등 일체의 장비를 제공해야 한다. 예외적으로 환자 승객이 소지한 구강/비강 마스크를 사용하기 원할 때는 해당 항공사가 준비한 산소통과 개인이 소지한 마스크가 호환 가능한지 확인한 후 사용을 허가할 수도 있다. 또 공항 지점장이나 담당 직원은 환자 승객이 구강마스크와 비강마스크 중 어느 것을 사용할 예정인지 사전에 파악하여 준비해야 한다.

이 서비스의 구간별 이용 비용은 편도 기준으로, 국제선은 1통당 100달러이고 국내선은 1통당 5만 원 정도이다. 이용 여부와 가격은 항공사별로 상이하다.

◎ 항공사에서 제공하는 기내 의료용 산소장비

- 심한 빈혈 환자, 최근 수술받은 환자, 심혈관계와 호흡기계 질환이 있는 승객이 이용할 수 있다.
- 주치의와 상담 후 산소 공급이 필요하다고 판단될 경우, 예약 시 '특수고객 운송 신청서'와 '항공 여행을 위한 의사 소견서'를 항공사에 제출한다.
- 기내 산소 공급은 항공사의 산소 보유량에 따라 예약이 조절되므로, 반드시 사전에 산소 제공 가능 여부를 확인해야 한다.
- 기내에서 사용할 보조호흡장비가 필요한 경우, 출발 48시간 전까지 예약센터로 연락해야 한다.

  ☞ 의사 소견서가 필요한 승객은 의료 도움 안내 페이지를 참고한다.

  ☞ 일부 비즈니스석은 추가 좌석 구매 후 이용 가능하다.

출처: 아시아나항공 홈페이지 내용 재구성(https://flyasiana.com)

산소장비 지원서비스

1. 산소장비 지원서비스로 제공되는 산소통

병약 승객이 사전 신청한 산소장비 지원서비스로 제공되는 산소통은 비상상황 시 사용되는 비상장비로 기내에 상시 탑재되는 PO_2 Bottle과 별개로 운용된다.

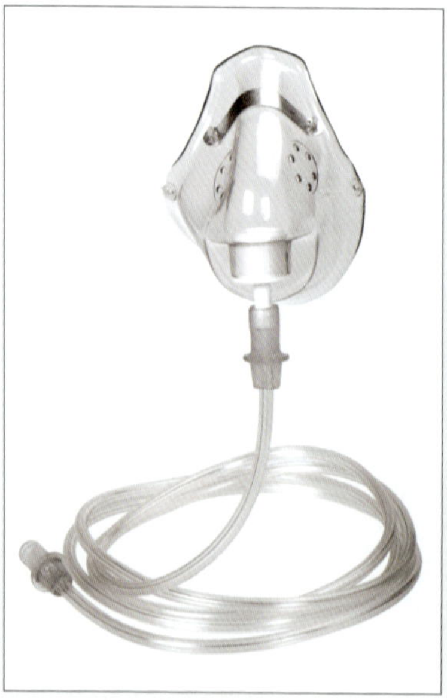
© Getty Images Bank

구강마스크

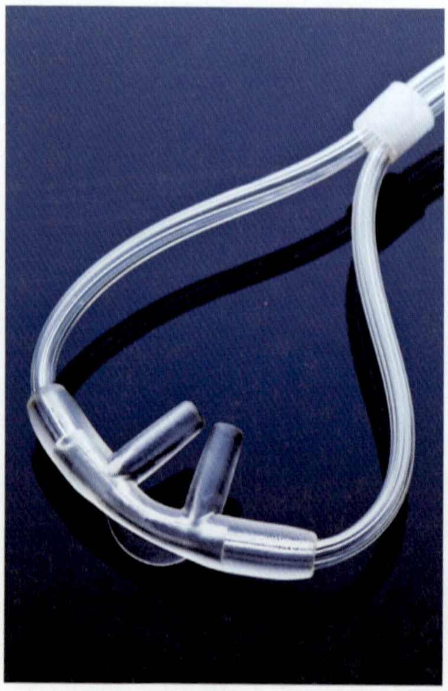
© Getty Images Bank

비강마스크

2. 해당 편수에 의료용 산소장비 지원서비스 제공 시 승무원 역할

탑승 전 사전점검

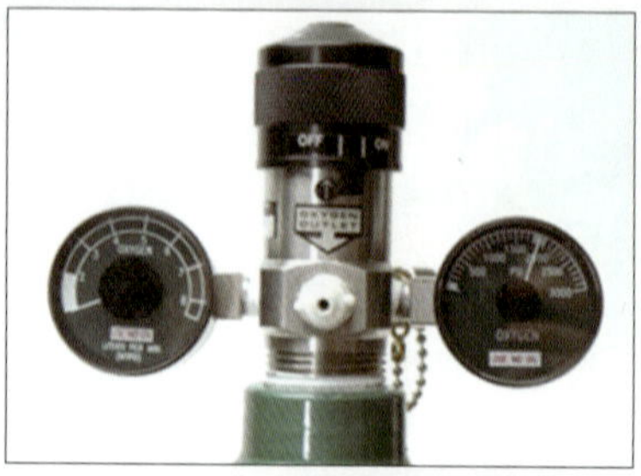

- 승객이 사전 요청한 의료용 산소장비의 개수를 파악하고 각각의 산소통에 마스크가 잘 연결되어 있는지 점검한다.
- 산소통의 잔여 눈금이 1800psi(Pounds Per Square Inch)인지 확인한다.

탑승 후 사용 방법 및 절차

- 보관장소에서 산소통을 가져온다.
- 산소통에 부착된 끈을 이용하여 앞 좌석 하단 부위에 단단히 고정한다.
- 산소통의 상단 덮개를 열고 검은 마개의 눈금이 OFF에 있는지 확인한다.
- 마스크를 꼬이지 않게 꺼낸 후, 검은 마개를 돌려 의사가 지시한 대로 필요한 만큼 양을 맞춘다. (숫자 2는 분당 2L의 산소가 나옴을 의미)
- 구강마스크는 코와 입을 완전히 덮어 환자 얼굴에 씌우고, 비강마스크는 두 개의 산소 튜브가 콧속으로 완전히 들어가도록 끼운 후 머리에 고정한다.
- 주기적으로 산소의 흐름을 관찰하고 산소통의 잔여 산소량이 50~100psi이면 산소통을 교체한다.
- 사용한 산소통은 검은 마개의 눈금을 OFF로 맞춰 잘 잠근다.
- 사용하지 않은 산소통은 지정된 보관장소에 보관한다.

주의사항

- 산소장비를 사용하는 곳 주변에서는 화기 사용을 금한다.
- 비상구 좌석 및 격막(Bulkhead) 좌석에는 산소를 사용하는 환자가 앉을 수 없다.
- 승객의 비상구 및 통로 보행에 방해가 되어서는 안 된다.

psi(Pounds Per Square Inch)

제곱인치당 파운드, 1제곱인치당 1파운드 힘이 가해질 때 압력 단위. 1psi는 SI단위계 기준으로 약 6895Pa에 해당한다. 타이어의 공기압을 나타내는 데 널리 사용된다. 참고로 자동차 타이어 psi는 평균 31~34 정도이다.

'산소통의 잔여 산소량이 50~100psi일 때 산소통을 교체하는' 이유는 무엇일까?

기내에서 객실 승무원은 환자 승객과 일반 승객 모두를 응대한다. 일반 기내 서비스를 제공하는 중 산소통의 산소가 거의 소진될 때에 맞춰 산소통을 교체하는 것이 쉽지 않으므로 산소의 공급이 끊기지 않도록 산소가 일부 남아 있을 때 산소통을 교체한다.

'산소장비를 사용하는 곳 주변에서 화기 사용을 금하는' 이유는 무엇일까?

의료용 산소장비 내 산소는 높은 압력으로 팽팽해진 상태이다. 그러므로 높은 압력의 산소가 화기 근처에 있다면 기내 화재 발생 시 화염 전파 속도가 더 빠를 수 있으므로 주변의 산소통을 빨리 옮겨야 한다.

(3) 휠체어 지원서비스

항공사는 장애, 질병, 고령 등 신체, 건강상의 이유로 거동이 불편한 고객에게 휠체어 서비스를 제공한다. 탑승 전담 직원이 탑승 수속 시부터 보조하며 목적지 공항에 도착 후, 터미널 내 도착지까지 이동을 돕는다. 하지만 터미널을 벗어난 지역과 개인적인 용무의 이동 시에는 도움을 제공하지 않는다.

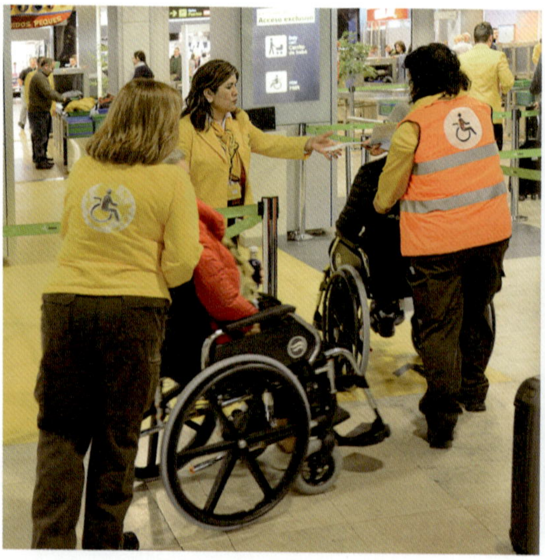

© Getty Images Bank

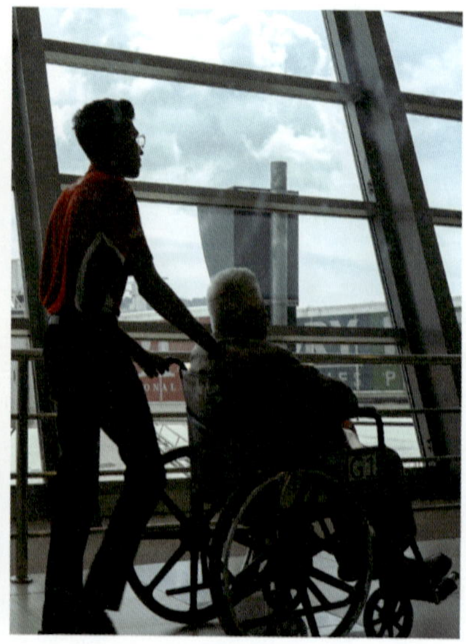

Ko Aun Lee / Shutterstock.com

휠체어 서비스는 여행 당일 공항에서 신청해도 이용할 수는 있지만, 사전 신청하는 고객에게 우선적으로 제공되어 현장 신청자에게는 서비스 제공이 지연될 수 있으니 사전 신청을 하는 것이 안전하다.

기내에서 이동 시 휠체어가 필요한 승객은 사전 예약을 통해 기내 전용 휠체어를 신청할 수 있다. 탑승구까지 본인의 휠체어나 항공사가 제공한 휠체어를 이용하여 이동하고, 항공기 탑승 시 기내 휠체어로 바꾸어 탑승한다. 항공사가 제공하는 휠체어가 아닌 본인의 휠체어로 항공기 탑승구까지 이동하는 경우에도 고객이 요청하는 경우 항공사 직원의 도움을 받을 수 있다.

항공사에 따라 고객이 이용하는 휠체어의 크기가 122(폭)×84(높이)cm를 초과하는 경우 소형기종(B737 등)에는 탑재가 불가할 수 있으므로 항공사 서비스센터에 사전 문의해야 한다. 또 환자의 개인 휠체어가 전동 휠체어이면 배터리 분리 등의 조치가 필요하므로 사전 예약 시 항공사에 고지해야 한다.

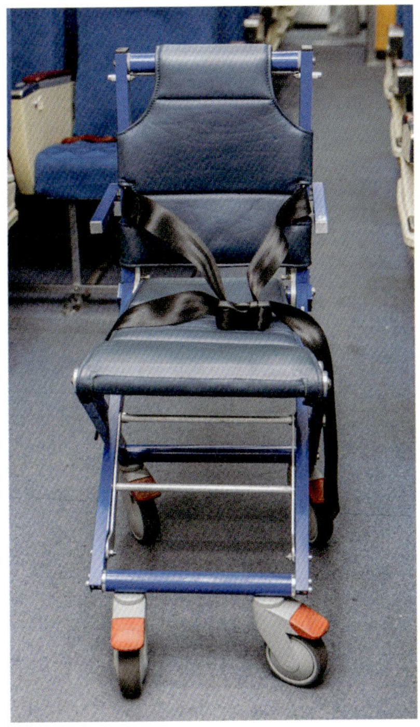

기내 탑재 휠체어

장애인용 휠체어인 경우 접이형으로, 기내에 도어가 장착된 코트룸이 있고 그 내부 공간이 충분히 확보되는 경우에 한하여 기내 보관이 가능하다. 이 경우 운송 직원과 승무원은 충분한 공간 확보를 사전에 검토해야 하며, 그 밖의 경우에는 일반 화물로 처리한다. 단, 미국 출/도착편에 한하여 승객 요청 시 최소 1개 휠체어는 코트룸에 보관하며 2개째부터는 일반 화물로 탁송할 수 있다.

기내 탑재 휠체어(On-board Wheelchair) 사용법

❶ 기내 정해진 위치에서 휠체어를 꺼낸다.

- 객실 브리핑 시 탑재 위치를 확인한다.
- 담당 승무원이 비행 전 지상에서 탑재 유무를 확인한다.

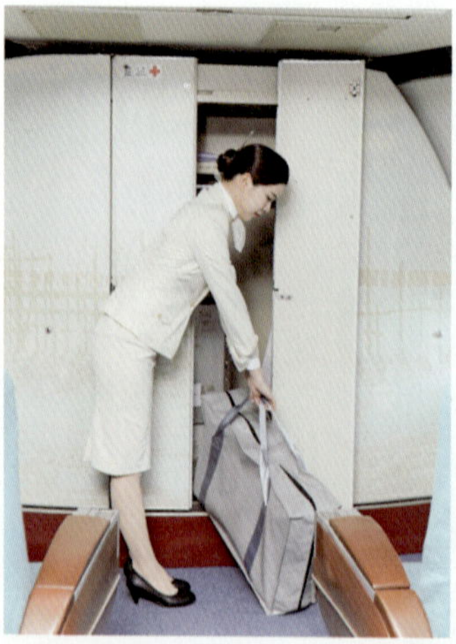

❷ 휠체어를 꺼내 휠체어 모양으로 만든다.

- 커버를 벗겨 코트룸 내에 보관한다.
- 등받침 부분과 의자 부분 사이의 끈을 잡아당겨 휠체어 모양을 만든다.

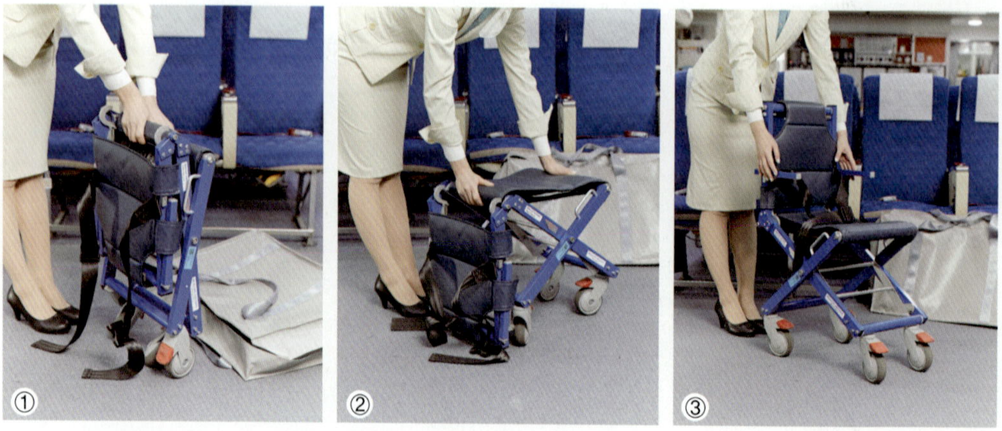

❸ **승객의 휠체어 이동을 돕는다.**

- 고정장치를 눌러 바퀴를 움직이지 않게 고정시킨다.
- 휠체어를 승객 바로 옆에 두어 승객이 편하게 옮겨 앉은 후 팔걸이를 내리고 벨트를 착용하도록 돕는다.

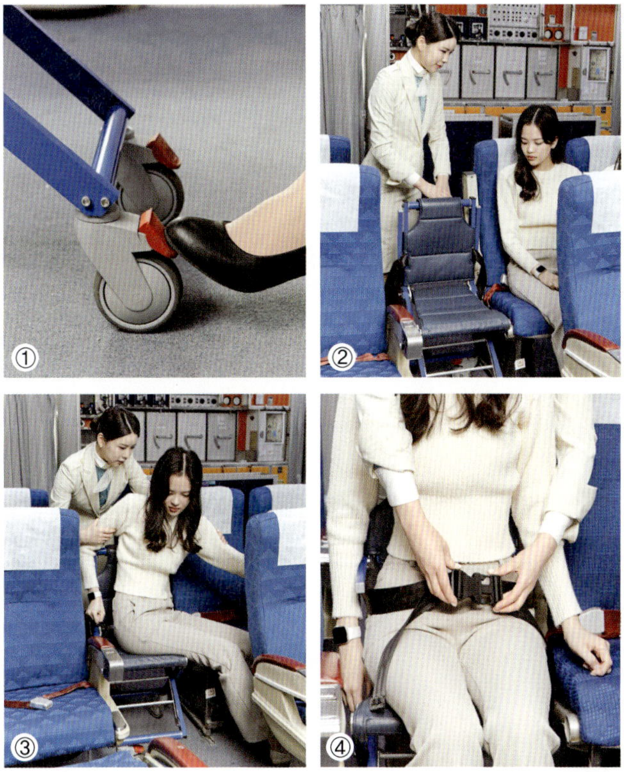

❹ **바퀴 고정장치를 풀고 역방향으로 이동한다.**

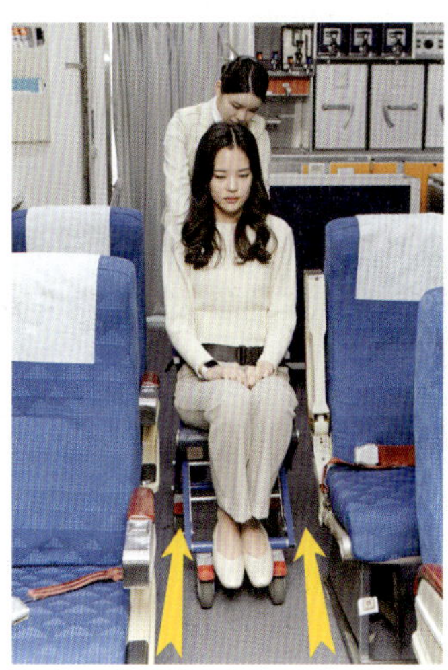

(4) 임신부 서비스

임신부는 장애인으로 간주하지 않지만 의학적 허가가 필요한 경우도 있다.

임신 32주 미만

32주 미만 임신부는 어떠한 제한 없이 자유롭게 항공 여행을 할 수 있다. 단, 임신성 고혈압, 당뇨 등 합병증이 있는 임신부는 탑승 수속 시 의사 진단서 및 건강상태 서약서를 제출해야 한다. 의사의 진단서는 탑승 시점을 기준으로 72시간 이전에 발급받은 것만 유효하다.

임신 32주 이상

32~36주 임신부의 경우 탑승 수속 시 건강상태 서약서를 제출해야 한다. 그리고 37주 이상(다태 임신 시 33주 이상) 임신부는 기내 출산의 위험이 있어 임신부와 태아의 건강을 위해 항공기 탑승이 불가하다. 이는 국제항공운송협회의 임신부 탑승 가이드라인(IATA Medical Guideline)에 의거한 기준이다.

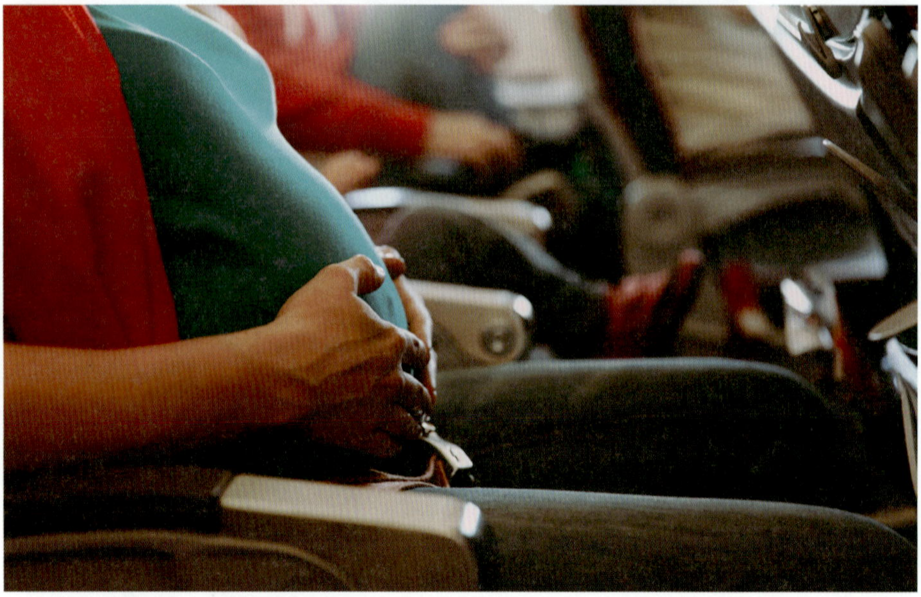

표 3.3 항공사 임신 기간별 항공 여행 안내(K 항공사)

구분	안내
임신 32주 미만	제한 없이 자유롭게 여행할 수 있다. ☞ 임신성 고혈압, 당뇨 등 합병증이 있는 임신부는 탑승 수속 시 의사 진단서 및 건강상태 서약서 제출 필요
임신 32~36주	탑승 수속 시 건강상태 서약서를 제출해야 한다. ☞ 건강상태 서약서는 홈페이지 로그인 후 전자 양식 작성
임신 37주 이상 (다태 임신 33주 이상)	임신부와 태아의 건강을 위해 탑승할 수 없다. ☞ 다태 임신은 국제항공운송협회의 임신부 탑승 가이드라인(IATA Medical Manual Guideline)에 따라 단태 임신과 다른 탑승 기준이 적용된다.
유의사항 '도움이 필요한 승객'을 위한 카운터가 있는 공항에서는 해당 카운터에서 탑승 수속을 진행할 수 있다. 또 항공기 탑승 시 우선 탑승할 수 있다.	

3) 승객 소유 보조호흡장비

승객이 건강상의 이유로 기내에서 본인 소유의 보조호흡장비를 사용하고자 하는 경우, 항공사는 기내에서 사용 가능한 휴대용 산소발생기(Portable Oxygen Concentrator, POC)에 한하여 사용을 허가할 수 있다. 기내에서 사용 가능한 모델은 각 항공사 홈페이지에서 볼 수 있으며, 미국 연방항공청(FAA) 라벨 또는 해당 국가의 요구조건을 충족하는 테스트 결과를 입증하는 라벨이 부착되어 있어야만 한다.

보조호흡장비 사용 승객은 출발 48시간 전까지 해당 항공사의 사전 확인 절차를 거쳐야 하며, 장비 사용 시 기내 전원을 사용할 수 없으므로 건식 배터리 유형만 사용 가능하다. 기내 충전이 불가하므로 총 비행시간의 150% 이상에 해당하는 충분한 양의 배터리를 준비해야 한다. 또 휴대용 산소발생기(POC)를 사용하는 승객은 예약 접수 시 항공사에 의사 소견서를 제출해야 한다.

미국 연방항공청(Federal Aviation Administration, FAA)

워싱턴 D.C에 위치한 미국 교통부 산하기관으로 항공교통, 항공안전, 법률/규정, 상업우주수송 등 항공과 관련된 총체적인 업무를 담당한다. 국제민간항공기구(ICAO), 국제항공운송협회(IATA)와 더불어 항공 관련 행정기관의 하나이다. (http://www.faa.gov)

※ 항공 운송을 위한 의사 소견서(Physician's Statement)

PHYSICIAN'S STATEMENT for Portable Oxygen Concentrator (POC) use during ○○ Flight.

이동식 산소 발생기(POC)는 미연방항공규정(14 CFR Part382)에 의거하여 기내 사용이 허용됩니다. 이동식 산소 발생기(POC) 관련 아래 표의 안내를 참고하시기 바랍니다.

PHYSICIAN'S STATEMENT	**예약된 항공기 출발 최소 48시간 전 ○○항공 서비스센터로 접수가 필요합니다.** 작성된 서식은 항공여행 중 소지하시고 직원의 요청 시 제시하여 주십시오. 만약, 건강상태에 변화가 있거나 POC의 사용상에 변경사항이 있는 경우에는 주치의에 의해 재작성이 필요합니다.
이동식 산소 발생기 (POC)	**미연방항공규정(14 CFR Part121)**에 명시된 미연방항공청(FAA)의 승인 기준을 충족하는 기기에 한하여 비행 중 사용이 허용되며, FAA 승인된 모델명은 당사 홈페이지에서 확인 가능합니다. 기기의 정상 작동 및 배터리 준비 등에 문제가 있는 경우, 이에 대한 책임은 승객에게 있으며 배터리를 포함한 기기는 기내 휴대 수하물로 탑재되고 위탁 수하물로는 처리가 불가합니다. (이동식 산소 발생기와 배터리는 규정된 휴대 수하물 무게 및 개수에서 제외됨)
배터리	최대 비행 시간의 150% 이상 사용 가능하도록 준비되어야 하며, 외부 손상이나 전기 합선으로부터 보호될 수 있도록 별도 포장하여 보관합니다.

※ 아래는 승객의 주치의에 의해 작성되어야 합니다.
기내 기압은 지상 8000ft의 기압과 비슷하여 지상 대비 산소 분포가 25~30% 낮음을 참고하여 작성 바랍니다.

승객 성명 : ____________ 생년월일 : ____________ 성별 : 남 / 여

건강상태

1. **진단명 :** ____________ **발병일 :** ____________
2. **본인은 상기 승객을 진료하고 있으며, 승객의 현재 건강상태는 항공여행이 가능합니다** □ 예 □ 아니오
3. **최근 1개월 내 건강상태 악화 유무** □ 유 □ 무
   만약 '예'라면, 구체적으로 기재 : ____________
4. **POC 외 항공여행을 위해 소지해야 하는 의료장비 유무** □ 유 □ 무
   만약 '예'라면, 구체적으로 기재 : ____________

이동식 산소 발생기(Portable Oxygen Concentrator, POC) 사용

1. 현재 지상에서 사용 유무 □ 유, ______년간 □ 무
   만약 사용한다면, □ Continuous □ Intermittent, ______(LPM/Pulse)
2. 이전 항공여행 중 사용 경험 유무 □ 유, ______년간 □ 무
   만약 있다면, 문제 또는 증상 악화가 발생한 적이 있습니까? ____________
3. 사용자가 기기의 소리/빛 등의 경고에 반응하여 적절한 조치를 취할 수 있습니까? □ 예 □ 아니오
   만약 불가능하다면, 승객은 경고 반응에 적절한 조치가 가능한 보호자를 동반하여야 합니다.
4. 항공여행 시 사용 계획
   – **POC Model :** ____________
   – **POC Setting** □ Pulse Flow Mode, ______setting □ Continuous Flow Mode, ______LPM
   – **POC 사용 :** 기내 □ Continuous □ Intermittent / **지상** □ Continuous □ Intermittent

주치의 성명 : ____________ 소속 : ____________
전화번호 : ____________ E–mail : ____________
작성일 : ____________ 주치의 서명 : ____________

출처: 대한항공 홈페이지 양식 재구성(https://www.koreanair.com)

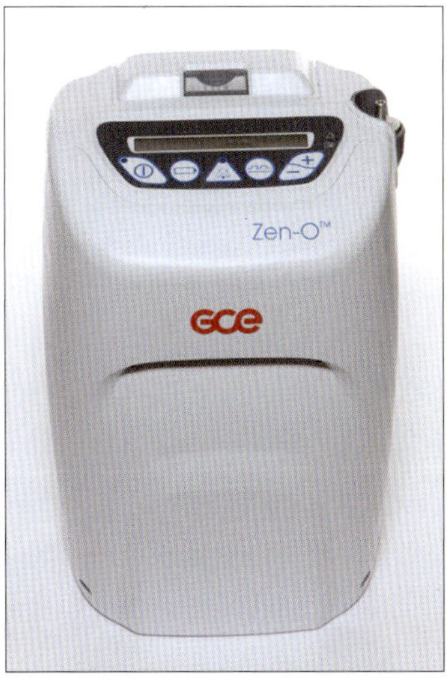

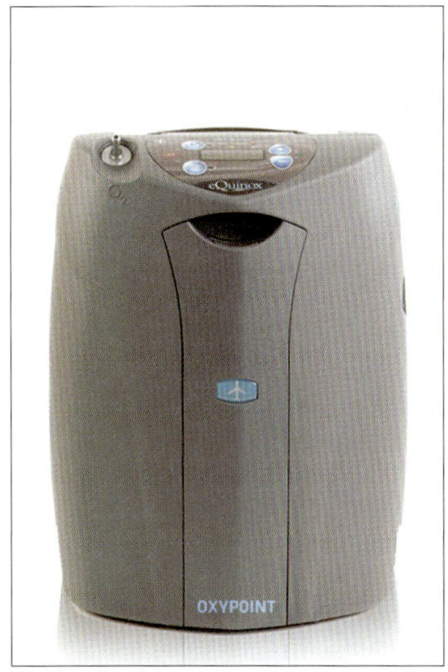

표 3.4 **휴대용 산소발생기 모델(2019)**

휴대용 산소발생기(POC) 모델명 – 총 24종	
AirSep Focus	Respironics EverGo
AirSep FreeStyle	Respironics SimplyGo
AirSep FreeStyle 5	International Biophysics LifeChoice
AirSep LifeStyle	Invacare XPO_2
Delphi RS–00400	Invacare Solo2
DeVilbiss Healthcare iGo	Oxlife Independence Oxygen
Inogen One	Oxus RS–00400 Concentrator
Inogen One G2	Precision Medical EasyPulse
Inogen One G3	SeQual Eclipse
Inova Labs LifeChoice	SeQual SAROS
Inova Labs LifeChoice Activox	SeQual eQuinox Oxygen System(model 4000)
VBOX Trooper	SeQual Oxywell Oxygen System(model 4000)

출처: 대한항공 홈페이지(https://www.koreanair.com)

3. 기내 탑재 응급의료장비

고정익 항공기를 위한 운항기술 기준(Flight Safety Regulations for Aeroplanes)

7.1.14.13 구급, 감염예방 및 비상의료용구(First Aid , Universal Precaution and Emergency Medical Kit)

모든 항공기에는 항공안전법 시행규칙 제110조에 따라 **구급의료용품(First Aid Kit), 감염예방 의료용구(Universal Precaution Kit)** 및 **비상의료용구(Emergency Medical Kit)**를 탑재해야 한다. 다만, 비행거리가 2시간을 초과하고 승객 좌석 수가 100석을 초과하는 항공기의 경우에는 전문의 또는 비행 중 응급처치 자격을 갖춘 사람이 사용할 수 있는 비상의료용구를 1조 이상 탑재해야 한다.

[시행 2019.5.15] [국토교통부고시 제2019-246호, 2019.5.15, 일부 개정]

1) 기내 의료기기의 탑재기준

항공안전법 시행규칙[시행 2019.9.23] 제110조 관련[별표 15] 내용에는 '항공기에 장비해야 할 구급용구 등 (제110조 관련)'의 제목으로 항공기 안에 갖춰야 하는 장비의 기준이 자세하게 명기되어 있다.

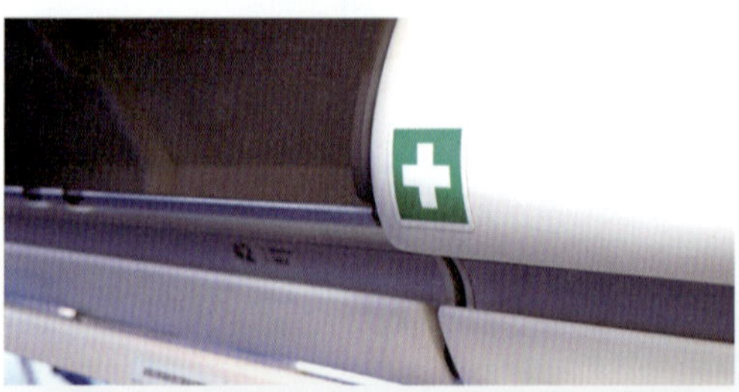

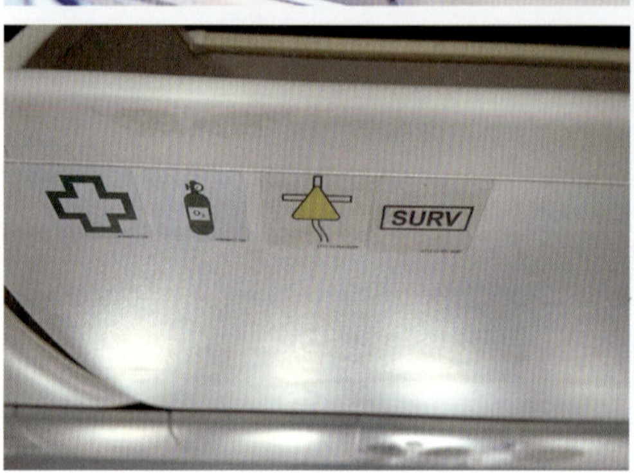

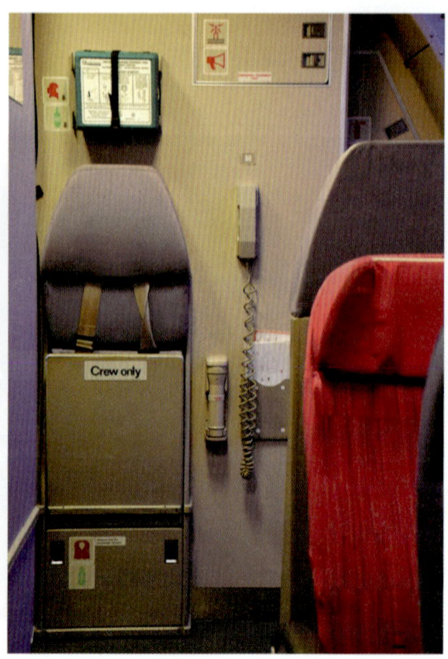

Rustiyani Astuti / iStock / Getty Images Plus

※ 항공기 내 응급의료 장비의 탑재 위치

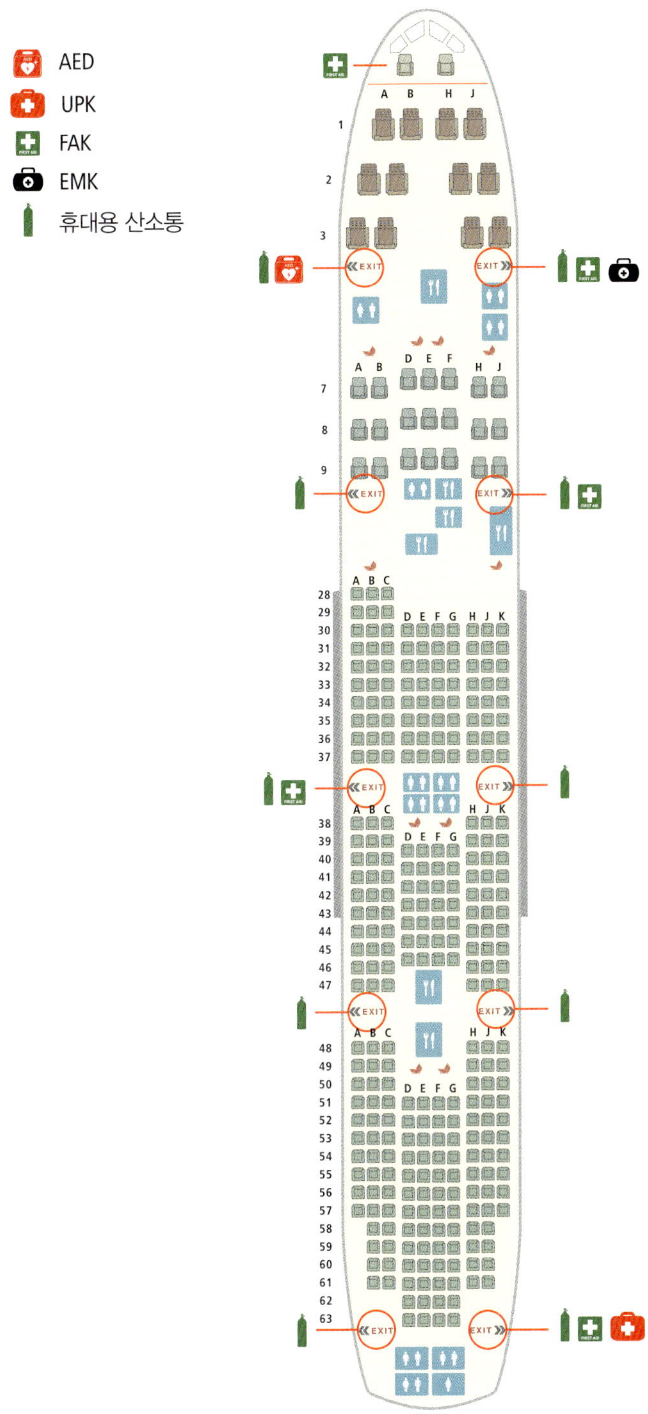

각 항공사는 이러한 국내 기준과 국제민간항공기구(ICAO), 미국 연방항공청(FAA) 등의 법적 국제 기준을 충족하는 의약품과 소모품 외에 여러 의료분야의 전문가에게 자문받은 의약품을 추가하여 탑재하고 있다.

기내 의료기기의 경우 기내의 정해진 위치에 탑재되어야 하며(항공기 도해도에서 수량 및 위치 확인 가능), 담당 승무원은 비행 전 안전 업무 수행 시 기내 의료기기의 점검요령에 맞춰 상태와 수량을 확인해야 한다. 기내 의료기기는 아래와 같이 크게 3가지 특징으로 구성된다.

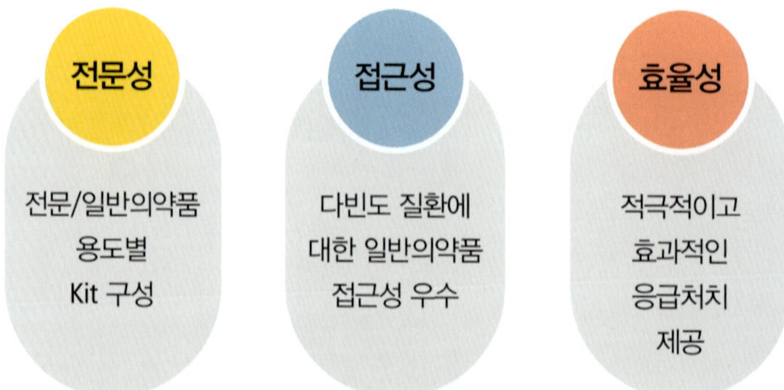
전문성
전문/일반의약품
용도별
Kit 구성
접근성
다빈도 질환에
대한 일반의약품
접근성 우수
효율성
적극적이고
효과적인
응급처치
제공

2) 구급의료용품(First Aid Kit, FAK)

◎ FAK(First Aid Kit) 점검요령

- 정위치
- Seal 상태

FAK는 비행 중 응급상황에 처한 승객의 사고 및 질병을 응급처치하기 위해 기내에 탑재하는 키트이다. 의사의 처방 없이 사용 가능하며 반드시 기내에 탑재하도록 항공법에 규정되어 있다.

기내에 탑재해야 하는 FAK의 개수는 항공기 좌석 수가 기준이 되며 FAK의 Seal이 뜯겨 있는 경우에도 구성품 중 법에 명기된 탑재 항목과 수량을 충족한다면 하나의 키트로 간주한다. 예를 들어 FAK의 거즈 롤 붕대의 법적 수량이 2개인데 키트 안의 구성품 3개 중 1개만 사용한 경우, 법적 수량인 2개를 충족하므로 FAK를 하나의 완전한 키트로 간주한다. FAK 내 의약품의 종류와 수량은 사용 빈도에 따라 변경될 수 있다.

FAK는 주로 외상 및 화상 환자나 빈번히 발생하는 가벼운 질환에 즉각적인 응급처치를 할 수 있는 의료 소모품 및 의약품으로 구성하며, 품목은 항공법에서 정한 법적 항목과 수량을 기준으로 각 항공사마다 항공의료 전문의의 자문을 얻어 구성한다. 보통 법적 수량보다 많은 양과 개수로 여유분을 구성하여 내용품을 사용하더라도 다음 편수 항공기에서 재사용 가능하도록 한다.

표 3.5 항공안전법 시행규칙[시행 2019.9.23] 제110조 관련[별표 15] 5.1) 구급의료용품의 수량

승객 좌석 수	구급의료용품 수
0~100석	1조
101~200석	2조
201~300석	3조
301~400석	4조
401~500석	5조
501석 이상	6조

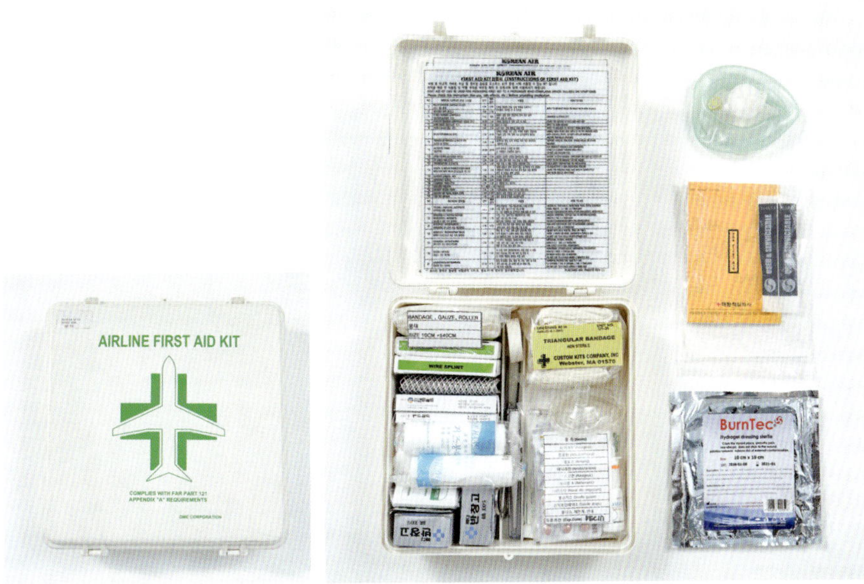

FAK 구성용품과 사용법

FAK 구성용품

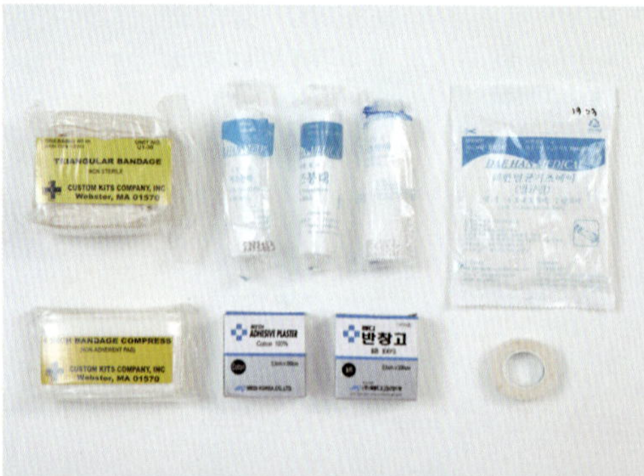

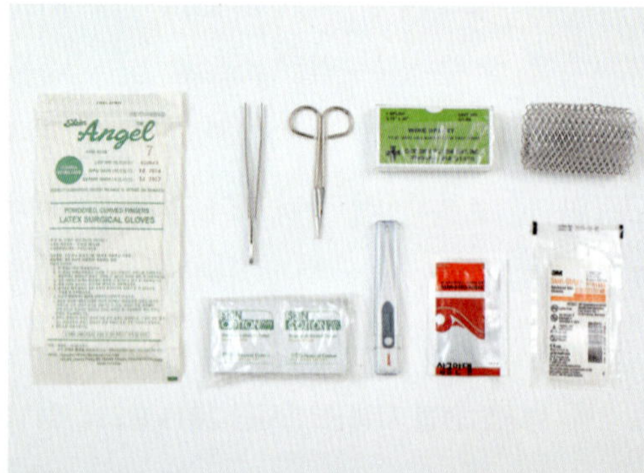

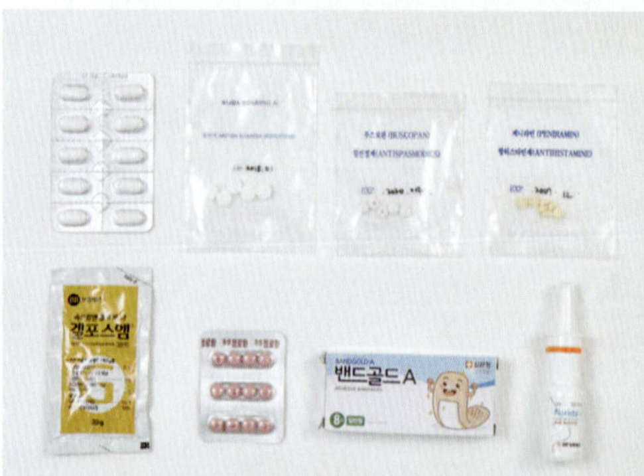

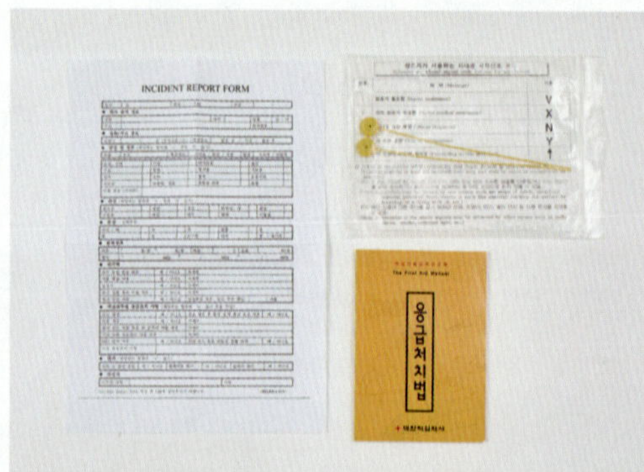

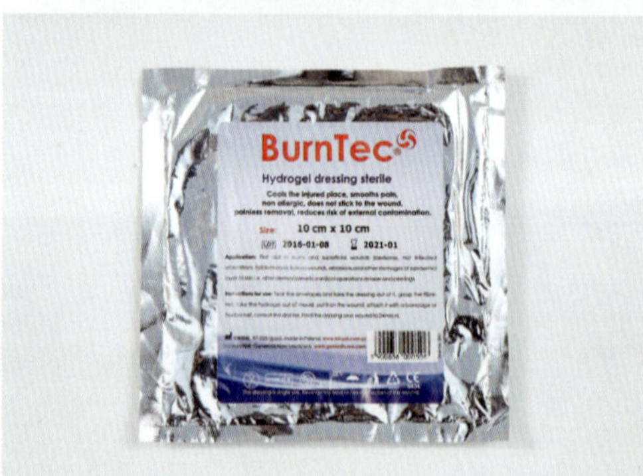

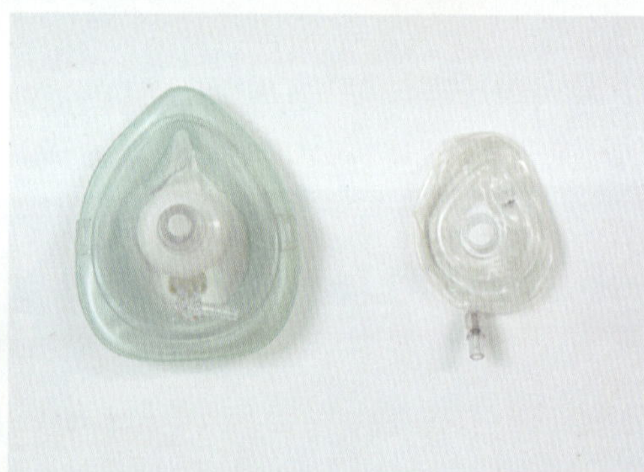

FAK 구성용품과 사용법

물품 목록(의료 소모품)	사용법
거즈 롤 붕대	가벼운 외상 시 사용한다. 상처 부위를 감싸거나 멸균 압박용/지혈용 거즈, 부목을 대고 감아 준다.
화상용 치료 거즈	화상 시 사용한다.
멸균 압박용/지혈용 거즈	출혈이 심할 경우 출혈 부위 압박 혹은 상처 부위 소독 후 사용한다.
멸균거즈	상처를 보호하고 감염을 예방하기 위해 사용한다.
부목	접힌 부목을 펴서 골절 부위 밑에 대고 삼각건이나 붕대로 감아 준다.
일회용 밴드	가벼운 찰과상 등에 소독솜을 사용하여 소독 후 사용한다.
삼각건과 안전핀	골절이나 염좌, 상처 부위를 지지 혹은 보호하기 위해 사용한다.
멸균면봉	상처 부위를 소독할 때 사용하며 눈 주위에는 사용하지 않는다.
반창고	상처 부위를 감싸거나 멸균 압박용/지혈용 거즈, 부목을 댄 후 감는다.
상처 봉합용 테이프	봉합이 필요한 상처에 임시로 사용한다.
안대	눈 주위 상처 혹은 손상 발생 시 사용한다.
전자체온계	체온 측정 시 액와 부위를 이용하여 측정한다.
인공호흡용 마스크	인공호흡을 위한 마스크로 승객의 입과 코를 막은 후 호흡을 불어넣는다.
수술용 접착테이프	외상이나 수술 부위를 무균적으로 고정하기 위해 사용한다.
일회용 의료장갑	외상 처치와 오염 방지를 위해 처치자가 사용한다.
손 세정제 또는 물수건	외상 처치자의 손 세정과 소독을 위해 사용한다.
가위	거즈나 반창고 등을 자를 때 사용한다.
핀셋	거즈류를 집는 데 사용한다.
사용설명서(국/영문)	구급의료용품의 사용법을 안내한다.
응급처치 요령	외상 및 기본적 응급처치 요령을 제공한다.
생존자 사용 지대공 시각 신호 코드	조난 및 응급 시 생존자가 시각 신호(빛, 연기 등)를 사용하여 통신이 가능하도록 한다.
구급의료용품 사용 시 보고 서식	구급의료용품 사용 시 서식에 따라 보고서를 작성한다.
타이레놀 또는 기타 해열제	해열, 진통제로 두통, 치통, 생리통, 근육통 감기에 사용한다. 감기약과 함께 복용 시에는 주의한다.
보니링A 또는 기타 멀미약	구토, 멀미의 발생이나 예방을 목적으로 사용한다. 중추신경을 억제하는 약과는 함께 사용하지 않는다.
나리스타S 또는 기타 점비액	비행 중 코막힘, 귀의 통증 발생 시 사용한다.
페니라민 또는 항히스타민제	두드러기, 가려움증, 알레르기성 비염 발생 시 사용한다. 복용 후 진정되나 졸릴 수 있다.
알마겔 또는 제산제	속 쓰림, 위산, 위통 발생 시 사용한다.
정로환 또는 지사제	정장 지사제로 설사, 묽은 변, 구토, 체한 경우 사용한다.

자세한 개수와 법적 필수 수량은 각 키트 외면에 부착된 내용품 목록에서 확인할 수 있으며, 사용설명서상의 주의사항을 숙독한 후에 약품을 제공해야 한다. FAK는 법적 품목 Package를 별도로 구성하여 법적 품목 미사용 시와 사용 시에 따라 사용 후 Sealing 등 절차가 다르므로 비행 전에 관련 규정을 숙지해야 한다.

표 3.6 FAK 사용 Package별 사용절차(K 항공사)

사용 Package 구분	사용절차
법적 품목 미사용 시	• Used & Serviceable Sticker 부착 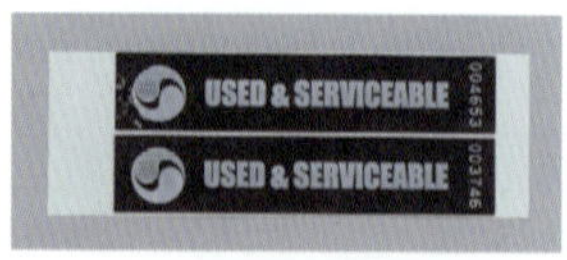 • IRF(Incident Report Form) 작성/지입 • Yellow-seal Sealing 및 Cabin Log 기록 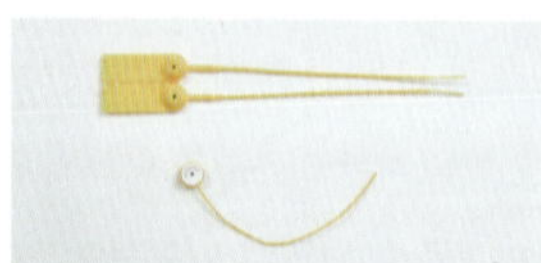
법적 품목 사용 시	• IRF(Incident Report Form) 작성/지입 • Yellow-seal Sealing 및 Cabin Log 기록 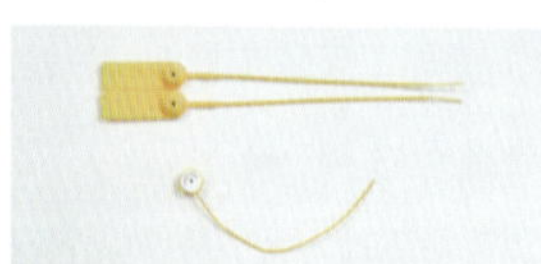

◎ 승무원 FAK 사용기준 및 주의사항

- 비행 전 장비 점검 시 키트의 Seal 상태를 확인한다.
  ☞ 모기지 출발 항공편은 Seal 상태, 모기지 외 출발 항공편은 Seal 상태 혹은 재사용 가능 Sticker Seal 상태를 확인한다.
- Seal 상태가 불량할 경우 객실 사무장은 기장에게 보고하여 바로 조치를 받는다.
- FAK는 법적 필수 탑재 수량을 충족하지 않으면 항공기 운항에 영향을 줄 수 있는 장비이므로 사용 전에 반드시 기장의 허락을 받는다.
- FAK 사용 후 쓰지 않은 의약품과 의료 소모품은 키트 안에 반드시 넣어 원래 위치에 보관한다.

- 사용 Package 구분에 따라 법적 품목 Package를 사용한 경우, 사용 후 키트 안에 들어 있는 Incident Report Form을 작성한 후 키트 안에 다시 넣고 사무장은 재사용/교체 여부를 판단하기 위해 객실일지(Cabin Log, CL)에 사용 여부를 기록한다.

FAK 안에 있는 Face Mask

갑작스럽게 발생할 수 있는 인명구조 상황에 즉각적으로 사용 가능하도록 각 FAK에는 1개의 인공호흡용 Face Mask가 들어 있다. 언제 어디서 발생할지 모르는 CPR 상황에서 EMK 안에 들어 있는 Bag Valve Mask가 전달되기까지 시간이 지체되는 것을 방지하기 위해 객실 여러 곳에 분산 배치되어 있는 FAK 안에 Face Mask를 탑재하고 있다.

Face Mask 사용법

Face Mask는 납작한 상태로 탑재된 Face Mask를 입체적으로 펼친 후 마우스 밸브를 끼워 사용한다. 일방향(One Way) 방식의 이 밸브는 승무원의 호흡이 환자 방향으로 전달되지만, 환자의 호흡은 승무원 방향으로 전달되지 않도록 제작되어 감염 위험으로부터 승무원을 보호한다.

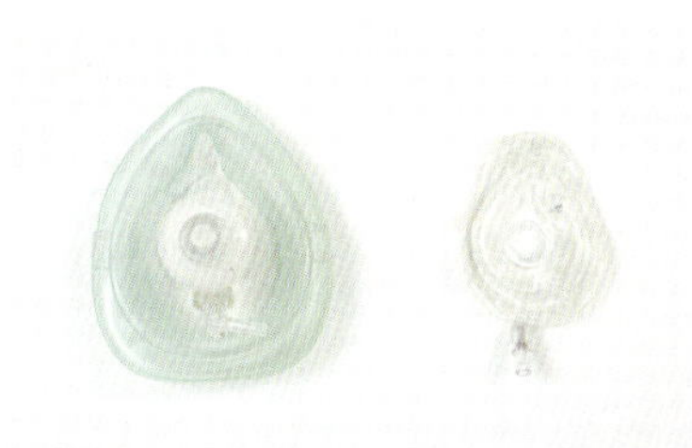

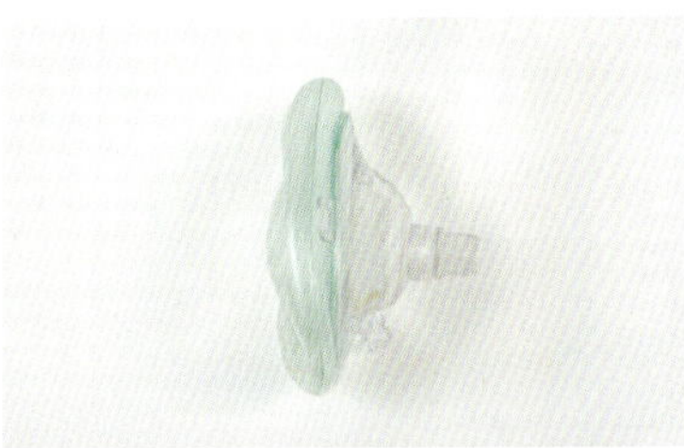

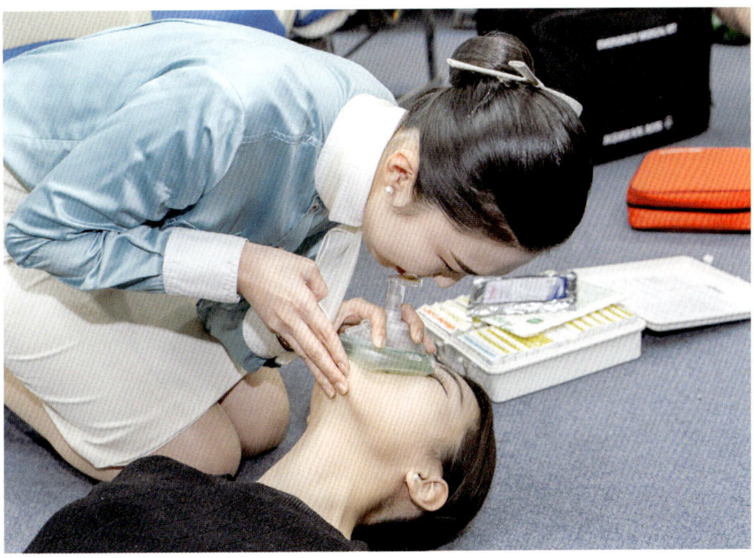

3) 감염예방 의료용구(Universal Precaution Kit, UPK)

모든 항공기에는 UPK를 탑재해야 한다. 사용 목적은 응급환자를 처치하는 과정에서 환자의 체액(혈액 포함)을 직접 접촉함으로써 발생할 수 있는 오염 가능성을 줄이고 위생적으로 처리하는 것이다. 또 그런 과정에서 발생한 오염된 의료용품을 안전하게 폐기하기 위해 사용한다.

UPK는 250석 미만 기종에 총 3개, 250석 이상 기종에는 총 4개가 탑재되며(K 항공사 기준) EMK Outer Pack 내 2개, AED 탑재 위치에 1~2개가 탑재된다.

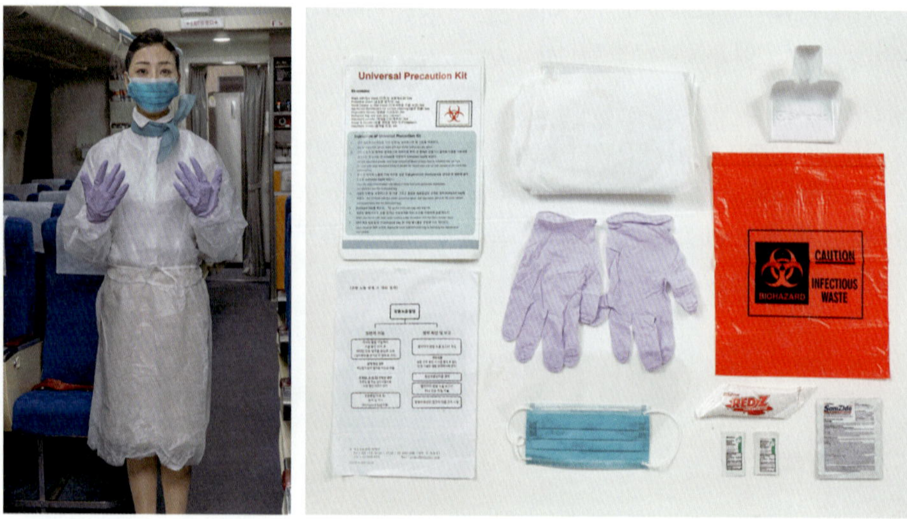

UPK 착용 모습과 구성용품

◎ 승무원 UPK 사용기준 및 주의사항

- UPK 내 보호용구를 착용할 때는 장갑 → 안면/눈 보호 마스크 → 보호용 가운 순서로 한다.
- 벗을 때는 역순으로 보호용 가운 → 안면/눈 보호 마스크 → 장갑 순서로 하며 의료용 폐기물 전용 봉투인 Biohazard Bag에 버린다.
- 다량의 체액 및 혈액은 혈액응고제를 이용하여 액체를 젤 형태로 만든 후, 오물 처리용 주걱으로 퍼 담거나 흡착용 타월로 액체를 흡수시킨 후, Biohazard Bag에 버린다.
- 장갑을 벗은 후 흐르는 물에 비누를 이용하여 손을 깨끗이 닦는다.

UPK 구성용품과 사용법

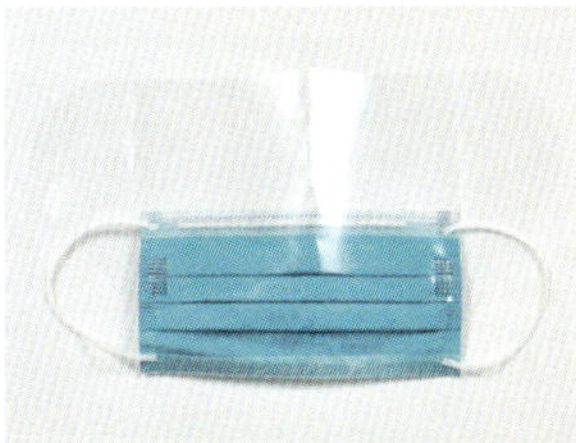

안면/눈 보호 마스크

보호용 가운

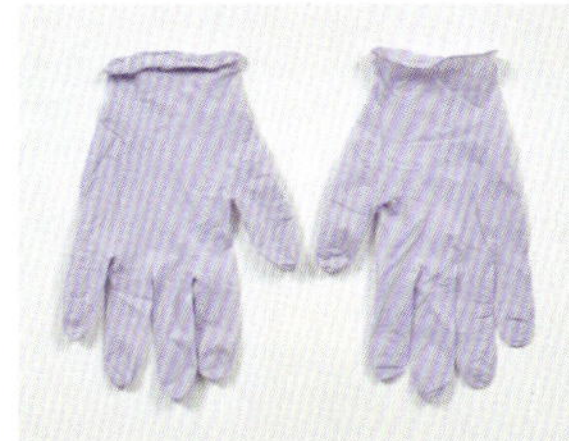

일회용 장갑

사용법: 환자의 체액으로부터 신체를 보호하고 오염된 의료용품을 안전하게 폐기하기 위해 착용한다.

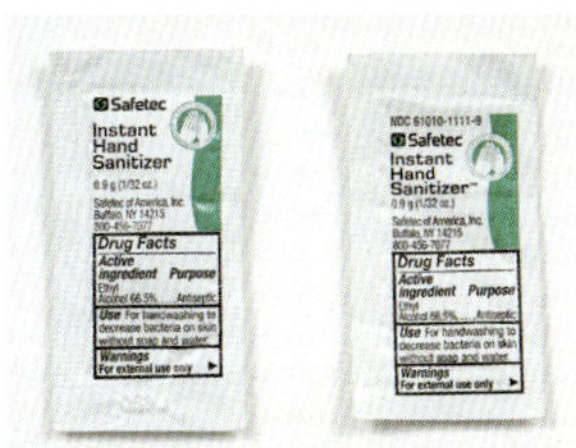

피부 세안을 위한 수건

사용법: 응급처치 전후에 손을 닦는 용도로 사용한다.

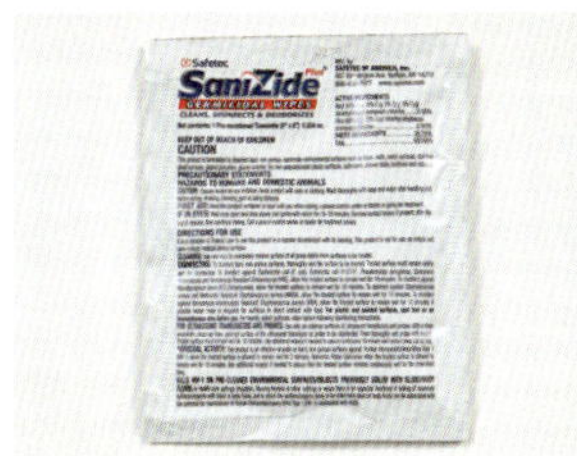

살균 타월

사용법: 환자의 체액으로 오염된 기내 부위를 닦는 데 사용한다.

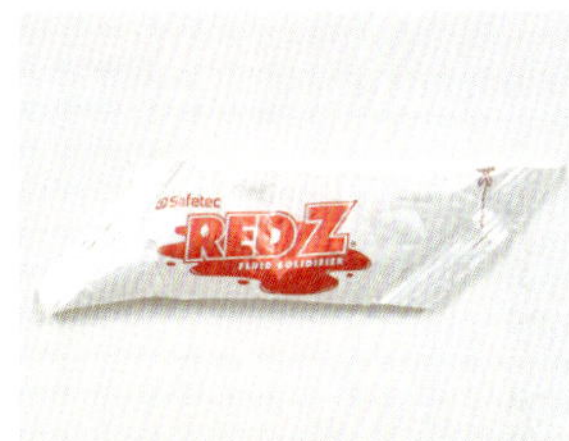

액체 응고제/파우더

사용법: 체액을 젤 형태로 만들어 손쉽게 처리하기 위한 가루이다.

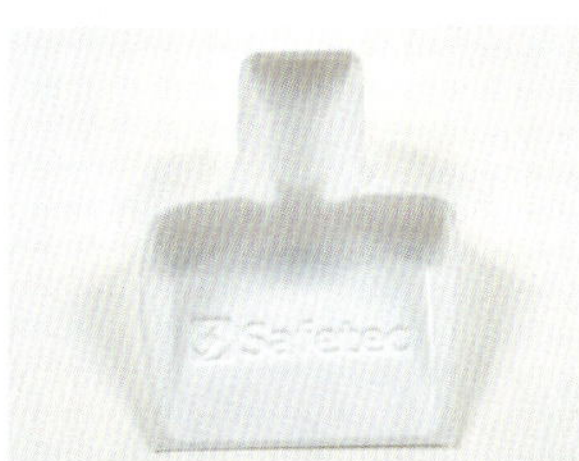

오물처리용 주걱

사용법: 오물을 청소, 정리하는 데 사용한다.

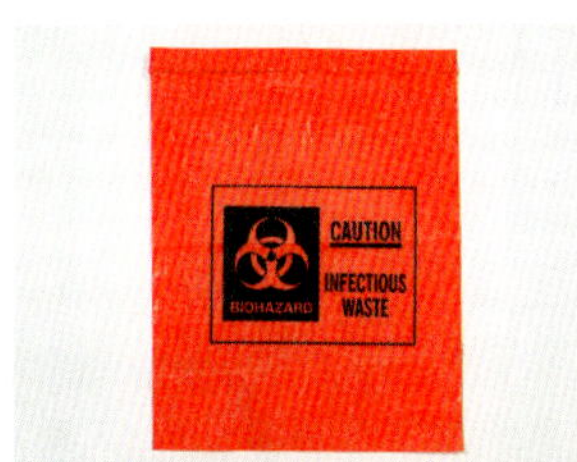

Biohazard Bag

사용법: 환자의 체액 등으로 오염된 폐기물 등을 담는 데 사용하는 봉지이다.

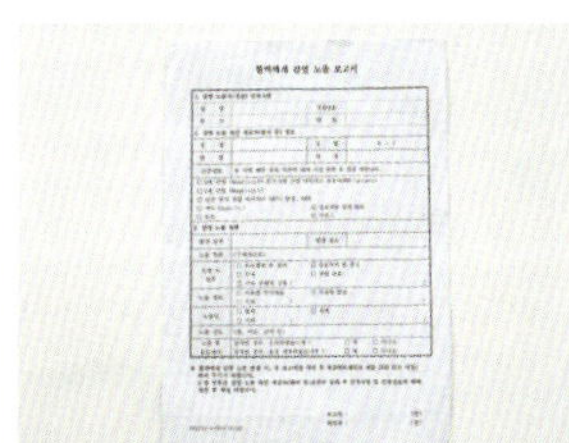

혈액매개 감염노출 보고서

사용법: 사용한 주사바늘에 찔린 경우와 눈, 구강, 점막, 상처 부위에 환자의 체액이 닿은 경우 사용한다.

흡착용 타월 **사용법:** 체액을 흡수하는 타월이다.

- 처치 중 사용된 주사기에 찔렸거나 눈, 코, 입 혹은 상처 부위 등에 환자의 체액이 닿은 경우, 혈액매개 감염노출 보고서를 작성하고 기장에게 알린 후 도착 후 적절한 조치를 받아야 한다.
- 오염물질이 담긴 Biohazard Bag은 임의로 폐기할 수 없으며 모기지 도착 시에는 KAS 직원에게 인계하고, 그 외 공항의 경우 운송 직원을 통해 처리한다.
  ☞ KAS(Korea Airport Service): 한국 공항(지상조업서비스 업체)

4) 비상의료용구(Emergency Medical Kit, EMK)

◎ EMK(Emergency Medical Kit) 점검요령

- 정위치
- Seal 상태

EMK는 비행 중 응급환자 발생 시 전문적인 치료를 하기 위한 의약품 및 의료기구로 구성된 장비이다. 보통 기내에서 탑승한 의사가 환자에게 적절한 처치를 할 수 있도록 필요한 품목을 구비하고 있으며 간단한 수술까지 가능할 만큼 전문적이고 다양한 의약품과 의료기기를 갖추고 있다. 항공사별 EMK의 구성은 상이할 수 있으나, K 항공사에서는 EMK Outer Bag과 Inner Bag으로 구성된다.

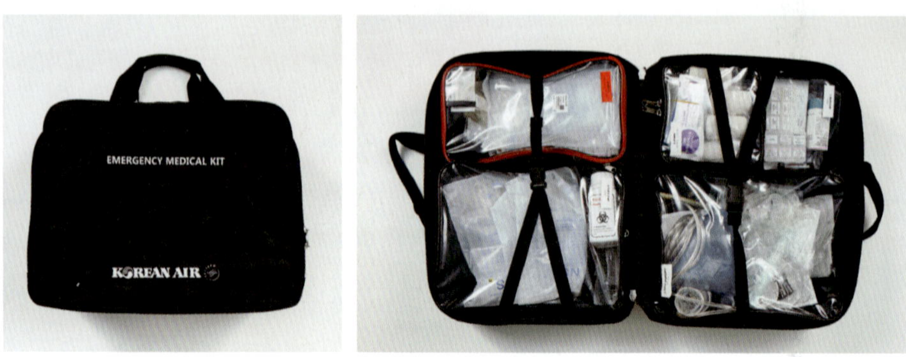

EMK 외면과 구성품

EMK Outer Bag의 구성용품(Package)

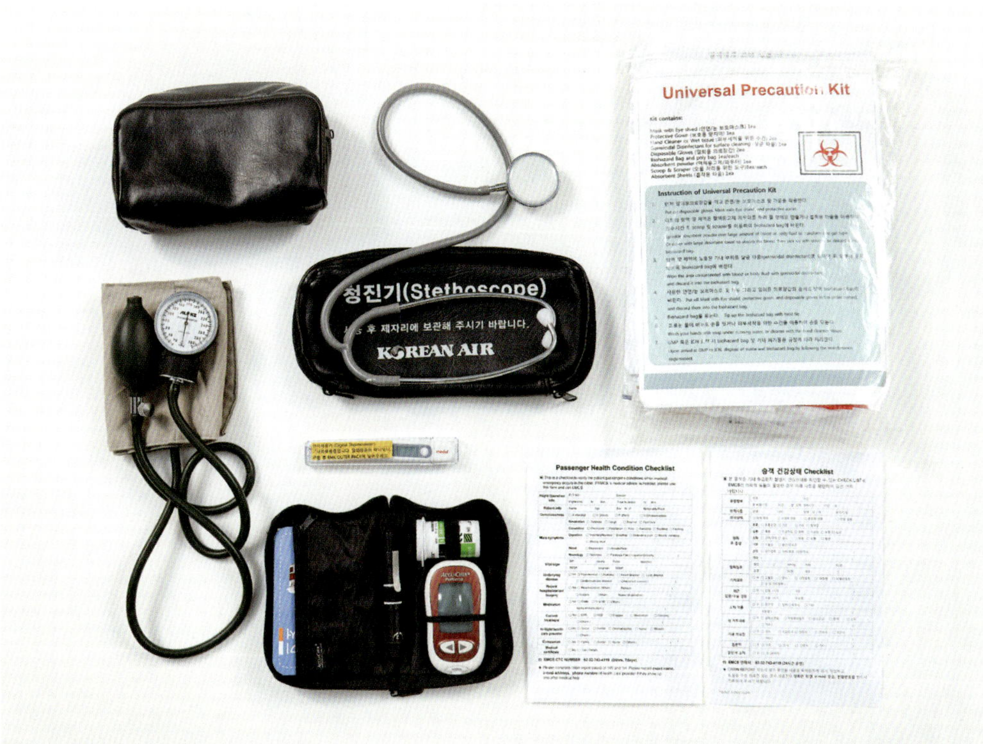

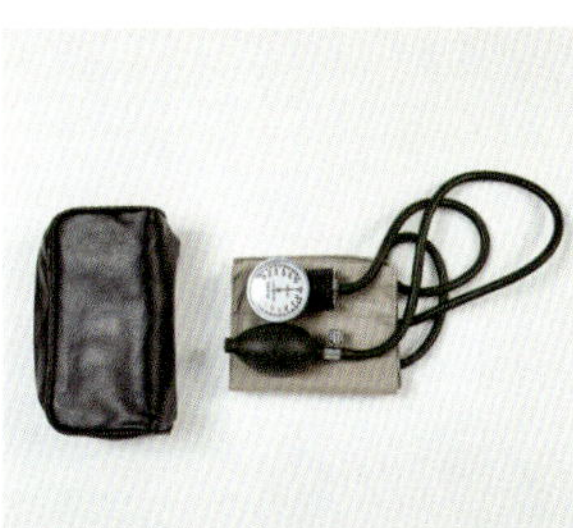

혈압계

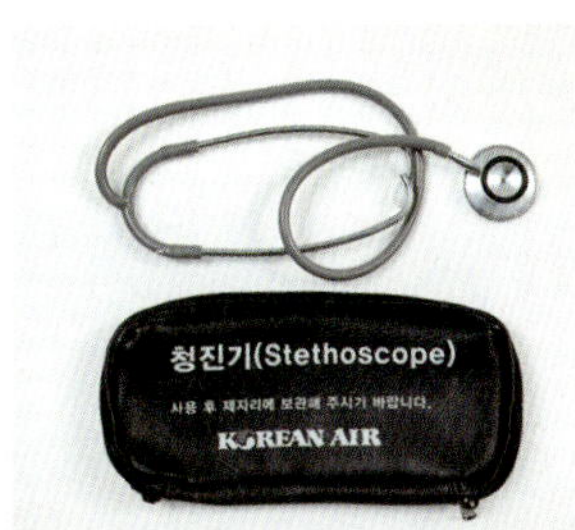

청진기

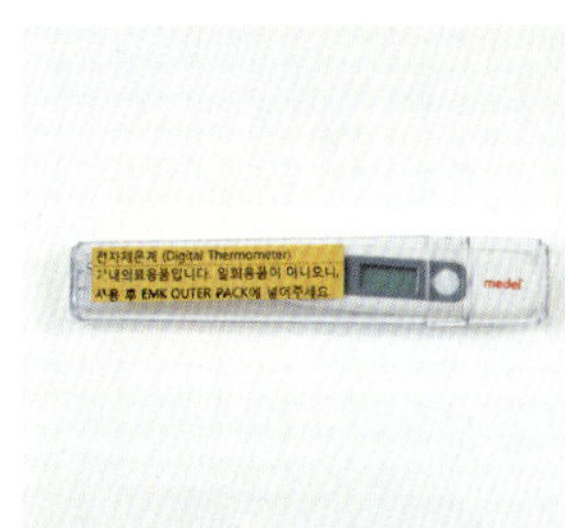

전자체온계

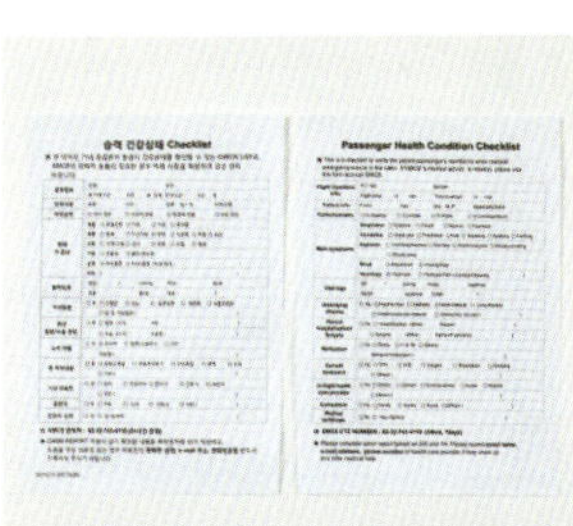

승객 건강상태 Check List

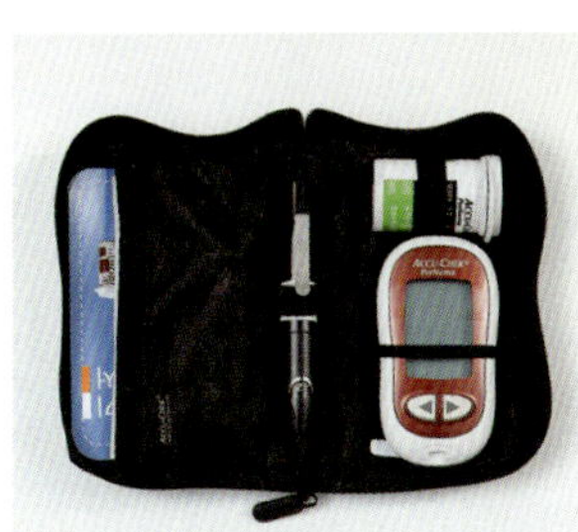

혈당측정기

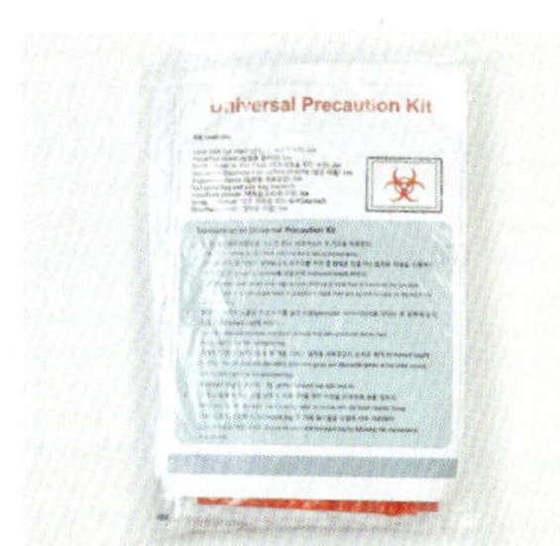

UPK(2개)

EMK Inner Bag의 구성용품(Package)

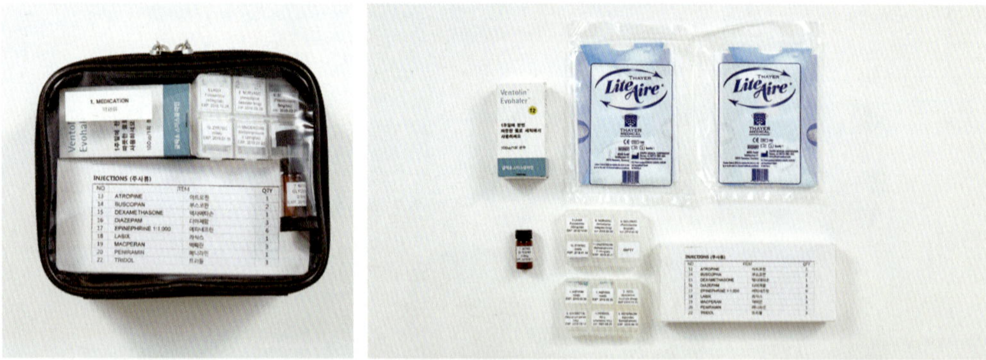

① **약제류(Medication):** 아스피린, 지르텍(항히스타민제)

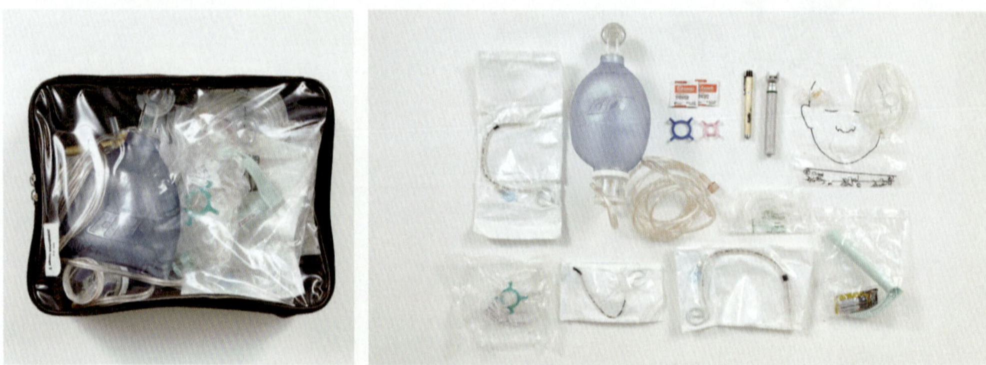

② **호흡장비(Airways Management):** 인공호흡용 Bag Valve Mask

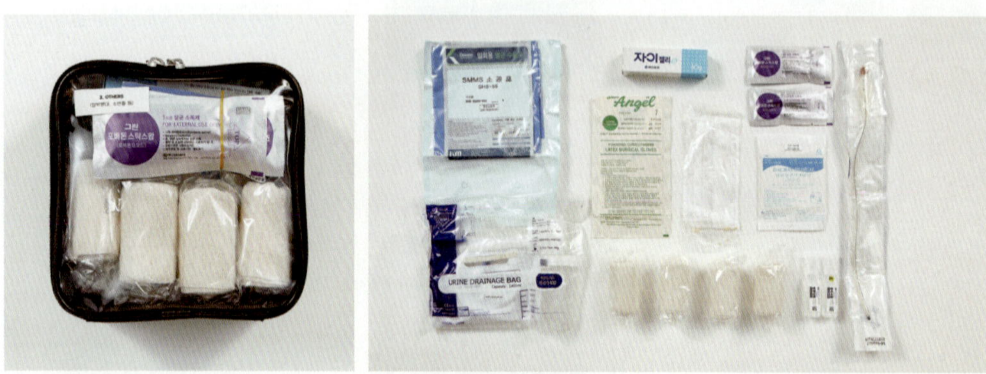

③ **소변줄 등(Others):** 탄력붕대, 생리식염수 20ml, 포비돈 스왑스틱, 일회용 의료장갑, 외과용 마스크

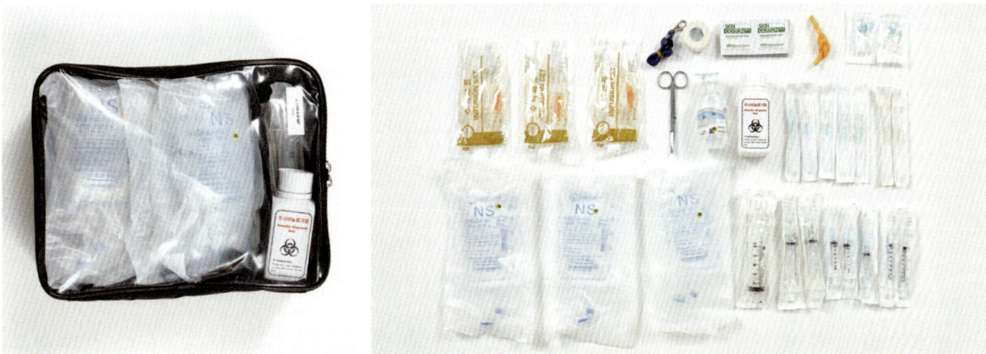

④ **수액류(Fluid & IV SET)**: 접착테이프, 알코올 솜, 가위

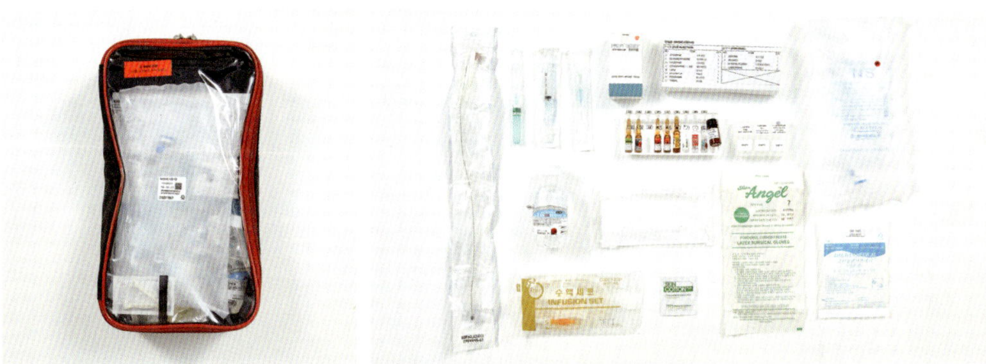

⑤ **항공안전법 Package(Red Bag)**: ①~④를 먼저 사용한 후 ⑤를 사용할 것

EMK는 사용하기 전에 반드시 기장에게 사용 허락을 받아야 한다. 특히 전문의약품을 사용하려면 반드시 기내 의사의 처방이 있어야 한다. 만일 기내 의사가 부재하거나 의사가 아닌 의료인(한의사, 치과의사, 간호사, 조산사)이 전문의약품을 사용하고자 할 때는 EMCS를 통해 처방을 받은 후 사용해야 한다. 하지만 치과의사가 치아 관련 치료를 할 경우에는 EMCS 처방 없이 EMK 내의 전문의약품 사용이 가능하다.

의사가 아닌 의료인이 EMK의 의약품이나 의료기기를 사용하고자 할 때는 기장이 판단하여 사용 여부를 결정할 수 있다. 또 EMK에는 일부 의약품 및 의료기기에 한하여 별도의 처방 없이 기장의 허락하에 승무원이 사용 가능한 품목도 포함되어 있다.

◎ 승무원 EMK 사용기준 및 주의사항

- 비행 전 장비 점검 시 장비의 Seal 상태(RED)를 확인한다.
- Seal 상태가 불량할 경우 객실 사무장은 기장에게 보고하고 기장은 정비사에게 보고하여 바로 조치를 받는다.
- 모기지 출발편(ICN, GMP)의 경우 반드시 교체하여 탑재한다.
- Outbound 편에서 EMK 내 법적 필수 항목으로 구성된 패키지(Red Bag)를 사용한 경우 바로 기장에게 통보한다.
- EMK를 사용한 경우 Yellow Seal로 바꾸어 Sealing하고, Red Bag 내 구성품을 사용하지 않은 경우에는 'USED & SERVICEABLE' 스티커를 부착한다.
- 모기지 공항이 아닌 경우 법적 항목 구성 패키지(Red Bag)를 사용하지 않았다면 재사용이 가능하지만 모기지 도착 후 반드시 교체하여 탑재되도록 조치한다.
- 의약품 및 의료 소모품이 중복으로 탑재된 경우 FAK, EMK 내 의약품 또는 의료 소모품 순으로 사용한다.
- IMR 작성 후 EMK Kit 안에 넣어 하기한다. ☞ IMR은 현재 1부를 작성하지만 그 수량은 변동 가능하다.

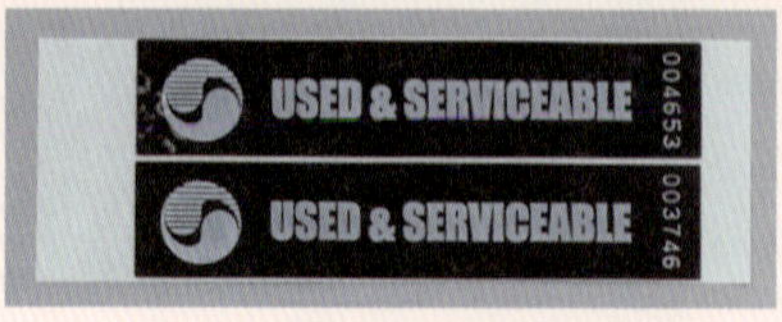

IMR(Inflight Medical Record)은 누가 작성하나요?

EMK 내 의약품 및 의료 소모품을 사용한 의료인이 직접 작성하도록 안내한다. 의료인 없이 EMCS를 통해 객실 사무장이 사용한 경우에는 객실 사무장이 작성한다.

5) 자동심실 제세동기(Automated External Defibrillator, AED)

AED는 심실 제세동기나 무맥성 심실빈맥으로 심정지된 환자에게 전기충격을 주어 심장의 정상 리듬을 되찾게 하는 의료기기이다. 선진국을 비롯한 우리나라에서는 사람이 많이 모이는 공공장소에 AED(자동 심장충격기)를 비치하고 있으며, 이를 통해 많은 심정지 환자들의 생존율이 극적으로 증가한 것이 많은 연구에서 보고되고 있다.

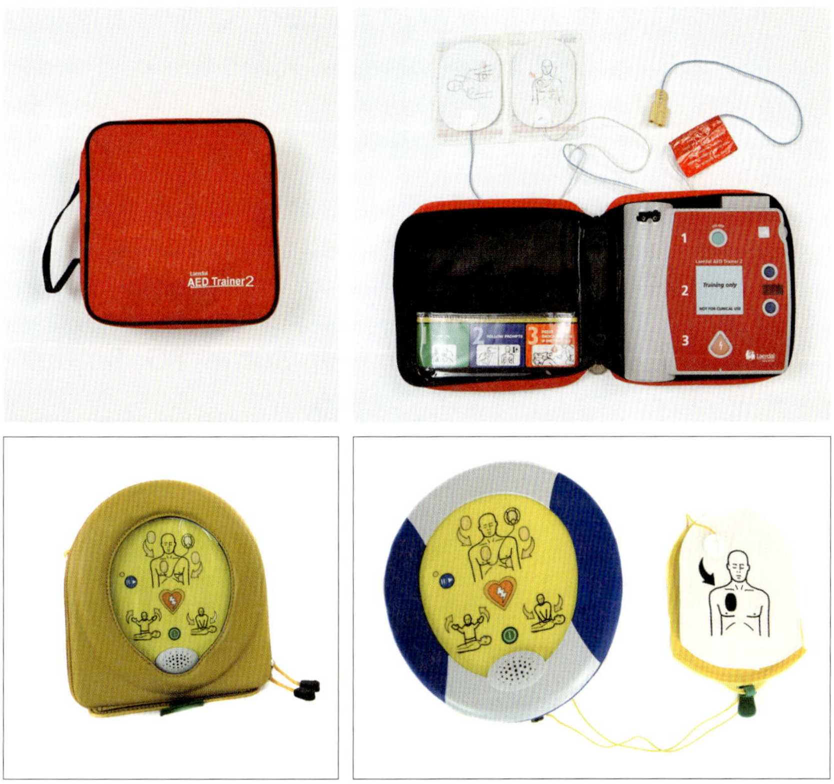

AED 외면과 구성품

국내에서도 응급의료에 관한 법률에 의해 공공보건의료기관, 구급차, 여객 항공기 및 공항, 철도, 선박, 다중이용시설 등에 자동심실 제세동기(자동 심장충격기) 설치가 의무화되었다. 따라서 모든 항공사는 모든 비행기 안에 AED를 탑재하여 운영하고 있으며, 승무원은 소정의 교육을 이수하고 AED를 익숙하게 사용할 수 있어야 한다.

◎ 승무원 AED 사용기준 및 주의사항

- 의사 및 응급구조사가 사용한다.
- 의사 및 응급구조사 부재 시 AED 교육을 이수한 객실 승무원이 사용할 수 있다.
- PO_2 Bottle을 사용할 때는 Bottle을 환자로부터 최대한 멀리 위치시키고, 'Analyzing' 'Charging' 'Shock advised'의 음성이 나올 때는 전기 스파크 발생 위험이 있으므로 산소마스크 방향이 AED의 전기패드를 향하지 않도록 한다.
- 전기패드를 환자 가슴에 부착 시 환자 몸에서 물기나 귀금속 등을 제거하고 가슴 부위에 털이 많은 경우 AED Kit 안에 있는 면도기로 제모 후 부착한다.
- 협심증 환자의 경우 가슴에 Nitroglycerin Patch가 붙어 있으면 패치를 제거한다.
- AED는 모든 연령에서 사용 가능하나 1세 미만의 영아에게는 패드를 가슴 중앙과 등 중앙부에 부착한다.
- AED는 심폐소생술(CPR)을 진행할 때 동시에 사용하는 의료기구이며 AED에서 나오는 음성을 잘 듣고 음성 지시에 따라 CPR과 AED 사용을 병행한다.

6) 기내 휴대용 산소통(Portable Oxygen Bottle, PO_2 Bottle)

휴대용 산소통은 기내에서 갑작스럽게 발생한 응급상황에서 정상적인 호흡이 불가한 승객에게 산소를 공급하기 위해 탑재, 운영되고 있다. 항공기의 기종이나 좌석 수에 따라 여러 개의 휴대용 산소통이 기내 곳곳에 비치되며 간단한 조작으로 승객에게 적당량의 산소를 공급할 수 있다.

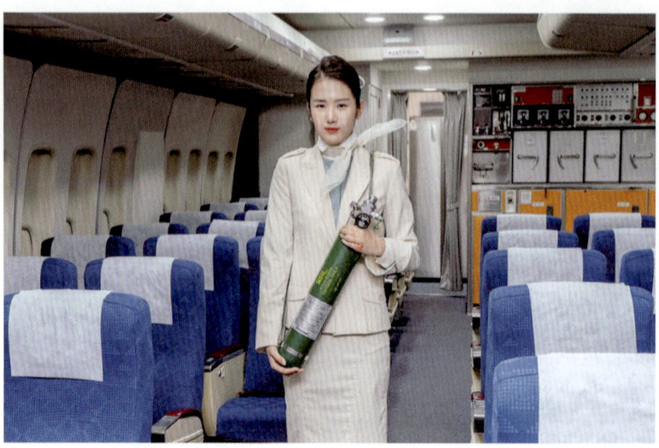

기내 휴대용 산소통 이동 시 운반방법

사용법은 각 항공사가 운영하고 있는 PO_2 Bottle에 따라 다소 차이가 있지만, 기본적으로 다음과 같은 순서를 따른다.

◎ 휴대용 산소통 사용법

- 산소마스크의 튜브가 PO_2 Outlet에 잘 연결되어 있는지 확인한다.
- PO_2의 레버를 돌려 산소가 나오게 한다.
- 산소마스크를 환자의 코와 입에 댄다.
- 산소마스크의 고무줄을 이용하여 환자의 머리에 맞게 고정한다.
- 산소의 흐름을 계속해서 확인한다.
- PO_2 내 산소가 완전히 소진될 때까지 사용하지 않는다.
- PO_2의 Outlet이 2개인 경우에는 산소 흐름을 분당 4L에 맞추고 사용한다.
- PO_2를 사용 중인 경우 주변의 화기 사용을 금한다.

7) 기타 의료장비

(1) 객실 사무장용 기내 상비약품

항공기에 반드시 탑재되어야 하고 법적으로 내용품 구성이 정해져 있는 FAK나 EMK 같은 키트를 사용하게 되면, 사전에 기장에게 사용 여부를 보고하고 허락을 받아야 한다. 또 사용된 키트의 약품 보충이 즉각적으로 이루어지지 않는 경우 항공기 지연과 같은 고객 불편 상황이 발생할 수 있다. 그래서 항공사들은 자주 사용되는 진통제, 소화제와 같은 일반 약품들로 구성된 약품을 별도로 객실 사무장에게 제공하여 승객에게 쉽게 제공할 수 있도록 한다.

◎ 일반 상비약품의 세부내용

- 약품 종류: 소화제, 진통제, 밴드
- 확인 사항: 수령 후 보관 백 외부에 약품 유효기일(Exp. Date)을 반드시 기입해야 한다.
  ☞ 승객에게 약품 제공 시 용법/용량/Exp. Date를 확인한 후 제공한다.

(2) 자동혈압계

EMK 안에 수동혈압계가 탑재되지만, 소음과 Turbulence 등 기내 환경을 감안하여 일반인이 쉽게 혈압을 측정할 수 있도록 자동혈압계를 추가 탑재하고 있다. 대부분 본체와 커프(케이블)로 구성되며 커프를 측정 대상 환자의 심장 높이와 일직선이 되도록 한 뒤 환자의 상완동맥에 위치시킨 후 손가락 두 개가 들어갈 정도의 여유를 두고 감싼다. 이때 커프의 선이 아래쪽으로 향해 있는지 확인한다. 작동 버튼을 눌러 측정을 시작한다.

혈압계 관련 용어

- Systolic Pressure: 수축기 혈압
- Diastolic Pressure: 이완기 혈압
- Pulse: 맥박

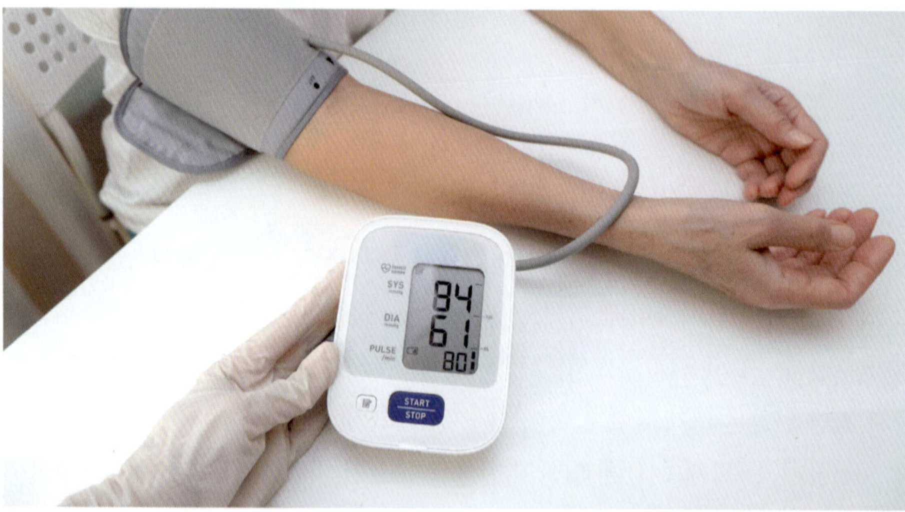

표 3.7 혈압 정상범위

혈압 분류	수축기 혈압(mmHg)	이완기 혈압(mmHg)
정상	120 미만	80 미만
고혈압 전 단계	120~139	80~89
1단계 고혈압	140~159	90~99
2단계 고혈압	160 이상	100 이상

(3) 혈당측정기

기내 혈당 측정이 필요한 응급상황 발생 시 기내 의료진 또는 객실 승무원이 사용할 수 있다. 객실 승무원은 사용 방법을 잘 숙지하여 필요 시 적극적으로 사용해야 하며 의사가 환자의 혈당을 체크하고자 할 때 적절한 도움을 제공해야 한다. 채혈침과 소독솜, 채혈기, 측정기, 검사지, 사용설명서로 구성된다.

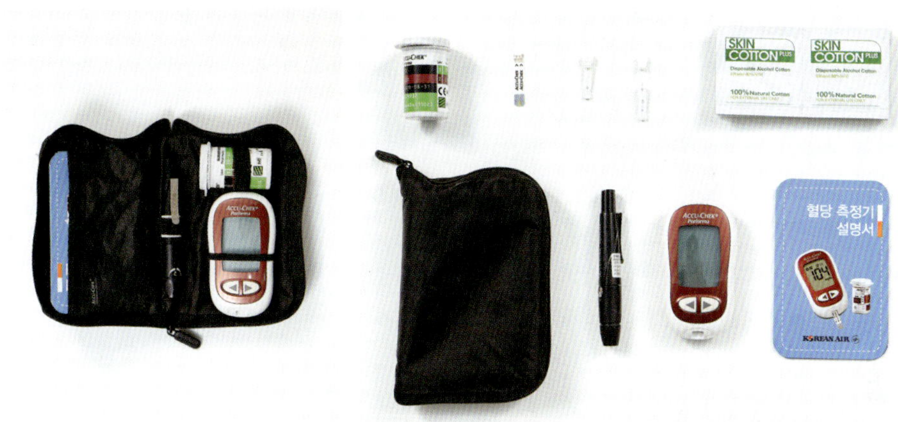

혈당측정기 외면과 구성품

표 3.8 혈당 정상범위

측정시점	혈당 수치	설명
공복혈당 (8시간 이상 금식)	126mg/dL 이상	당뇨병
	100~125mg/dL	공복혈당 장애
	100mg/dL 미만	정상
식후 2시간 (75g 포도당 섭취)	200mg/dL 이상	당뇨병
	140~199mg/dL	위험 단계(내당능 장애)
	140mg/dL 미만	정상

혈당측정기 사용절차 (185~186 페이지 참고)

❶ 채혈기의 뚜껑을 열고 새 채혈침을 장착한다.

❷ 채혈침 보호캡의 끝부분을 돌려 보호캡을 제거하고, 채혈침 바늘을 주의하며 채혈침 뚜껑을 '딱' 소리가 나도록 닫는다.

☞ 윗부분을 돌려 침 깊이를 조절할 수 있다. 평균 2~3이 적당하다.

❸ 채혈기의 준비 버튼을 '찰칵' 소리가 나도록 누르고 노란색 작동 버튼을 확인한다.

❹ 검사지를 꺼내 측정기 하단 검사지 삽입구에 삽입한다.

☞ 노란색 혈액 부분이 하단에 위치하도록 삽입한다. 이때 혈액흡수 표시가 측정기 화면에 표시된다.

❺ 소독솜의 포장지를 개봉하여 꺼낸 후 채혈 부위를 잘 닦아 소독하고 채혈 부위에 채혈기를 대고 노란색 작동 버튼을 누른다.

❻ 검사지의 노란색 혈액흡수 창에 혈액방울이 스며들게 한다.

☞ 혈당 측정이 진행되는 동안 모래시계 기호가 표시된다.

❼ 측정이 완료되면 측정된 혈당치를 확인한다.

❽ 측정이 끝난 후 채혈기 뚜껑을 잡아당겨 연 뒤 제거 슬라이드를 앞으로 밀어서 사용한 채혈침을 제거하고 보호캡에 채혈침을 꽂은 뒤 안전하게 폐기한다.

04

응급환자 상황별 응급처치

Emergency Response by Case/Symptom

1. 기내 질환 응급처치
2. 기내 부상 응급처치
3. 기타 상황 응급처치
4. 실습 응급처치

1. 기내 질환 응급처치

1) 경련/발작

(1) 경련(Convulsion)

경련은 성질상 강직성인 것과 간헐성인 것을 구별한다. 강직성 경련은 심한 지속적 근육 수축으로 근육이 경직하는 것이고, 간헐성 경련은 근육의 수축과 이완이 반복되어 근육이 연속적으로 경련을 일으키는 것을 말한다. 이러한 경련을 일으키는 원인은 다양하여 중추신경계 질환인 간질이나 뇌종양, 히스테리 등인 경우가 있고 그 외에 전염병이나 각종 중독에 의해서도 일어난다.

(2) 발작(Seizure)

발작은 어떤 병 증세가 갑자기 나타났다가 비교적 짧은 시간에 사라지는 것을 말한다. 여러 가지 원인에 의해 일어나며, 대개의 경우 환자 자신의 의식이 분명하지 못하므로 주변 사람들의 적절한 응급조치가 필요하다.

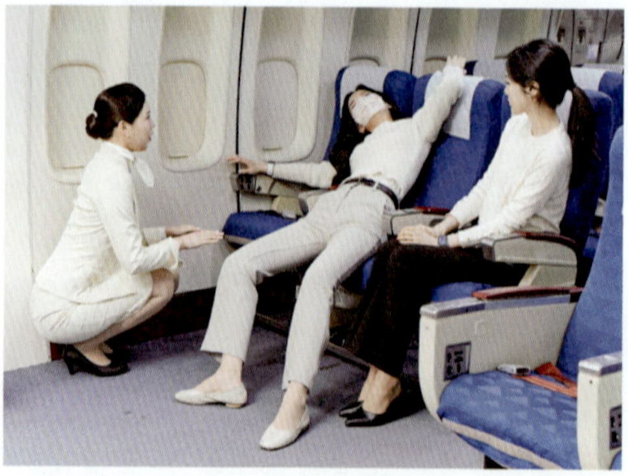

▣ 증상 및 징후

- 근육 경직이 3~30초가량 지속된 후 경련을 일으킨다.
- 근육이 경직되어 있는 동안 호흡이 멈추거나 혀를 깨물기도 하며 대소변을 통제하지 못할 수도 있다.
- 얼굴이 창백해지고 입술이 푸른색으로 변한다.
- 입 주위에 거품이 생긴다.

▣ 응급처치

- 경련이나 발작증이 일어난 경우 환자를 잡아 움직이지 못하게 하지 않고 발작 증상이 끝날 때까지 기다려 본다.
- 주변의 날카롭거나 위험한 물건을 치우고 베개나 담요로 둘러서 발작이 일어나는 동안 환자가 다치지 않도록 보호한다.
- 시간이 지나면 증상이 저절로 멈추기도 하는데 발작이 5분 이상 지속하거나 연속해서 일어나는 경우 신속히 의료인을 호출하여 도움을 받는다.
- 환자에게 음식물을 제공하지 않고, 손가락 등을 입안에 넣지 않는다.
- 구토를 하는 경우 환자의 몸을 옆으로 돌려 구토물로 인해 질식이 일어나지 않도록 한다.
- 경련/발작이 끝난 후 의식, 활력징후를 계속 관찰하고 필요 시 의료진의 도움을 받는다.
- 환자가 임산부이거나 당뇨 환자의 경우 의료진의 도움을 받아 환자의 상태를 확인한다.
- 필요한 경우 산소를 공급한다.

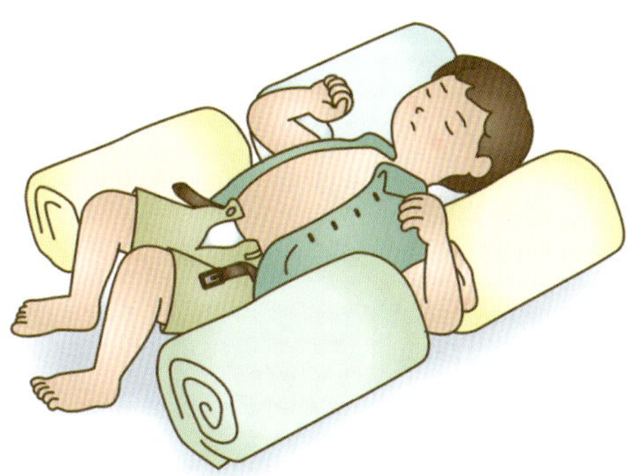

Q **발작이나 경련이 일어난 환자를 잡아 움직이지 못하게 하지 않고 증상이 끝날 때까지 기다리는 이유는 무엇일까요? 또 이때 승무원이 가장 먼저 해야 할 일은 무엇일까요?**

A

2) 실신/기절

실신(Syncope)은 뇌로 가는 혈류량이 감소하여 일시적으로 나타나는 의식 소실을 말한다. 즉각적으로 발생하며 지속시간이 짧고 자발적으로 회복되는 특징이 있다. 실신의 유의어로 '기절(Fainting)'을 사용하기도 한다.

피로나 수면 부족 외에 장시간 서 있거나, 오랫동안 누워 있다가 갑자기 일어났을 때 또는 히스테리, 간질, 저혈압, 임신 초기, 가스중독, 동맥경화증, 자율신경 실조증 등이 원인이 되어 발생한다.

▣ 증상 및 징후

- 의식이 없다.
- 호흡이 빨라진다.
- 땀을 흘린다.
- 맥박이 빨라지거나 느려지기도 한다.

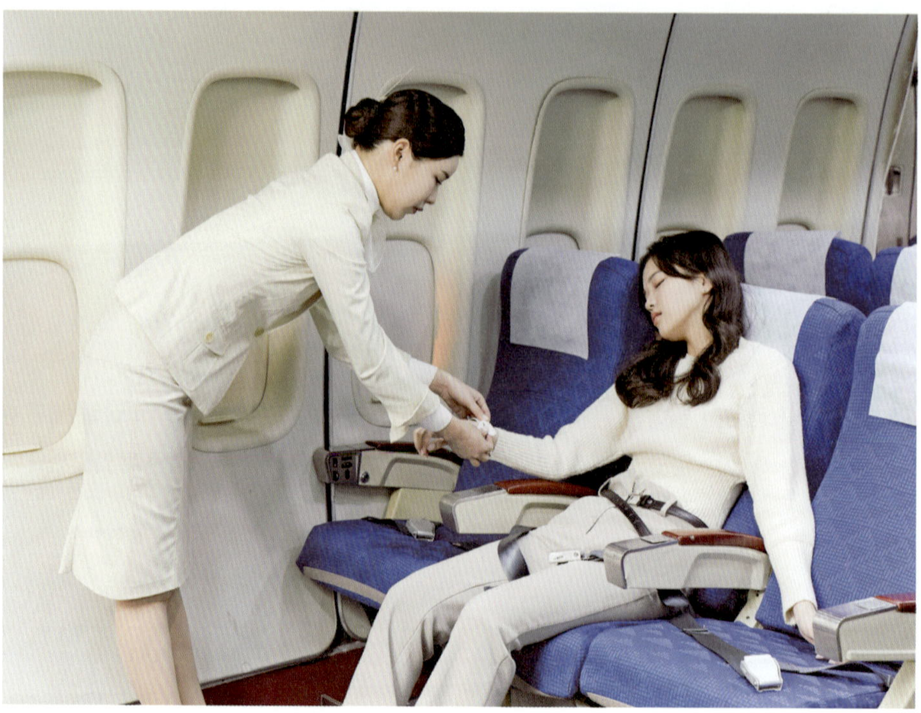

▣ 응급처치

- 머리를 심장의 위치보다 더 낮추어 뇌로 가는 혈류량을 늘린다.
- 환자를 눕힌 상태에서 발을 들어올려 준다.
- 꽉 조이는 옷을 느슨하게 풀어 준다.
- 머리에 냉찜질을 해 준다.
- 의식을 회복하면 승객을 안심시키고 따뜻한 음료를 제공한다.
- 활력징후를 확인하고, 활력징후의 회복이 느리거나 병력이 있거나 고령인 경우에는 추가적으로 혈당을 측정하고 의료진의 도움을 받는다.

3) 심장마비/협심증

(1) 심장마비(Heart Attack)

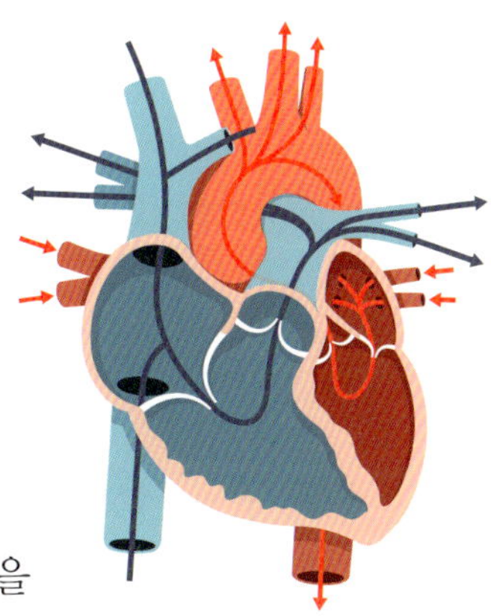

여러 가지 원인으로 심장의 기능이 갑자기 중단된 상태이며, 이로 인해 뇌손상을 입거나 사망하게 된다.

(2) 협심증(Angina Pectoris)

심장은 크게 3개의 관상동맥으로부터 산소와 영양분을 공급받아 혈액을 전신으로 내보내는 중요한 기관이다. 동맥경화증, 혈전증, 혈관 수축 등이 원인이 되어 급성이나 만성으로 관상동맥이 어느 한 곳이든 좁아지는 경우, 심장의 전체나 일부분에 혈류 공급이 감소하면서 산소 및 영양 공급이 급격하게 준다. 이때 심장 근육이 이차적으로 허혈 상태에 빠져 생기는 질환이다.

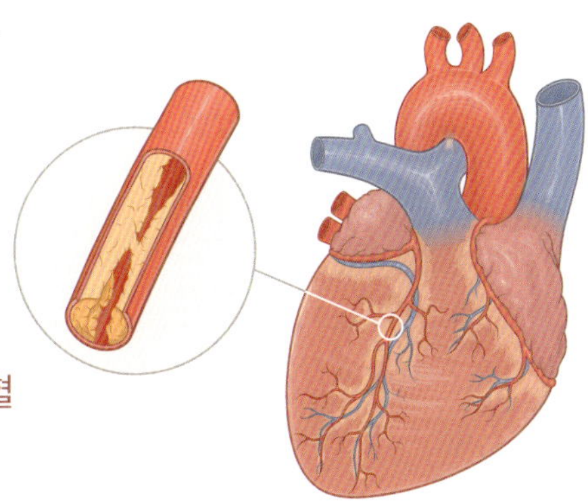

허혈(虛血) 상태

몸의 국소 부위에 공급되는 혈액의 양이 감소한 상태를 말한다.

▣ 증상 및 징후

- '뻐근하다' '조인다' '답답하다' '눌리는 듯하다' 등의 가슴 통증을 호소한다.
- 팔, 목, 손, 등 부위에 통증이 나타난다.
- 땀을 흘린다.
- 호흡이 곤란하고 기침이 나온다.

▣ 응급처치

- 승객이 심장 질환 관련 약을 소지한 경우 복용할 것을 권한다.
- 조이는 옷을 느슨하게 풀어 주며 불필요한 행동을 자제하게 한다.
- 승객을 진정시키고 과거 병력을 물어본다.
- 필요한 경우 산소를 공급한다.
- 가급적 신속히 의료진을 호출하여 도움을 받는다.
- 활력징후를 확인한다.
- 필요 시 의사처방하에 EMK 내 니트로글리세린 설하정(Nitroglycerin Tablets)을 제공한다.
- 저혈압인 경우(수축기 혈압 90mmHg, 평소 혈압 대비 30mmHg 이상 차이가 나는 경우)나 맥박이 분당 50회 미만이거나 100회 초과일 경우에는 니트로글리세린을 투여하지 않는다.
- 쇼크 발생 시 응급처치를 실시한다.

설하정

삼키는 것이 아니라 혀 밑에 두고 녹여서 복용하도록 지도한다.

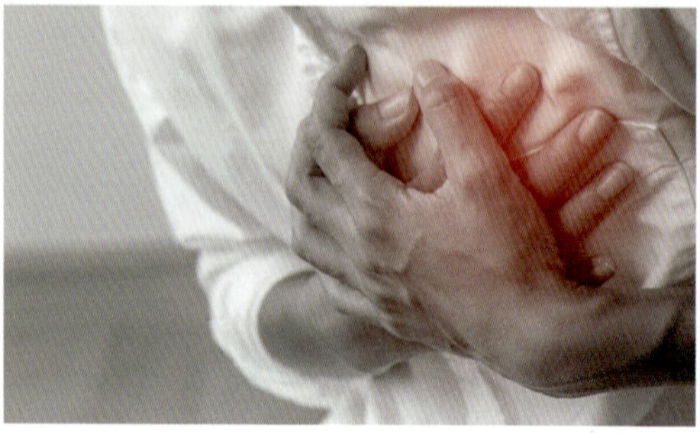

4) 뇌졸중

뇌졸중(Stroke)은 뇌혈관 질환이라고도 하는데 뇌혈관이 막혀서 발생하는 뇌경색(허혈성 뇌졸중)과 뇌혈관의 파열로 혈액이 뇌조직 안으로 유출하여 발생하는 뇌출혈(출혈성 뇌졸중)을 통틀어 말한다.

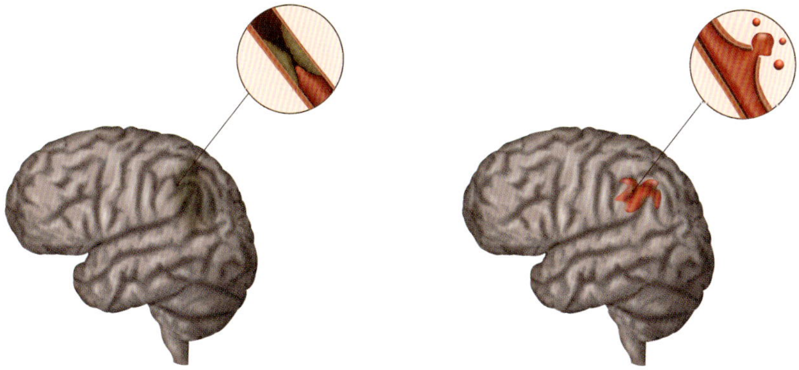

뇌경색 뇌출혈

뇌졸중의 종류

▣ 증상 및 징후

- 두통 또는 현기증이 발생한다.
- 얼굴 반쪽의 감각 이상이 발생한다.
- 시야가 흐려지고 양쪽 눈의 동공 크기가 서로 다르다.
- 신체 반쪽 기능장애 및 마비 증상이 나타나고 무감각해진다.
- 대소변의 통제력을 상실한다.
- 언어표현 장애가 일어난다.
- 속이 메스껍고 호흡이 곤란해진다.
- 경련을 일으킨다.
- 혼수상태에 빠지기도 한다.

■ 응급처치

의식이 있는 경우

- 승객을 안정시킨다.
- 체온을 따뜻하게 유지하도록 한다.
- 기도를 유지하도록 한다.
- 필요한 경우 산소를 공급한다.
- 승객과 눈을 맞추고 천천히 분명하게 대화를 유도한다.
- 활력징후를 관찰한다.
- 가급적 빨리 의료진의 도움을 받는다.

의식이 없는 경우

- 기도를 유지하도록 한다.
- 바르게 눕힌 상태에서 머리를 30도 이상 높여 준다.
- 산소를 공급한다.
- 당뇨가 있는 경우 혈당을 측정한다.
- 가급적 빨리 의료진의 도움을 받는다.

5) 멀미

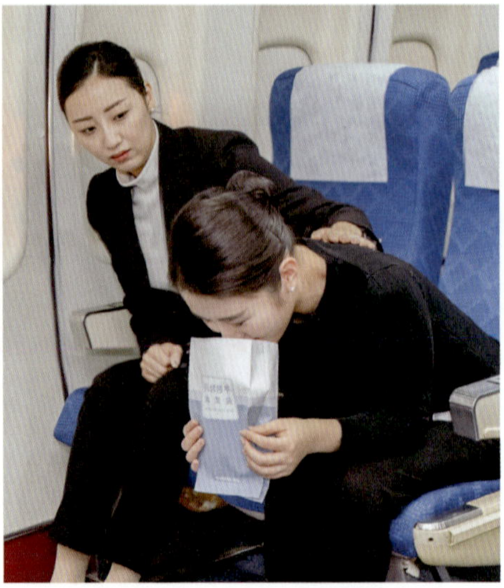

항공병(航空病)이라고도 불리는 비행기 멀미(Airsickness)는 항공교통을 이용할 때 발생하는 증상으로 구역질과 어지러운 증상을 동반하며 호흡곤란, 두통 등의 증상이 함께 생길 수 있다. 멀미에는 정신적인 영향도 크게 작용하므로 자신감을 갖는 것이 중요하다. 비행기를 탈 때는 기체의 동요가 적은 좌석을 잡고, 담소 등으로 기분전환을 꾀하거나 창문을 열고 먼 곳의 경치를 바라보는 것이 도움이 되며, 식사는 소화가 잘되는 것으로 하는 것이 좋다.

▣ 증상 및 징후

- 구토를 한다.
- 얼굴이 창백해진다.
- 식은땀이 난다.

▣ 응급처치

- 옷을 느슨하게 풀어 주고 찬 공기를 얼굴에 쏘이게 한다.
- 시원한 물수건을 제공하여 이마나 목덜미를 닦게 한다.
- 얼음을 제공하여 입에 물고 있게 한다.
- 필요 시 멀미약(FAK: 보나링A)을 제공한다.
  ☞ 효과는 복용 후 30분이 지나야 나타난다.

6) 급성만취

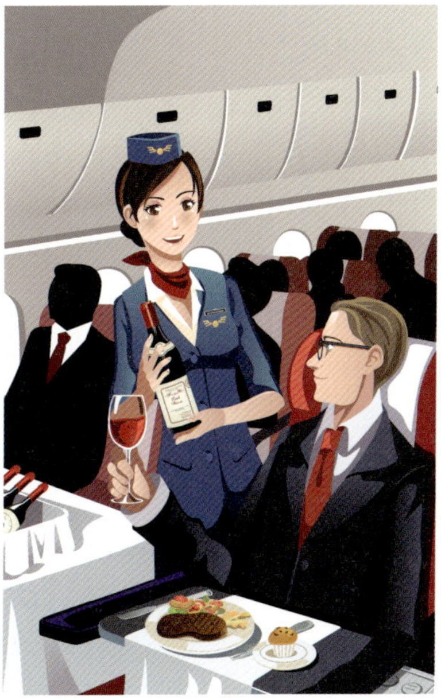

급성만취(Alcohol Intoxication)는 에탄올의 복용으로 일어나는 중독 증세이다. 기내에서 승객이 알코올성 주류를 계속해서 음용함에 따라 체내 알코올 혈중농도가 높아져 몸의 일부 기능에 이상이 생기게 된다. 흡수된 알코올 혈중농도가 10~50mg%일 때는 의식을 잃지 않으나 행동이나 감정의 표현이 과격해지는 흥분 상태가 되고, 50~100mg%일 때는 혀가 꼬부라지고 몸이 말을 듣지 않는 운동실조 상태가 된다. 300mg%에서는 만취상태가 되고 400mg%를 넘으면 혼수상태가 된다.

하지만 이러한 수치에 따른 몸의 변화는 절대적인 것이 아니다. 사람마다 알코올 분해능력이 다르며, 기내라는 특수한 환경에서는 비교적 소량의 음주로도 의식장애와 정신운동성 흥분을 나타내고, 나중에는 건망증을 일으키기도 한다. 따라서 승무원은 알코올성 주류를 제공할 때 항상 승객의 상태를 주의해서 확인해야 한다.

▣ 증상 및 징후

- 호흡 시 술 냄새가 난다.
- 얼굴색이 창백해지거나 붉은색을 띤다.
- 말이 어눌해지고 목소리가 커진다.
- 자제력 및 분별력이 저하된다.
- 메스꺼움 및 구토 증상이 나타난다.
- 일시적 또는 완전한 의식상실 상태가 된다.

▣ 응급처치

- 주류를 더이상 제공하지 않는다.
- 커피, 콜라 등 카페인이 함유된 음료를 제외한 음료를 권한다.
- 승객을 따뜻하게 해 주고 충분한 휴식을 취할 수 있도록 한다.
- 구토, 발작에 만반의 대비를 한다.
  ☞ 좌석 앞의 구토백을 이용한다.
- 활력징후를 관찰한다.

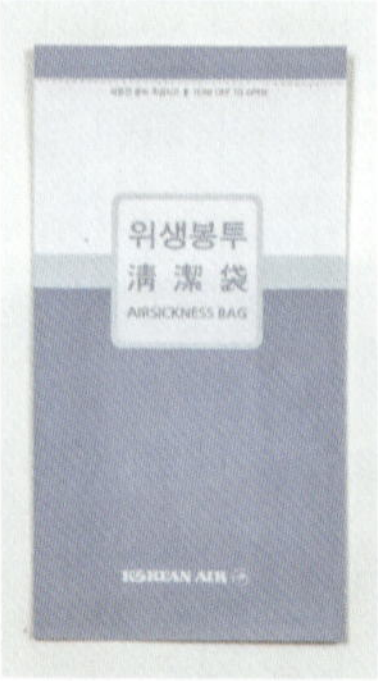

Q 기내에서 제공할 수 있는 알코올 음료의 기준을 찾아보고, 알코올 음료 제공의 기준이 있는 이유를 생각해 봅시다.

A

7) 감압증

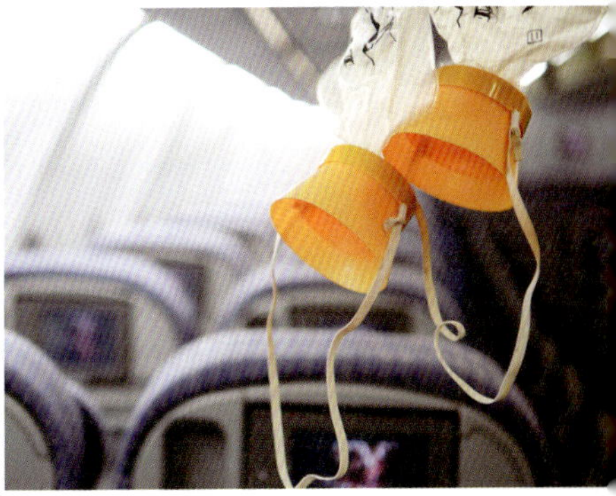

감압증(Decompression Sickness)은 인체에 흡수된 기체가 압력에 따라 팽창하거나 수축하는 보일(Boyle)의 법칙에 의해 기내 압력이 급감함에 따라 나타나는 반응 증상이다. 여러 가지 생리적 반응은 혈액, 신체조직, 관절에 질소기포가 형성되는 것으로, 이는 탄산음료의 마개를 따면 기포가 올라오는 것과 같은 원리이다. 이로 인해 밖으로 나타나는 증상은 관절과 근육에 통증을 느끼는 잠수병의 증상과 같다. 증상이 심한 경우에는 쇼크, 헛소리, 혼수상태에 빠지며 죽음에 이르기도 한다.

▣ 증상 및 징후

- 관절과 주변 근육에 통증을 느낀다.
- 가슴이 타는 듯한 통증을 느낀다.
- 피부가 가렵고 열, 냉감이 있으며 반점이 생기기도 한다.
- 시야가 흐려지고 두통이 나타난다.
- 움직임이 둔해진다.

▣ 응급처치

- 감압증에 대한 통증 및 증상은 항공기 강하 후 안전고도에 도달하면 없어진다.
- 증상이 나타난 신체 부위를 움직이지 않도록 고정한다.
- 쇼크 발생 시 응급처치를 실시한다.

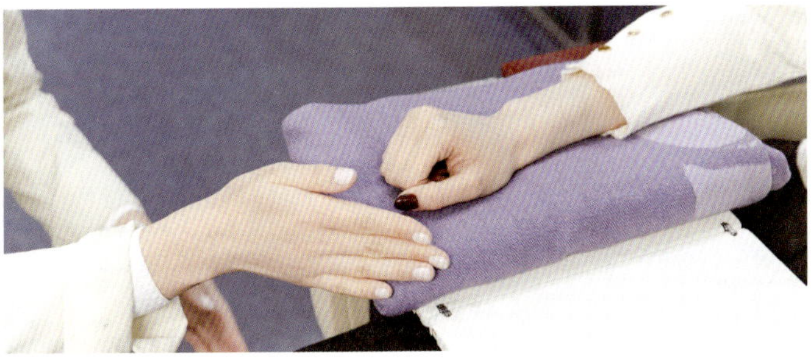

8) 고혈압

고혈압(Hypertension)은 만성적으로 동맥의 혈압이 상승하는 상태를 말한다. 운동 직후나 갑작스러운 주변 환경의 영향으로 일시적으로 혈압이 높아지는 경우도 있지만, 두 번 이상 측정했을 때 최고혈압이 140mmHg 이상이거나 최저혈압이 90mmHg 이상인 경우를 고혈압이라고 한다.

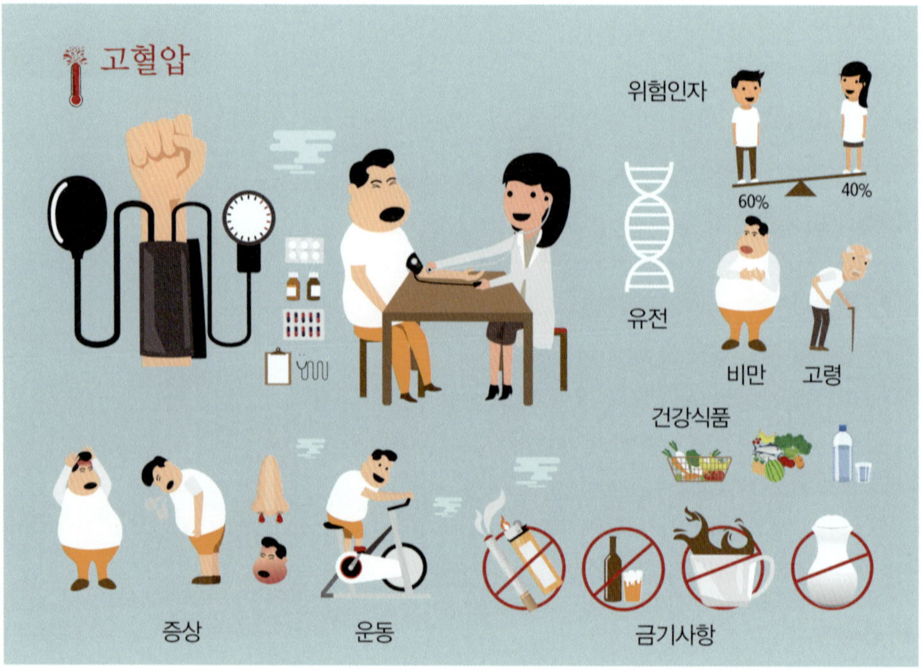

고혈압이 발생하는 원인은 여러 가지지만, 크게 2가지로 분류한다. 건강상의 문제로 혈압이 높아지는 경우 속발성 고혈압(Secondary Hypertension) 또는 이차성 고혈압이라고 하며, 원인을 모르는 경우 본태성 고혈압(Essential Hypertension) 또는 일차성 고혈압이라고 한다.

속발성 고혈압은 원인이 되는 문제를 치료함으로써 혈압을 낮출 수 있지만, 본태성 고혈압의 경우 원인을 파악하지 못하기 때문에 원인을 제거하는 방식보다 강압적으로 혈압을 낮추는 약물 치료가 필요하다. 이런 비특이적 치료는 여러 가지 부작용을 일으킬 수 있으며 약물을 복용해도 혈압이 떨어지지 않는 경우가 많다.

▣ 증상 및 징후

- 가슴이 답답하고 호흡이 곤란하다.
- 이명현상이 나타난다.
- 머리 뒷부분이 당기고 아프다.
- 어지럽고 속이 메스껍다.

▣ 응급처치

- 승객을 안정시키고 편한 자세를 취하게 한다.
- 과거 병력을 확인하고 고혈압 약의 복용 여부를 묻는다.
- 승객이 복용 전이라면, 본인 소지의 고혈압 약을 복용하게 한다,
- 활력징후를 확인한다.
- 혈압이 조절되지 않거나 증상이 호전되지 않으면 바로 의료진의 도움을 구한다.

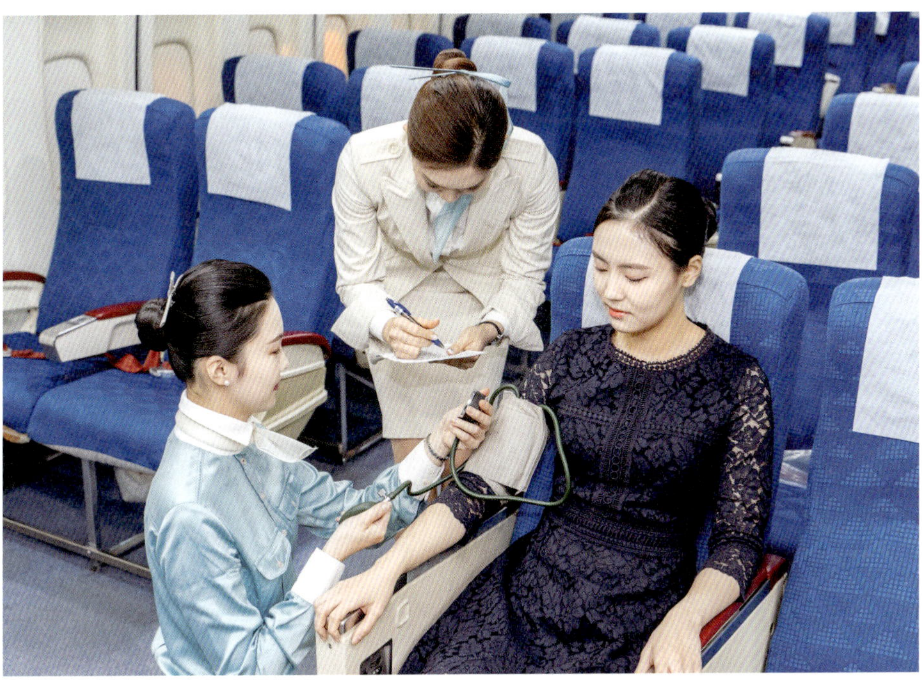

9) 당뇨/당뇨혼수

(1) 당뇨(Diabetes)

인슐린은 체내의 주된 에너지원인 포도당을 체내 곳곳에 전달하여 세포가 사용할 수 있도록 조절하는 호르몬이다. 그런데 인슐린이 원활하게 분비되지 않거나 전혀 생성되지 않아 포도당이 사용되지 못하고 혈액에 누적되어 혈당이 높아지고 이러한 혈당이 소변으로 배출되는 것을 당뇨라고 한다. 한편 인슐린 분비에는 문제가 없으나 비만이나 고지혈증 등으로 인슐린이 작용하지 못할 때도 당뇨가 생긴다.

당뇨병은 중증이 아닌 이상 아무런 증상이 나타나지 않지만, 혈당이 높아지면서 나오는 전형적인 증상으로 소변량이 늘고 갈증을 느끼며 음식을 많이 섭취하더라도 살이 찌지 않고 오히려 체중이 줄며 권태감을 느낀다. 보통 혈당이 200mg/dL가 넘는 경우 당뇨라고 하며, 8시간 공복혈당이 126mg/dL 이상인 경우도 당뇨병이라 할 수 있다.

(2) 당뇨혼수(Diabetic Coma)

체내에 인슐린이 심하게 결핍되어 나타나는 현상으로, 통제할 수 없는 혼수상태와 근육통이 일어나고 의식불명 상태가 된다. 이러한 증상이 일어날 때 곧바로 인슐린을 투여하지 않으면 상태는 더욱더 악화된다.

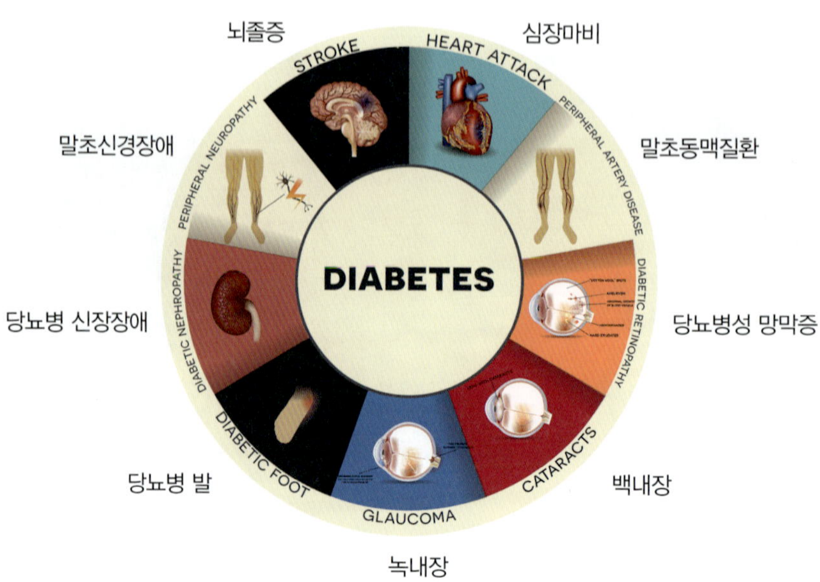

당뇨 합병증

▣ 증상 및 징후

혼수상태 이전

- 입안이 마르고 갈증을 많이 느낀다.
- 복통이 생긴다.
- 구토 증상이 일어난다.
- 초조함을 느끼며 혼란스러운 감정상태가 지속되다가 의식을 잃는다.

혼수상태

- 한숨을 쉬듯 깊이 호흡하고, 호흡 시 아세톤 냄새가 난다.
- 당뇨로 인한 혼수상태 시 종종 만취한 사람처럼 보이기도 한다.
- 맥박이 느려지거나 빨라진다.
- 눈이 움푹 들어가 보인다.
- 피부가 건조하고 붉어지며 열감이 있다.

▣ 응급처치

- 승객의 병력을 확인하고 소지한 약을 복용하도록 돕는다.
- 혈당측정기로 혈당을 측정한다.
- 활력징후를 확인한다.
- 필요한 경우 산소를 공급한다.
- 신속히 의료인의 도움을 받도록 한다.

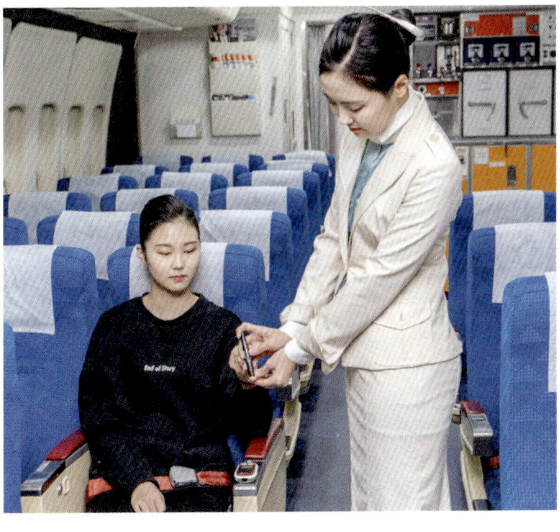

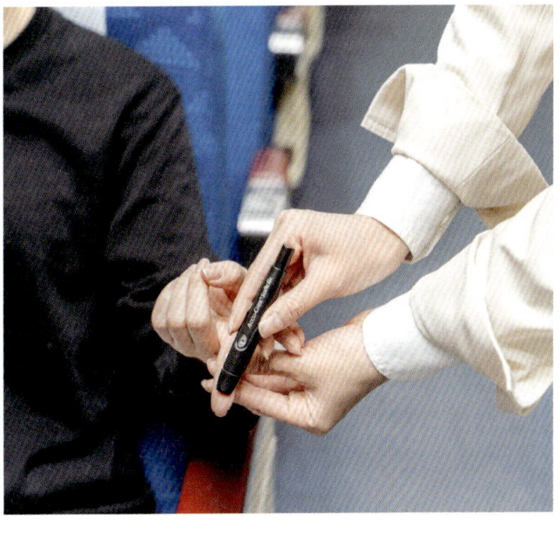

Q 최근 자가 인슐린 주사를 사용하는 승객이 늘고 있다. 기내에 인슐린 주사를 가지고 탈 수 있을까? 또 승객이 인슐린 주사의 보관을 요청하는 경우 객실 승무원의 응대 절차에 대해 생각해 봅시다.

A

10) 저혈당증

저혈당(Hypoglycemia)이란 혈중 포도당이 부족한 상태, 즉 혈당이 정상보다 낮은 상태를 말한다. 저혈당을 일으키는 가장 흔한 요인은 당뇨병 치료에 사용되는 당뇨약이나 인슐린이다. 이 약을 복용하는 중에 식사량이 감소하거나 운동량이 증가하면 저혈당 증세가 나타나고, 당뇨병 환자가 음주하는 경우에도 새벽에 저혈당 위험이 증가한다.

당뇨병 환자는 규칙적으로 식사하며 정해진 시간에 정해진 용량으로 약을 복용 및 투여하는 것이 매우 중요하다. 그러므로 비행 중 승무원은 당뇨병 환자 승객이 식사와 같은 음식의 제공을 요청하면, 기내식 시간과 별도로 즉시 서비스하는 등 적절한 도움을 주어 상태의 악화를 방지해야 한다.

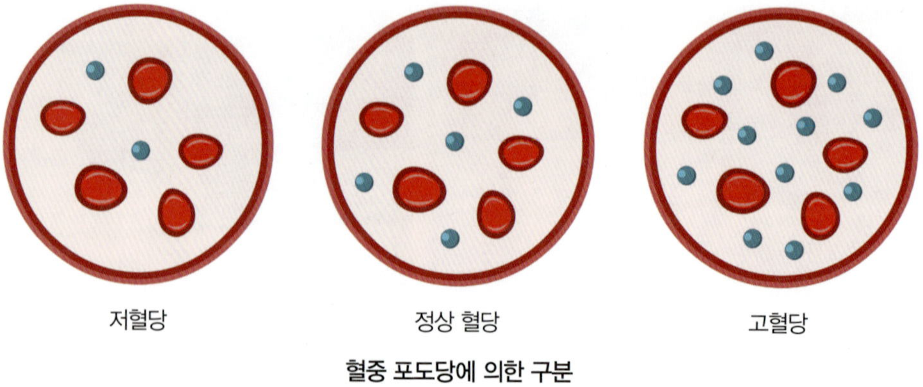

혈중 포도당에 의한 구분

당뇨병 증상이 없는 사람에게도 간, 심장 질환이나 패혈증, 영양실조와 같은 질환이 있을 때 저혈당이 발생할 수 있다. 이처럼 여러 가지 원인으로 체내 인슐린의 양이 비정상적으로 많아지는 경우, 혈중 당 수치가 50mg/dL 이하로 낮아져 저혈당이 된다.

▣ 증상 및 징후

- 현기증 및 두통이 나타난다.
- 호흡이 얕고 빨라진다.
- 맥박이 빠르거나 느려진다.
- 공복감을 느끼고 공격적인 행동을 하기도 한다.
- 기절이나 발작 증세가 나타나기도 한다.
- 피부가 차갑고 끈적거리는 땀이 많이 난다.
- 얼굴이 창백해진다.

▣ 응급처치

의식이 있는 경우

- 혈당을 측정한다.
- 오렌지 주스 또는 설탕 녹인 물을 제공한다.
- 15분 후 상태가 호전되지 않으면 음료를 다시 제공한다.

의식이 없는 경우

- 혈당을 측정한다.
- 활력징후를 측정한다.
- 필요한 경우 산소를 공급한다.
- 신속히 의료인의 도움을 받는다.
- EMK 내 50% Dextrose(포도당) 수액을 의료진에 의해 투여할 수 있다.

11) 두통

두통(Headache)은 이마에서부터 관자놀이, 후두부, 뒷목 등을 포함하는 부위에 발생하는 통증을 말한다. 두통은 스트레스, 피로, 부비동염 등 다양한 원인으로 나타난다. 두통은 환자에 따라 표현하는 방식이 다르며, 이차적 원인이 발견되지 않은 일차성 두통의 경우 진단과 치료에 다소 어려움이 있지만, 적절한 치료를 한다면 일상생활에 미치는 영향을 차단할 수 있다.

뇌종양, 뇌출혈, 뇌압상승, 뇌염, 뇌수막염과 같은 치명적인 이차적 통증이 원인인 경우에는 통증 정도가 심하고 다른 증상이 동반하기도 한다.

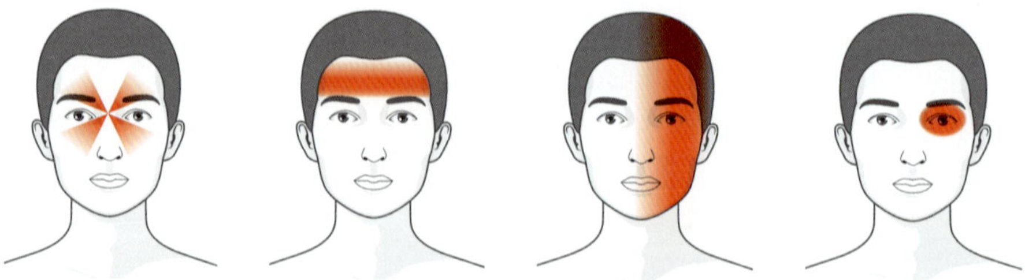

두통 발생 부위

▣ 증상 및 징후

- 두통의 정도는 원인이 되는 질환이나 상황에 따라 달라질 수 있다.
- 발열, 구토 등의 증상을 동반하는 경우, 머리 부상, 뇌질환 등에 의한 통증일 수 있다.

▣ 응급처치

- 승객을 안정시키고 활력징후를 확인한다.
- 구토, 시력저하와 같은 증상이 동반하는지 확인한다.
- 동반 증상이 관찰되고 활력징후가 비정상(고혈압)인 경우 즉시 의료진의 도움을 받는다.
- 이마에 찬 수건을 대 준다.
- 필요 시 진통제(FAK 또는 사무장 상비약: 타이레놀)를 제공할 수 있다.

12) 복통

복통(Abdominal Pain)은 짧은 시간에 생명에 지장을 주는 급성질환으로 일어나는 경우도 있지만, 기능 장애에 의한 만성질환 등과 같은 다양한 질환이 원인이 되어 나타난다.

복통은 주로 복강 내에 위치하는 장기인 위, 소장, 대장, 간, 담낭, 췌장과 같은 소화기관에서 생기지만, 간혹 심장을 비롯한 폐, 콩팥, 자궁, 난소 등 복강 외의 기관에서도 생긴다. 따라서 복통이 주 증상일 때는 원인을 빠르게 파악한 후 적절한 치료가 이루어지도록 해야 한다.

▣ 증상 및 징후

- 복부 통증이 다양하게 일어난다.
- 속이 메스껍기도 하다.
- 구토 증상이 나타날 수 있다.
- 설사 또는 변비 증상이 있다.
- 복부가 팽창한다.
- 호흡이 얕거나 어려울 수 있다.
- 심할 경우 쇼크에 빠질 수 있다.

▣ 응급처치

- 조이는 옷을 느슨하게 풀고 편안한 자세를 취하게 한다.
- 환자 승객이 취식한 음식 종류와 시점을 파악한다.
- 음식물을 더이상 제공하지 않는다.
- 구토가 일어날 경우 기도가 막히지 않도록 대비한다.
- 호흡이 얕거나 호흡곤란 증세를 보일 경우 산소를 공급한다.
- 쇼크 발생 시 응급처치를 실시한다.

13) 부비동통

부비동염에 의한 통증을 부비동통(Sinus Pain)이라고 한다. 코 안쪽에 있는 '부비동'이라는 공기주머니가 다양한 원인(감기, 비염, 구조적 이상)으로 위생상태가 나빠지고 감염되어 농이 고이는 현상을 축농증(부비동염)이라고 한다. 그리고 이러한 축농증이 원인이 되어 안면에 생기는 통증을 부비동통이라고 한다.

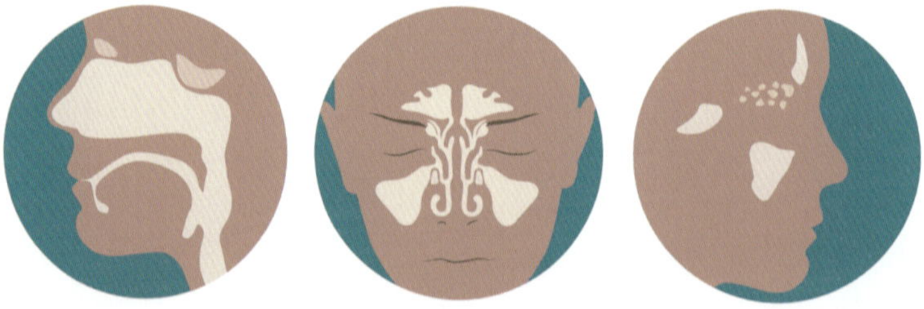

비인강과 부비

▣ 증상 및 징후

- 이마와 광대뼈에 통증을 느끼거나 위쪽 치아까지 통증이 퍼진다.
- 코가 막힌다.
- 두통을 호소한다.

▣ 응급처치

- 발살바를 하게 한다.
- 머리를 뒤로 젖힌 채 코에 비점막 수축제(FAK: 나리스타 S)를 뿌린다.
- 필요 시 진통제(FAK 또는 사무장 상비약: 타이레놀)를 제공한다.

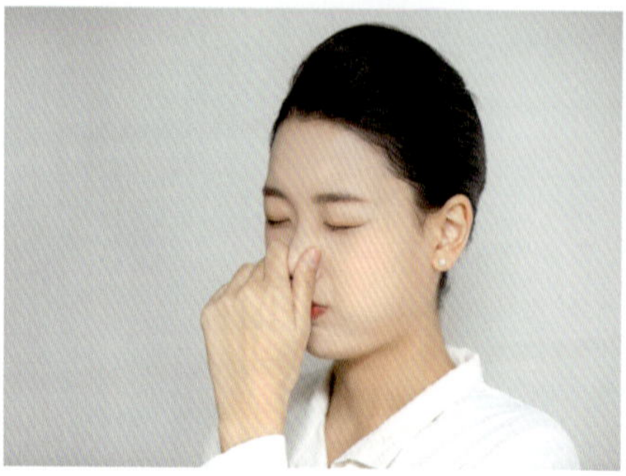

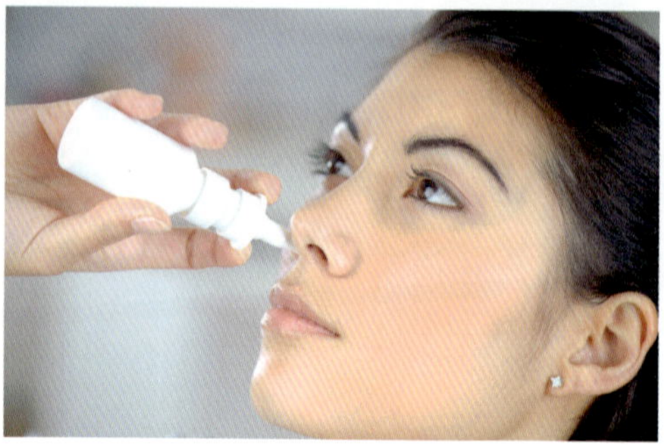

발살바법

손가락으로 코를 잡아 막고 입을 다물고 숨을 깊게 들이쉰 다음 귀로 공기를 내뿜는 방법이다. 입, 목, 코의 내부 압력을 높여 이관(耳管)을 밀어냄으로써 압력 차에 의해 통증을 완화하는 효과가 있다.

14) 이통

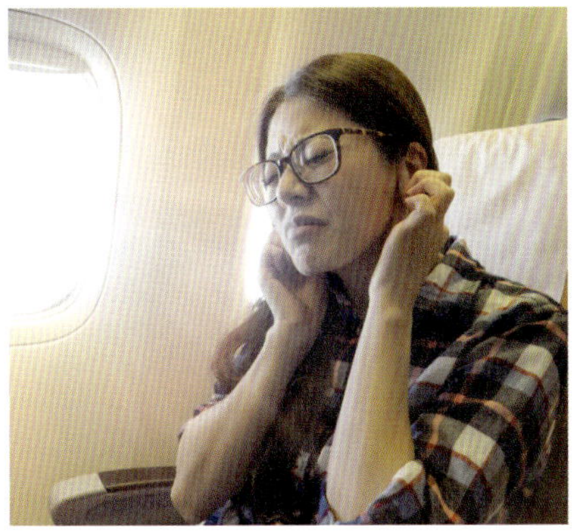

비행기에서 발생하는 이통(Earache)은 대부분 항공성 중이염에 의한 것이다. 항공성 중이염은 비행기가 하강할 때 귀가 멍멍해지고 심한 통증이 생기는 질환이다. 비행기가 상승할 때는 귓속의 압력이 높아져 귓속의 공기가 빠져나가 불편이 없으나, 하강할 때는 외부의 압력이 높고 상대적으로 귓속의 압력이 낮아 외부의 공기가 귓속으로 유입된다. 귀에 통증을 느끼는데 감기 또는 컨디션이 좋지 않은 경우 통증을 심하게 느낀다.

▣ 증상 및 징후

- 귀에서 소리가 나거나 귀가 먹먹하고 잘 들리지 않는다.
- 현기증이 나며 머리가 아프다.

▣ 응급처치

- 하품을 하거나 침을 삼키게 한다.
- 발살바를 하도록 한다.
- 비점막 수축제(FAK: 나리스타 S)를 사용할 수 있다.
- 통증이 있는 귀에 따뜻한 수건이나 패드 등을 대 준다.
- 필요 시 진통제(FAK 또는 사무장 상비약: 타이레놀)를 제공한다.
- 영유아의 경우 젖병이나 노리개 젖꼭지를 물리거나 빨대로 물을 마시게 한다.

15) 공황장애

의학적 문제가 있지 않더라도 갑자기 크게 놀라거나 극심한 불안상태가 되었을 때 '공황상태에 빠졌다'고 말한다. '공황발작(Panic Attack)'은 급작스럽게 놀란 상태라는 점에서 같지만 공황장애(Panic Disorder)와는 조금 다른 개념이다.

공황이란 생명에 위협을 느낄 정도의 위급상황에서 오는 갑작스러운 공포감을 말한다. 즉, 실제로 생명에 위협을 받는 상황이라면 누구에게서나 나타날 수 있는 신체의 즉각적 반응이다. 하지만 공황발작은 목숨이 위태로운 위급한 상황이 아님에도 불구하고 신체의 경보체계가 오작동하여 마치 그런 상황에 처한 것처럼 반응을 일으키는 병적 증상을 말한다.

정상적인 승객도 비행기 탑승 시 항공기 탑승문이 닫히고 이륙을 준비하는 때나 기류 변화로 항공기가 심하게 흔들릴 때 정도의 차이가 있지만 불안을 느끼기 마련이다. 평소 공황장애 증상을 보였던 승객이라면 이러한 상황에서 극심한 불안감 상승으로 공황발작 증세를 보일 수 있다.

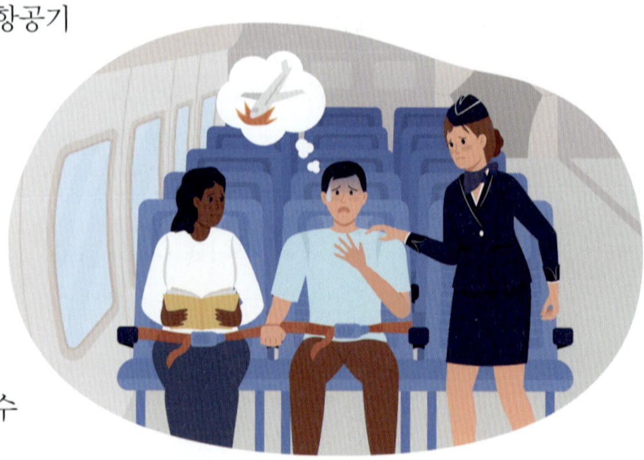

▣ 증상 및 징후

- 호흡이 빨라지거나 숨이 막히는 듯한 느낌이 든다.
- 어지럽고 휘청휘청하거나 실신할 것 같은 느낌이 든다.
- 손발이 떨리고 땀이 난다.
- 누가 목을 조이는 듯 질식할 것 같은 느낌이 든다.
- 메슥거리거나 토할 것 같다.
- 오한이 들거나 발한을 보인다.
- 가슴 부위에 통증이나 답답함을 느낀다.
- 죽을 것 같은 공포를 느낀다.
- 미쳐 버리거나 자신을 통제할 수 없을 것 같은 느낌이 든다.

공황발작 시 이러한 증상 중 4가지 이상이 갑작스럽게 발생하고 진전하여 10분 이내에 최고조에 이르며, 20~30분 정도 지속되다가 저절로 사라지게 된다. 환자의 공황발작 증상은 개인에 따라 빈도 차이가 큰데, 1년에 몇 차례만 나타나는 경우도 있지만 심할 경우 하루에 몇 번씩 경험하기도 한다.

▣ 응급처치

- 승객을 안정시키고 심호흡을 하도록 한다.
- 증상이 나아지거나 조절되지 않는 경우 의료진의 도움을 받아 진정제(EMK: 디아제팜)를 제공할 수 있다.
- 쇼크 발생 시 응급처치를 실시한다.

16) 천식

천식(Asthma)이란 폐로 연결되는 통로인 기관지에 발생하는 질환이다. 특정 유발원인물질에 노출되면 기관지 점막이 부어오르고, 기관지 근육이 경련을 일으키면서 점액이 분비되고 기관지가 막혀 숨이 차게 된다. 이러한 증상이 반복되면 기관지의 섬유화 및 기도 개형이 발생하면서 영구적인 폐기능 저하를 초래할 수 있다.

천식은 대개 유전적 요인과 환경적 요인에 의해 발생하며, 환자에 따라 증상이나 심한 정도가 다르게 나타난다. 유전적 요인은 비만과 성별에 따라 다르게 나타나는데, 비만 천식 환자는 정상체중 환자보다 폐 기능이 떨어지고 동반 질환도 더 많이 발생한다. 또 14세 이전에는 남자가 여자보다 천식 유병률이 2배 더 높게 나

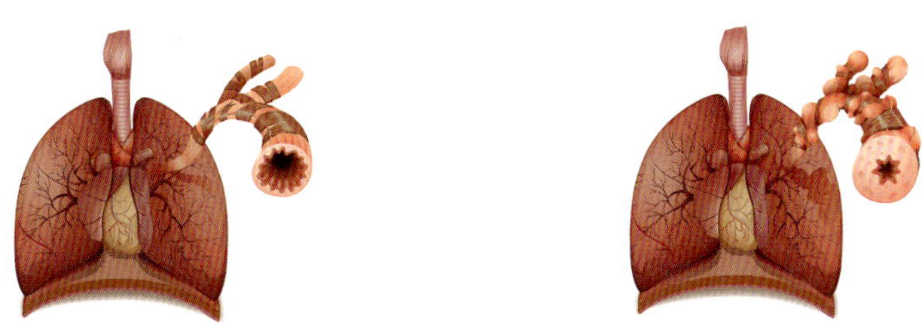

정상 폐와 기도 / 천식에 의해 기도가 좁아진 모양

© Getty Images Bank

천식과 기관지

타나지만 성장하면서 성별에 따른 차이는 점차 감소한다. 하지만 성인의 경우에는 여자의 발병률이 더 높게 나타난다.

환경적 요인으로는 알레르기 항원, 즉 알레르기를 일으키는 물질이 천식을 악화하는 요인으로 잘 알려져 있다. 영아기에는 다양한 바이러스들이 천식 발달에 연관되고, 흡연이나 실내외 공기오염이 심할수록 천식이 더 심해진다. 일부 연구에서는 천식이 서구화된 식습관이나 아토피 질환의 증가와 관련이 있다고 보고되었다.

밀폐된 공간에서 많은 사람들이 동시에 머무는 기내의 환경이나 낮은 습도 등 대기 조건은 천식 환자들에게 천식발작을 일으킬 수 있는 환경적 요인으로 작용할 수 있다. 그러므로 천식발작 증상을 보이는 환자 승객이 발생하면 승무원은 적절한 조치를 취할 수 있어야 한다.

▣ 증상 및 징후

- 가래가 많아지고 기침을 심하게 한다.
- 입가나 얼굴에 청색증(푸른색 피부)이 나타나거나 피부가 창백해진다.
- 숨을 내쉴 때 쌕쌕거리는 소리가 나고 호흡하기 힘들어진다.
- 숨이 차서 말을 하기 어렵고 가슴이 답답하다.

▣ 응급처치

- 승객을 안정시키고 상체를 앞으로 약간 수그린 상태로 기대앉게 한다.
- 승객이 복용하는 천식 약을 소지하고 있는지 확인하고, 필요 시 복용하도록 한다.
- 약을 소지하지 않은 경우, 필요 시 의사의 처방하에 기관지 확장제(EMK: 벤톨린 흡입제)를 제공할 수 있다.
- 필요 시 산소를 공급한다.

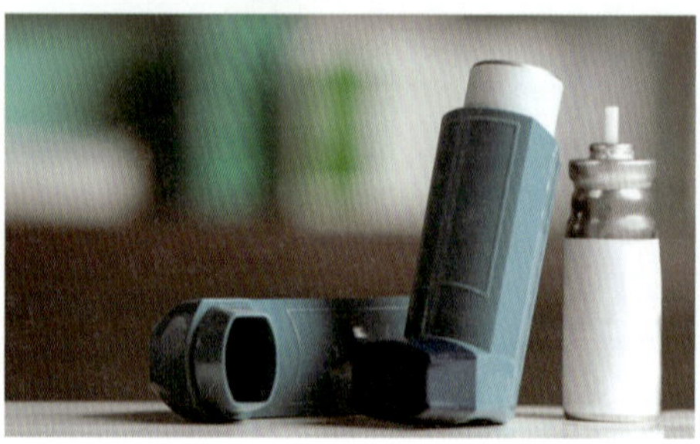
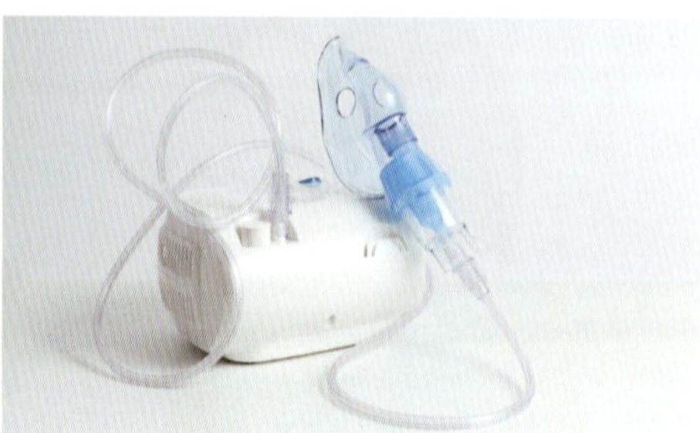

17) 과호흡

과호흡(Hyperventilation)이란 여러 가지 원인에 의해 호흡수가 많아지고 이산화탄소 배출이 증가한 상태를 말한다. 이러한 과호흡으로 동맥혈의 이산화탄소 농도가 정상범위(37~43mmHg) 아래로 떨어져 호흡곤란과 어지럼증, 심한 경우 실신하는 증상을 과호흡 증후군(Hyperventilation Syndrome)이라고 한다.

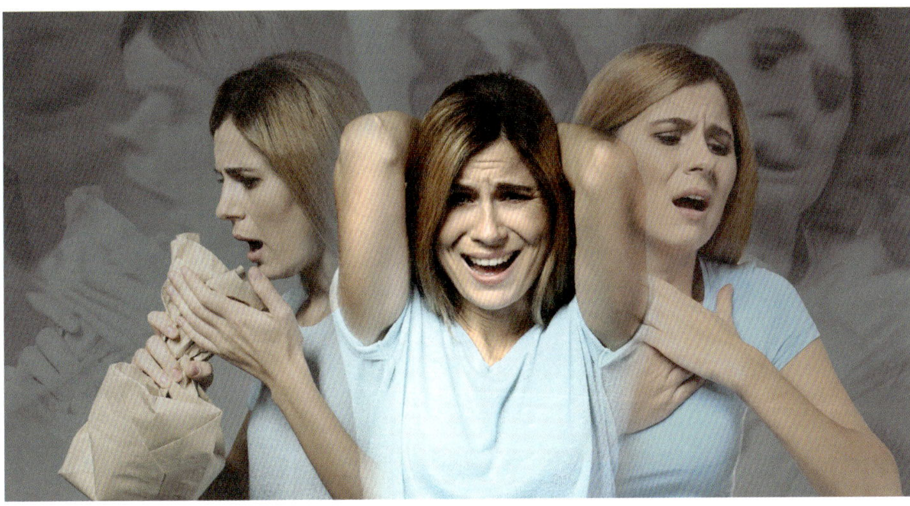

과호흡을 일으키는 가장 큰 요인은 정신적 스트레스이다. 갑작스럽게 정신적 스트레스를 받아 발작적 호흡을 하며 숨을 깊게 들이마시지 못하고 급하게 내쉼으로써 혈중 이산화탄소 농도가 낮아진다. 그 결과 체내 각종 전해질 이상이 동반되어 어지러움, 감각이상, 손발 경련, 근육 무감각과 같은 증상이 나타난다.

정신적 요인뿐만 아니라 신체적 요인으로는 폐질환, 심장질환, 갑상선 항진 등이 있다. 또 폐나 심장은 정상이더라도 체내에 산이 과도하게 축적된 상태인 대사성 산증(당뇨병의 합병증이나 신장질환, 패혈증 등)이 발생한 경우 체내의 산-염기 균형을 맞추기 위해 과호흡 증상이 일어나기도 한다.

과호흡의 원인이 질환인 경우에는 원인 질환을 찾아 치료하면 과호흡 증후군도 호전된다. 하지만 정신적 스트레스가 원인인 경우에는 우선 겪고 있는 증상이 심각한 신체질환에 의한 것이 아님을 설명하여 환자의 안정을 돕고, 과도한 호흡 자체가 증상을 유발한다는 사실을 충분히 이해시켜야 한다. 또 호흡곤란 증상에 대한 환자의 주의를 분산시키거나 환자 스스로 호흡을 조절할 수 있도록 유도한다. 큰 소리로 말하도록 유도하거나 숨을 잠시 멈추게 하는 것도 방법이 될 수 있다.

그러나 이러한 조치로도 호전되지 않는다면 의사를 호출하여 도움을 받는다. 과거에는 비닐봉지나 객실에 비치된 구토대를 코와 입에 대고 자신이 내쉰 숨을 다시 들이마시게 하는 치료법을 이용하기도 했으나, 이 방법을 시행할 경우 저산소증이나 사망의 위험이 있어 현재는 권장하지 않는다.

또 과호흡과 호흡장애를 분명하게 판단할 수 없는 경우가 있는데, 어느 쪽이든 산소를 공급하는 것이 해롭지 않으므로 객실에 비치된 PO_2 Bottle을 사용하여 분당 2L의 산소를 공급하도록 한다.

▣ 증상 및 징후

- 호흡이 깊고 빠르다.
- 현기증이 나고 시야가 흐려진다,
- 균형감각을 잃고, 손발 근육이 굳거나 경련이 일어난다.
- 양손, 발, 입술이 무감각해지고 따끔거린다.
- 심할 경우 기절하거나 혼수상태에 빠지기도 한다.

▣ 응급처치

- 분당 2L의 산소를 공급한다.
- 환자 승객에게 과호흡으로 인해 체내에서 이산화탄소 가스가 배출되어 이 증상이 나타났다는 것을 충분히 설명하고, 호흡을 참으면 증상이 완화된다는 것을 설명하여 실천할 수 있게 한다.
- 필요 시 의료인에 의해 신경안정제(EMK: 디아제팜)를 투여할 수 있다.
- 재발하는 경우가 많으므로 의식적으로 호흡을 조절할 수 있도록 심리적 안정을 취하게 한다.

18) 호흡장애

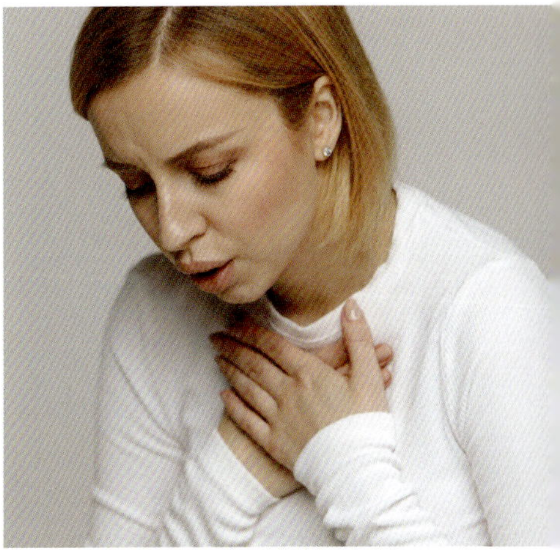

호흡장애(Respiratory Ailment)란 호흡곤란이라고도 하며 환자가 주관적으로 '숨쉬기가 어렵다', '숨쉬기가 불편하다', '숨이 가쁘다', '조금만 움직여도 숨이 차다' 등으로 표현한다. 호흡곤란 증상은 객관적 소견인 빈호흡(Tachypnea)과 과호흡과는 다르다.

호흡곤란을 호소하는 환자에게는 산소를 제공하여 호흡을 원활하게 하도록 돕는 것이 중요하며, 급성 호흡곤란의 경우 위독한 질환이나 장기 손상 시 보이는 주 증상이므로 신속하고 정확한 진단과 적절한 치료가 필요하다.

우선 호흡곤란을 호소하는 환자 승객을 안정시키고 산소를 제공한 후 증상이 지속되는지 등을 확인한다. 이물질에 의한 기도 폐쇄로 호흡곤란이 발생한 경우 빠른 시간 내에 의료진의 도움을 받는 것이 필수이며, 적절한 치료를 받지 못하면 수 분 내에 사망에 이를 수 있다. 이러한 급성 상기도 폐쇄에 의한 응급상황인 경우 의료진을 호출하는 동시에 승무원이 직접 하임리히법(Heimlich Maneuver)을 실시하여 기도 폐쇄의 원인이 되는 이물질을 신속히 제거해야 한다.

하임리히법

창시자인 헨리 하임리히(Henry Judah Heimlich, 1920~2016) 박사의 이름을 딴 응급처치법이다. 이물에 의해 기도가 급성으로 폐쇄된 경우 구조자가 환자를 세운 뒤, 환자 뒤에 서서 양팔로 감싸 듯이 환자를 잡고 명치 끝을 구조자 쪽으로 주먹으로 세게 밀어 올려 이물질을 토해 낼 때까지 이 동작을 반복적으로 실시하는 처치법을 말한다.

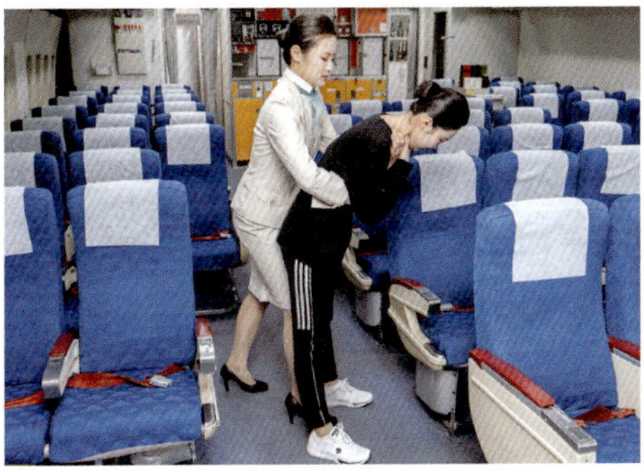

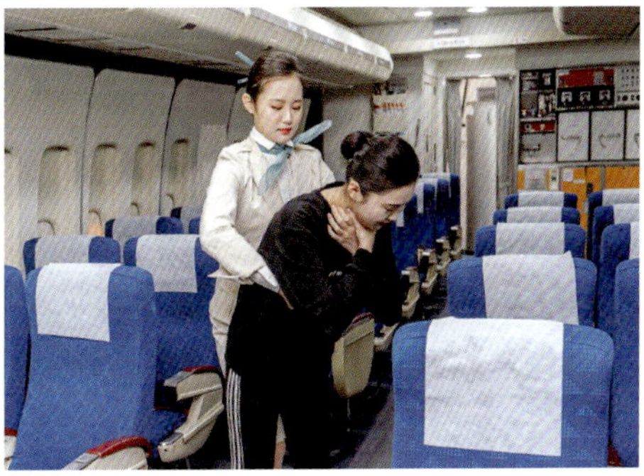

▣ 증상 및 징후

- 숨쉬기를 힘들어하거나 답답함을 호소하고 가끔씩 천천히 소리를 내면서 호흡한다.
- 천식이나 기관지염, 폐기종 등의 병력이 있는 경우 환자는 본인의 증상을 잘 알고 있기 때문에 과거 병력을 확인한다.

▣ 응급처치

- 분당 4L의 산소를 공급한다.
- 승객을 안정시킨다.
- 활력징후를 관찰하고 의식이 있는 경우 편히 앉게 한다.
- 천식, 만성 폐쇄성 폐질환 환자의 경우 처방받은 약이 있으면 복용을 돕고, 처방을 받았으나 소지하지 않은 경우 의사의 처방하에 기관지 확장제(EMK: 벤톨린 흡입제)를 제공할 수 있다.
- 증상이 심한 경우 의사의 도움을 받는다.

19) 저산소증

저산소증(Hypoxia)은 체내 산소 운반량의 감소와 산소 소모량의 증가에 따라 몸에서 필요로 하는 산소의 양이 부족한 상태를 말한다. 이 상태가 지속되면 조직세포가 파괴될 뿐만 아니라 인체의 활동이 정지될 수도 있다. 보통 동맥혈의 산소분압이 비정상적으로 낮은 경우 저산소혈증이라 하고, 조직세포의 산소분압이 비정상적으로 낮은 경우 저산소증이라 하는데, 일반적으로 저산소혈증으로 저산소증이 동반된다.

저산소증에 대한 적절한 응급조치를 하지 못하는 경우 중추신경계인 뇌조직에 심각한 영향을 미칠 수 있고, 기분이 변하거나 행동이 이상해지고 점점 정신이 혼미해지다가 의식을 잃기도 한다. 또 척추도 저산소증에 예민하여 저산소증이 장기간 지속되는 경우 심각한 척추손상이 올 수도 있다. 또 전신의 혈관이 확장되어 빈맥이 잡히거나 서맥으로 심장이 멎는 경우도 있다. 그 외에도 저산소증이 계속 지

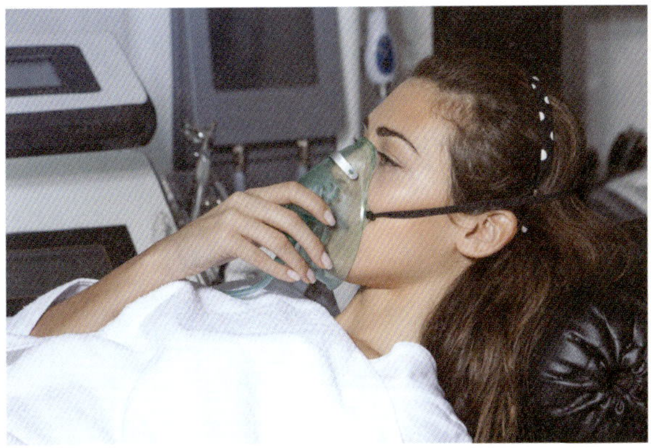

속되는 경우 호흡계, 간, 신장 등의 장기 손상을 초래한다.

그러므로 저산소증을 호소하는 환자가 있거나 객실 내 감압이 발생하면 승무원은 저산소증을 나타내는 다른 환자가 없는지 꼼꼼히 살피고 적절한 조치를 취함으로써 환자의 상태가 악화되지 않도록 해야 한다.

▣ 증상 및 징후

- 호흡이 빨라진다.
- 두통을 호소하고 어지럼증이 나타난다.
- 하품을 하며 피로감과 초조감을 느낀다.
- 깊은 잠에 빠지거나 계속 자려고 한다.
- 피부가 따끔거리거나 더워진다.
- 시력이 저하되고 판단력이 흐려진다.
- 몸의 균형감각을 잃는다.
- 입술, 귀, 뺨 및 손톱 뿌리부분이 푸른색으로 변색되기도 한다.
- 의식을 잃는다.

▣ 응급처치

- 승객을 안정시킨다.
- 즉각적으로 분당 4L의 산소를 공급한다.
- 활력징후를 관찰한다.

20) 식중독

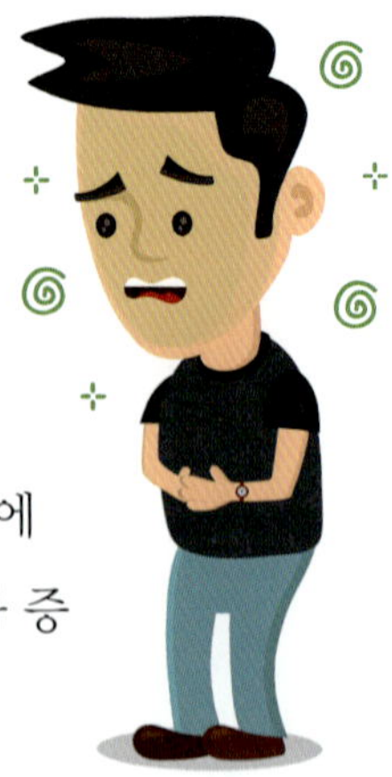

식중독(Food Poisoning)이란 인체에 유해한 미생물이 식품 섭취를 통해 몸속에 들어와 구토, 설사 등과 같은 이상 증상을 일으키는 것을 말한다. 세계보건기구(WHO)에서는 식중독을 식품 또는 물의 섭취에 의해 발생하는 감염형 질환과 독소형 질환으로 규정하고 있다.

식중독은 원인에 따라 크게 미생물에 의한 식중독과 화학물질에 의한 식중독으로 구분할 수 있다. 그리고 원인에 따라 잠복기와 증상이 다르지만, 다시 독소형과 감염형으로 구분할 수 있다.

표 4.1 **식중독의 분류**

대분류	중분류	소분류	원인균 및 물질
미생물	세균성	독소형	황색포도상구균, 바실루스 세레우스균, 웰치균, 클로스트리디움 보툴리눔 등
		감염형	살모넬라균, 시겔라균, 장염비브리오균, 병원성 대장균, 캠필로박터 등
	바이러스성	공기, 접촉, 물 등의 경로로 전염	노로바이러스, 로타바이러스, 장관 아데노바이러스, 간염 A/E 바이러스 등
화학물질	자연 독	동물성 자연독에 의한 중독	복어독
		식물성 자연독에 의한 중독	감자독, 버섯독
		곰팡이 독소에 의한 중독	황변미독, 맥가독, 아플라톡신 등
	화학적 독	고의 또는 오용으로 첨가되는 유해물질	식품첨가물
		우연히 잔류, 혼입되는 물질	잔류농약, 유해성 금속화학물
		제조, 가공, 저장 중에 생성되는 유해물질	지질의 산화생성물, 니트로소아민
		기타 물질에 의한 중독	메탄올 등
		조리기구, 포장에 의한 중독	녹청(구리), 납, 비소 등

출처: 국가건강정보포탈 의학정보자료 재구성

독소형 식중독에서 잠복기는 오염된 음식물을 섭취한 경우 약 1~6시간이고, 세균을 섭취한 후 독소를 만들어 내는 경우에는 8~16시간, 감염성 식중독에서는 잠복기가 16시간 이상이 될 수 있다.

승무원은 승객의 식중독 증상만을 가지고 식중독의 원인을 파악할 수 없다. 식중독은 원인에 따라 잠복기가 다양하므로 비행 전 취식한 음식에 의한 식중독일 수도 있고 비행 중 취식한 음식에 의한 증상일 수도 있다. 따라서 식중독 증상을 호소하는 승객이 있으면 어떠한 음식을 취식했는지 자세히 기록하고, 비행 전 혹은 전일까지 섭취한 음식을 물어보는 것이 좋다. 또 기내에서 같은 증상을 호소하는 다른 승객이 있는지 확인해 보고 취식한 음식 중 같은 음식이나 음료가 있는지 확인하는 것이 좋다.

승무원은 식중독의 원인을 파악하는 것보다 승객의 증상을 호전시키거나 더 악화되지 않도록 유지하는 것이 중요하며, 증세가 심할 때는 기장에게 알려 착륙 전 의료진이 대기하도록 조치하여 승객이 하기 후 즉각적으로 치료를 받도록 한다. 식중독과 같은 전염병 증상을 보이는 승객이 다수일 때는 반드시 항공기가 도착하기 전에 해당 국가에 환자 수와 상태를 알리고 조치를 받아야 한다.

▣ 증상 및 징후

- 속이 메스껍고 구토 증상이 있다.
- 복통과 두통, 오한과 열이 있다.
- 설사 증상이 심하게 나타난다.

▣ 응급처치

- 편안한 자세를 취하도록 한다.
- 탈수 예방을 위해 물을 충분히 마시게 한다.
- 두드러기 증상이 나타나면 환부에 냉찜질을 해 준다.
- 언제 어떤 음식을 섭취했는지 자세히 묻는다.
- 일행이나 같은 음식을 섭취한 승객에게 이상이 있는지 확인하고, 이상이 있다면 해당 승객들의 인적 사항을 파악하여 항공사에 보고한다.
- 사태가 심각할 경우 기장에게 보고하고 협의하여 의료진에게 인계되도록 한다.

21) 알레르기/두드러기

외부로부터 들어온 어떤 물질을 접했을 때 몸에서 급격하게 일어나는 반응을 알레르기(Allergy)라고 한다. 알레르기의 어원은 '변형된 것'을 뜻하는 그리스어 'allos'이며, 이로부터 과민반응이란 뜻의 알레르기가 파생되었다.

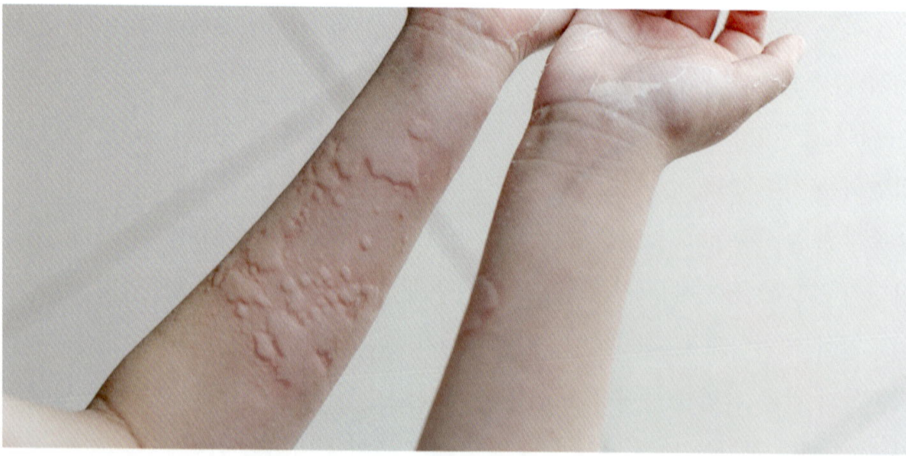

알레르기 반응을 유발하는 항원을 알레르겐(Allergen)이라고 하는데, 전형적인 알레르겐은 꽃가루, 약물, 식물성 섬유, 세균, 음식물, 염색약, 화학물질 등이다. 이러한 항원물질인 알레르겐이 몸속에 들어오거나 피부에 접촉하게 되면 과민반응을 일으켜 히스타민과 같은 물질을 과도하게 분비하기 시작한다. 히스타민은 피부조직에 분비되고 이러한 히스타민으로 인해 심한 가려움증과 함께 피부가 부분적으로 부어오르는 현상이 생기는데 이것이 두드러기(Urticaria)이다. 즉, 두드러기는 알레르기에 의한 반응 현상 중 하나이다.

기내에서 승객이 두드러기 반응을 호소하는 경우 승무원은 원인을 파악하기 위해 과거에도 이런 일이 있었는지 동일 사례 여부를 파악하고, 기타 취식한 음식물이나 약물에 대한 알레르기 반응이 있는지를 확인하는 것이 중요하다. 특히 환자 승객에게 약품을 제공할 때도 약에 대한 알레르기 반응 여부를 반드시 물어야 한다. 특정 약물이나 음식물에 대한 알레르기 반응이 있는 사람들은 그 사실을 잘 인지하고 있으며, 음식을 취식할 때도 해당 항원이 들어 있는지 확인한다.

승객이 특정 음식이나 약물을 섭취할 수 없음을 승무원에게 고지한다면 승무원은 그 사실을 동료 승무원들과 공유하여 해당 승객에게 알레르기 반응을 일으키는 물질이 들어 있는 음식이나 약물을 제공하지 않도록 각별히 주의해야 한다.

▣ 증상 및 징후

- 피부에 울긋불긋한 것이 돋아나거나 전반적으로 하얗거나 빨갛게 부어오를 수 있다.
- 환부에 부종이 나타날 수 있다.
- 따끔거리거나 가려움증이 나타난다.
- 피부에 열감이 있다.
- 호흡곤란, 저혈압, 쇼크가 발생할 수도 있다.

▣ 응급처치

- 환부에 냉찜질을 해 준다.
- 승객이 소지한 알레르기 약이 있으면 바로 복용하게 하고, 소지한 약이 없는 경우 항히스타민제(FAK: 페니라민, EMK: 지르텍)를 제공한다.
- 심각한 알레르기 반응으로 호흡곤란이 있는 경우 활력징후를 관찰하고 인공호흡 또는 CPR을 실시할 수 있다.
- 쇼크 발생 시 응급처치를 실시한다.

22) 체온저하

인체의 중심 체온이 35℃ 이하로 떨어진 상태를 저체온증(Hypothermia)이라고 한다. 저체온증은 대사성 질환이나 머리 외상 등에 의한 증상일 수 있고, 추운 환경에 지속적으로 노출된 경우에도 발생한다.

저체온증은 심부 온도에 따라 크게 경증, 중등도, 중증으로 나눈다. 경증(경한) 저체온증은 심부 온도가 33~35℃이고, 증상으로는 몸을 떨고 피부에는 흔히 닭살이라고 하는 털세움근(기모근)의 수축현상이 일어난다. 피부혈관의 수축으로 피부가 창백해지고 입술이 파랗게 된다. 기면상태에 빠지거나 자꾸 잠을 자려 하고 발음이 부정확하다. 중심을 잘 못 잡고 외부 자극에 무반응 상태를 보이기도 한다.

중등도의 저체온증은 심부 온도가 29~32℃이며, 의식이 더 흐려져 혼수상태에 빠지거나, 심장박동과 호흡이 느려진다. 근육 떨림은 멈추지만 뻣뻣해지고 동공이 확장되기도 한다. 중증 단계는 심부 온도가 28℃ 이하이며 심실세동과 같은 치명적인 부정맥이 발생하여 심정지가 일어나거나, 혈압이 떨어지면서 의식을 잃게 된다.

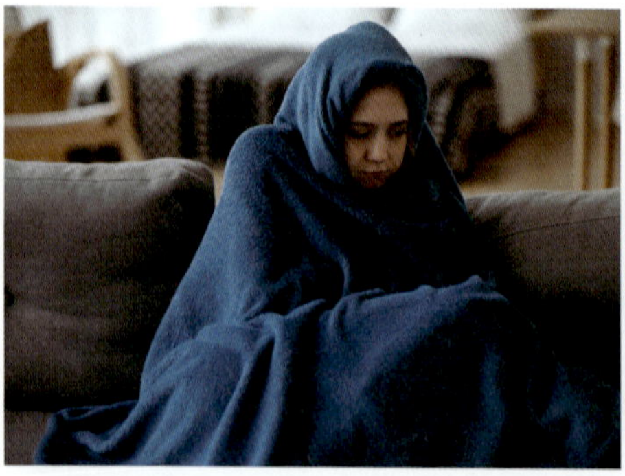

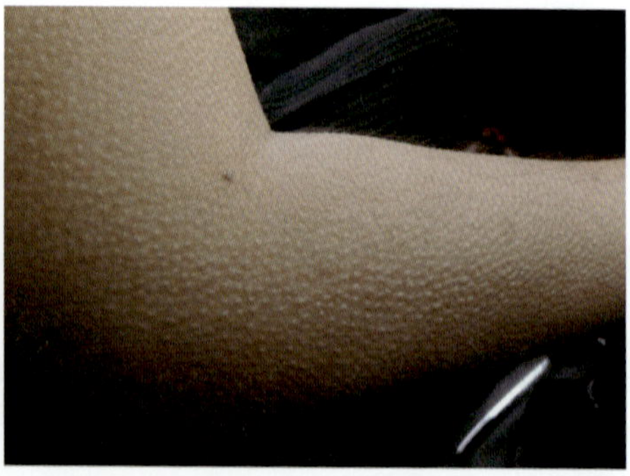

▣ 증상 및 징후

- 몸을 떨며 체온이 떨어진다.
- 무감각, 무기력, 현기증, 졸음 등의 증상이 나타난다.
- 호흡과 맥박이 느려지고 판단력과 시력도 저하된다.
- 의식을 잃는다.

▣ 응급처치

- 젖은 옷은 벗기고 마른 옷과 담요 등으로 몸을 감싼다.
- 껴안거나 겨드랑이, 사타구니, 몸통 등에 온찜질을 하여 체온을 높인다.
- 따뜻한 음료를 제공하되 알코올성 음료는 제공하지 않는다.
- 편안하게 안정시키고, 활력징후를 측정한다.
- 필요 시 산소를 공급한다.
- 쇼크 발생 시 응급처치를 실시한다.

23) 동상

동상(Frostbite)은 영하 2~10℃ 정도의 강추위에 노출된 후 피부의 연조직이 동결하여 그 부위의 혈액공급이 차단되는 것을 말한다. 일반적으로 동상이 발생하는 부위는 귀, 코, 뺨, 손가락, 발가락 등 신체의 말단부위이며, 동상이 발생하지 않도록 심한 추위에 피부를 노출하지 않는 것이 중요하다.

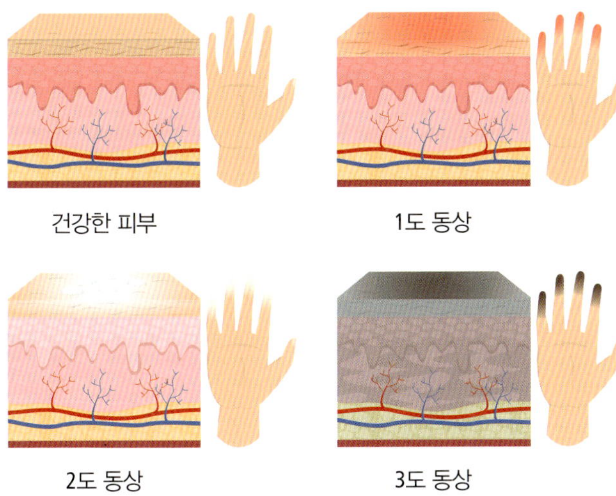

동상의 구분

▣ 증상 및 징후

- 얼어 버린 부위가 창백하고 부드러우며 광택이 있을 수 있다.
- 동상부위가 차갑고 무감각해지거나 통증을 느끼지 못할 수도 있다.
- 심한 경우 조직이 죽으면서 물집이 생길 수도 있다.

▣ 응급처치

- 손상된 부위를 빨리 따뜻하게 해 준다.
- 보통 37~42℃ 정도의 온수에 담가 녹여 준다(30~60분).
- 몸을 녹이는 동안 따뜻한 물을 마시게 한다.
- 피부조직을 손상시킬 수 있으므로 동상부위를 문지르지 않는다.
- 녹인 피부는 건조시킨 후에 붕대로 느슨하게 감는다.

24) 열경련

열경련(Heat Cramps)은 열중증의 한 형태이다. 고온고열의 환경에서는 노동자가 중노동으로 땀을 많이 흘리는데 이로 인해 체내 수분과 염분을 유실하게 된다. 이 때 수분만 보충하여 혈중 전해질인 나트륨이 감소하고 통증을 동반한 근육경련이 일어나는 현상을 말한다. 노동자뿐만 아니라 일반인이 뜨거운 햇볕에 장시간 노출 시 보이는 근육경련도 이에 속한다.

열경련을 예방하기 위해서는 장시간 고온고열의 환경에 노출되지 않도록 하고 땀을 많이 흘렸을 때는 수분과 함께 염분을 섭취한다. 열경련 증상이 보이는 경우 바로 시원한 곳에서 안정을 취하게 하고, 염수(소금물)를 마시게 하거나 생리식염수 정맥을 주사한다.

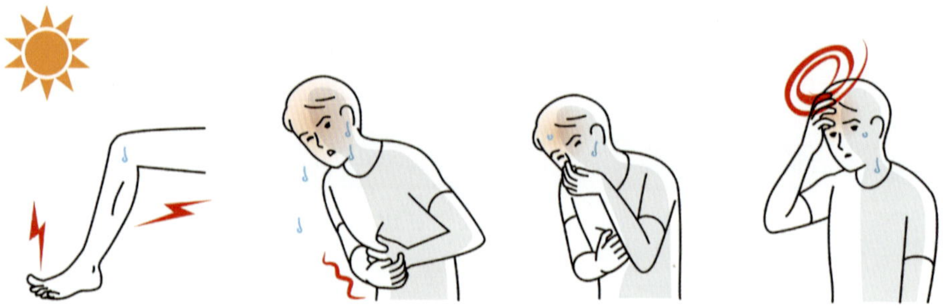

▣ 증상 및 징후

- 주로 복부와 다리에 심한 근육경련이 일어난다.
- 현기증 및 탈진 증상을 보인다.
- 심할 경우 실신한다.

▣ 응급처치

- 가볍게 스트레칭을 할 수 있도록 경련부위를 주물러 준다.
- 이마와 경련부위에 냉찜질을 해 준다.
- 차가운 물(염수)을 조금씩 마시게 한다.

25) 열피로

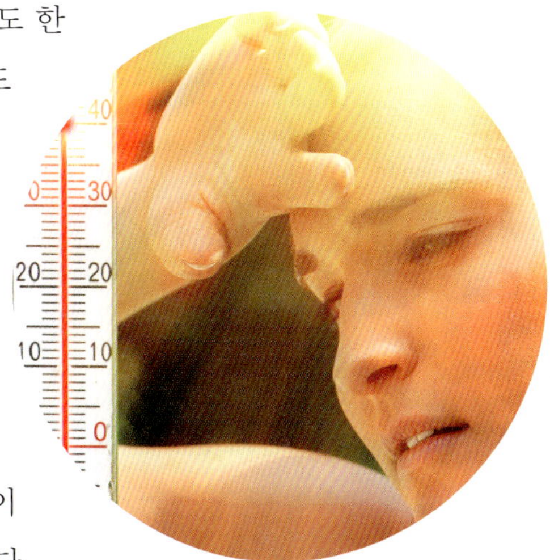

열피로(Heat Exhaustion)는 일사병(Sunstroke)이라고도 한다. 일사병은 고온의 환경에 장시간 노출되어 땀을 과도하게 흘리는데 적절히 수분이 보충되지 않을 때 생긴다. 심부의 온도가 37~40℃로 상승하여 적절한 심박수를 유지할 수 없지만, 중추신경계의 이상은 없는 상태이다. 하지만 일사병 상태를 빠르게 인지하지 못하고 적절한 조치를 하지 못하면 생명이 위험한 열사병으로 발전할 수 있다. 따라서 일사병이 발생했을 때는 즉시 모든 활동을 중단하고 서늘한 곳으로 이동하여 안정을 취하고 적절한 조치를 받는 것이 중요하다.

▣ 증상 및 징후

- 심장박동이 빨라지고 극도로 위약해진다.
- 어지럼증과 두통이 있으며 땀을 많이 흘린다.
- 탈수와 무기력 증세가 나타난다.
- 심할 경우 실신할 수 있으나 적절히 조치하면 즉시 정상상태로 회복된다.

▣ 응급처치

- 서늘한 장소로 이동시킨다.
- 발을 머리보다 더 높게 위치시키고 몸을 눕힌다.
- 두꺼운 옷을 입었다면 벗기는 것이 좋고 옷을 느슨하게 풀어 준다.
- 차가운 물수건으로 찜질해 준다.
- 의식이 있고 구토 증상이 없다면 차가운 물이나 전해질 음료를 조금씩 마시게 한다.
- 구역감이 있거나 구토 증상이 있는 경우에는 억지로 물이나 음료를 마시게 하지 않고 의료진의 도움을 받아 생리식염수를 정맥으로 주사할 수 있다.
- 쇼크 발생 시 응급처치를 실시한다.

26) 열사병

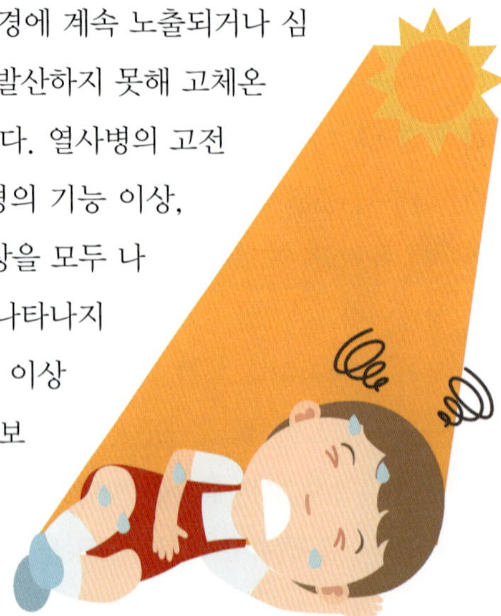

열사병(Heatstroke)은 과도한 고온다습 환경에 계속 노출되거나 심한 작업이나 운동 후 몸의 열을 원활하게 발산하지 못해 고체온 상태가 되면서 발생하는 신체 이상을 말한다. 열사병의 고전적 정의는 심부 온도 40℃ 이상, 중추신경의 기능 이상, 땀이 나지 않는 무한증이라는 세 가지 증상을 모두 나타내는 것이지만, 무한증은 사람에 따라 나타나지 않기도 한다. 고체온증과 중추신경계통의 이상 증상을 보인다면 반드시 열사병을 의심해 보아야 한다. 여러 장기를 손상시키는 응급 상황이므로 즉각적인 처치를 하지 않는다면 사망률이 매우 높아질 것이다.

▣ 증상 및 징후

- 열이 심해진다.
- 피부가 뜨겁고, 붉고 건조하다.
- 경련을 일으키기도 한다.
- 의식을 잃는다.

▣ 응급처치

- 차가운 물수건으로 겨드랑이, 손목, 발목 등을 닦아 주는 등 즉각적인 냉각요법으로 환자의 체온을 빠르게 낮춘다.
- 부채질을 해 준다.
- 활력징후를 확인하고 필요 시 산소를 공급한다.
- 쇼크 발생 시 응급처치를 실시한다.

표 4.2 **일사병과 열사병의 차이**

구분	일사병(Sunstroke)	열사병(Heatstroke)
심부 온도	40℃ 이하	40℃ 이상
정신상태	• 정상 • 30분 이내에 완전히 회복되는 어지럼증과 약간의 정신혼란, 즉시 회복되는 실신	• 비정상 • 발작, 의식소실, 경련, 어눌함
호흡계	정상 또는 빠른 호흡	정신혼란과 동반된 느리거나 빠른 호흡
순환계	• 정상혈압과 빠른 맥박 • 약간 또는 중간 정도의 탈수	• 저혈압과 빠른 맥박 • 중간 또는 심한 탈수
피부	차갑고 창백하며 땀으로 축축함	뜨겁고 건조함
그 외	구역감 및 구토, 두통, 피로, 위약	구토와 설사, 급성 신부전, 심인성 쇼크, 간기능 부전

출처: 서울대학교병원 의학정보 재구성

2. 기내 부상 응급처치

1) 출혈

출혈(Bleeding)은 혈관이 손상되어 혈액이 혈관 밖으로 나오는 현상을 말한다. 일반적으로 출혈 시 혈소판과 혈액응고 인자의 작용으로 혈전이 형성되고 혈전이 손상된 부위의 혈관과 조직을 막아 자연적으로 지혈이 된다.

하지만 상처부위가 크거나 동맥이 손상되어 갑작스럽게 과도한 양이 출혈되어 체내 혈액량의 30% 전후로 유실되면 과다출혈로 사망하게 된다. 환자가 심각한 외부 출혈상태에 있거나 이미 상당량이 출혈되었다고 판단될 경우에는 신속히 지혈 조치를 취하고 의료진을 호출해야 한다.

혈소판

혈액 내에 존재하는 유형 성분의 하나로 지혈 기전에 관여하는 인자이다. 골수에서 생성되며 혈관이나 조직이 손상되었을 때 피가 나오지 못하도록 섬유소를 묶어서 그물 같은 응혈을 만들어 지혈한다.

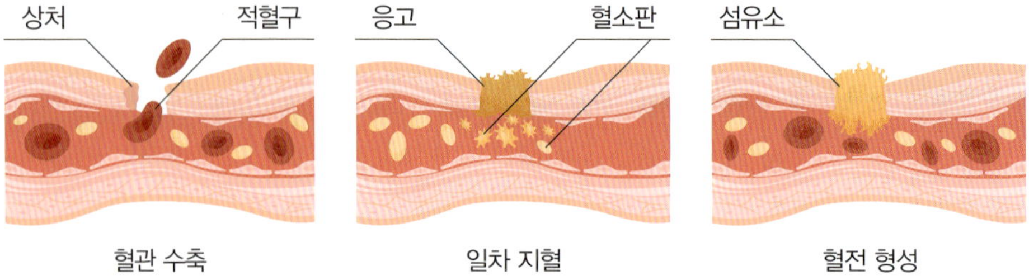

지혈 과정

▣ 응급처치

- 마른 붕대나 깨끗한 천을 이용하여 상처부위를 직접 압박한다.
- 상처부위를 가슴보다 더 높게 들어올린다.
- 직접 압박을 실시하고 상처부위를 들어올려도(거상, 擧上) 지혈되지 않는 경우 압박점 압박을 함께 실시한다.
- 붕대로 상처부위 전체를 감는다.
- 지혈되기 전까지는 붕대를 완전히 고정하지 않는다.
- 출혈이 다시 시작되거나 피부조직이 손상될 수 있으므로 붕대를 풀지 않는다.
- 쇼크 발생 시 응급처치를 실시한다.
- 팔에 출혈이 있는 경우, 상처부위를 심장보다 더 높게 위치시키고 상처부위와 가까운 팔의 상완동맥에 압박을 가한다.
- 다리에 출혈이 있는 경우, 상처부위를 심장보다 더 높게 위치시키고 상처부위와 가까운 다리의 대퇴동맥에 압박을 가한다. 가능하면 환자를 눕힌 상태에서 손바닥으로 대퇴동맥의 압박을 실시한다.

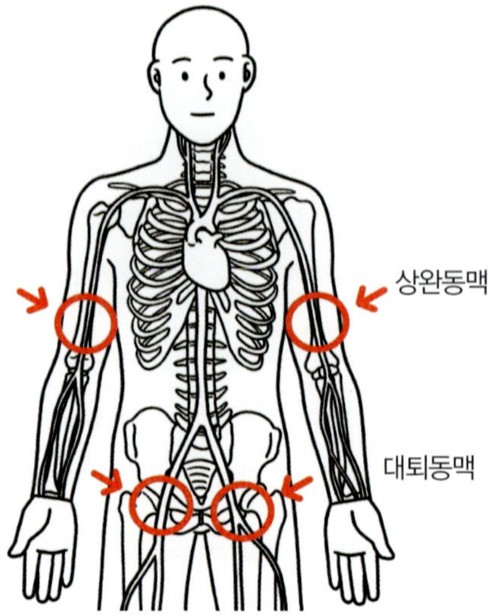

지혈 시 압박점

붕대 사용 시 주의사항

- 깨끗한 붕대를 사용한다.
- 상처부위에 닿는 붕대의 부분을 만지지 않는다.
- 피부조직 손상을 일으킬 수 있으므로 붕대를 여러 번 풀었다 감았다 하지 않는다.

2) 베인 상처, 타박상

(1) 베인 상처(Wound)

자상이라고 하는 베인 상처는 일상에서 쉽게 접하는 상처이다. 대부분의 경우 가볍게 베인 상처는 소독과 같은 간단한 처치로 쉽게 나으나, 이차 감염을 피하기 위해서는 제대로 관리하고 건강한 상태를 유지해야 한다. 따라서 베인 상처가 나면 최대한 빠르고 효과적인 조치를 취해야 한다.

(2) 타박상(Contusion)

보통 외부의 충격으로 피부 속 세포조직이 파괴되어 속으로 출혈되면서 검푸르게 멍이 드는 것이다. 약하게 타박상을 입은 경우 창상과 골절, 내출혈 등 여러 증상이 동반되기도 한다.

▣ 증상 및 징후

- 상처부위가 타거나 쑤시는 듯한 통증이 발생한다.
- 베인 부위에 출혈이 발생한다.
- 상처에 의해 감각이 마비될 수 있다.
- 타격을 입은 부위가 부어오르거나 변색된다.

▣ 응급처치

- 출혈이 동반된 경우 우선 지혈한다.
- 가벼운 상처는 붕대로 감기 전에 깨끗한 물로 씻어 낸다.
- 상처부위를 소독하고 연고를 바르거나 밴드를 붙인다.

3) 근골격계 질환

(1) 골절(Fracture)

대개의 경우 외부의 힘에 의해 뼈의 연속성이 완전 혹은 불완전하게 소실된 상태를 말한다. 골절 시 뼈 주변의 연부조직이나 장기의 손상이 동반되는 경우가 흔하고 발생 위치에 따라 크게 사지골절, 척추골절, 기타 골절로 나눈다.

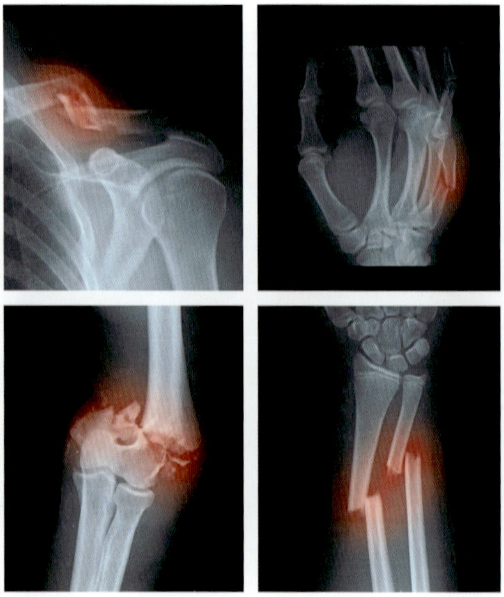

(2) 염좌(Sprain)

관절을 지지해 주는 인대 혹은 근육이 외부 충격 등에 의해 늘어나거나 일부 찢어지는 것을 말한다. 해당 조직에 대한 순간적인 과도한 충격이 주요 원인인 경우가 많다. 예를 들면 넘어지면서 발목을 접질리는 경우 발목을 지지하는 바깥쪽 인대가 늘어나거나 찢어지는 현상이 있다.

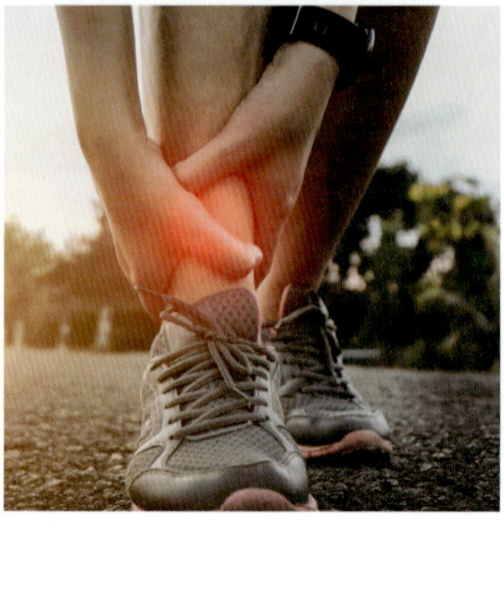

(3) 탈구(Dislocation)

관절을 구성하는 관절면이 정상적인 생리적 위치에서 이동한 상태를 말한다. 원인에 따라 선천적, 외상적, 병적 탈구로 분류할 수 있다.

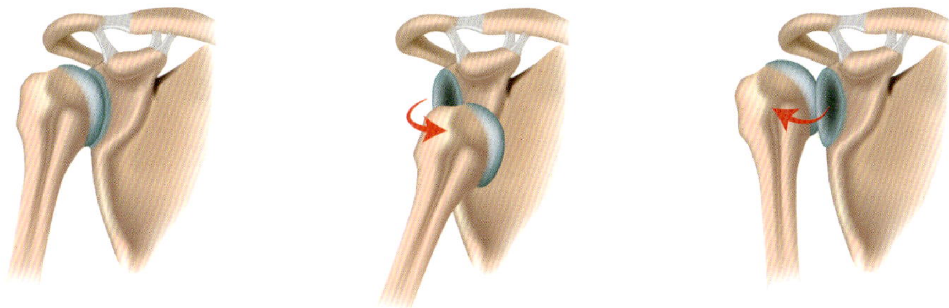

어깨 탈구

▣ 증상 및 징후

골절, 염좌, 탈구가 발생한 부위 주변에 통증과 압통이 발생한다. 통증은 근육의 경직, 주변 연부조직의 손상 등으로 발생하며, 해당 부위의 체액 증가나 출혈로 인해 부종과 피부 변색 등의 증상이 나타난다. 신경의 손상 등이 동반되는 경우에는 감각 이상이나 저린 느낌, 마비 등이 나타날 수 있으며 심할 경우 쇼크에 빠지기도 한다.

▣ 응급처치

- 승객을 움직이지 않게 한다.
- 출혈이 있는 경우 우선 지혈을 하고 해당 부위에 무리한 힘을 가하지 않는다.
- 활력징후를 관찰한다.
- 부상부위를 멸균거즈로 덮은 뒤 부목으로 고정하되, 부목으로 인하여 통증이나 불편함을 주지 않도록 한다.
- 부목을 고정하기 전후에 부상부위 말단의 혈액순환과 감각상태를 확인한다.
- 부종이 심한 경우 손상부위를 심장보다 더 높이거나 냉찜질하고, 필요 시 진통제를 제공한다.
- 쇼크 발생 시 응급처치를 실시한다.

4) 화상

화상(Burn Injury)은 주로 열에 의해 피부와 피부 부속기관에 생긴 손상을 말한다. 손상된 피부의 깊이와 면적에 따라 화상의 정도가 결정되며, 영향을 받은 조직, 정도, 결과로 생기는 합병증에 따라 증상이 매우 다양하게 나타난다. 기내에서 가장 빈번하게 발생하는 외상으로, 승객과 승무원 모두는 뜨거운 음식을 취급할 경우 각별한 주의가 필요하다.

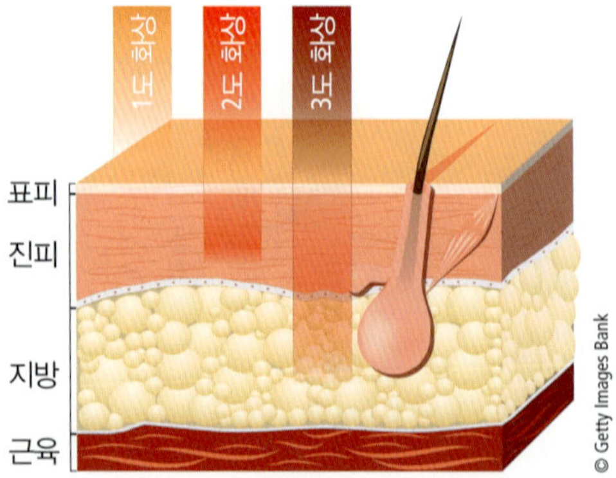

1도, 2도, 3도 화상에 의한 피부 손상 깊이

표 4.3 피부 손상의 정도에 따른 화상의 분류

구분	손상조직	외견	증상	치유기간	흉터
1도 화상	표피 · 각질층	발적, 충혈	통증, 열감	약 5~10일	남지 않음
2도 화상(경)	표피, 얇은 진피층	수포, 발적, 부어오름, 물기	심한 통증, 작열감, 감각 둔화	약 2~3주간	거의 남지 않음
2도 화상(중)	깊은 진피층까지	수포, 발적, 부어오름, 물기, 점점 희어짐	통증이 덜하고, 감각 둔화가 현저함	약 3~8주간	남기 쉬움
3도 화상	진피층 전체, 피하조직	괴사, 건조, 희거나 검게 변함	통증 없음, 감각 없음	자연치유불가 (피부이식 수술 필요)	남음

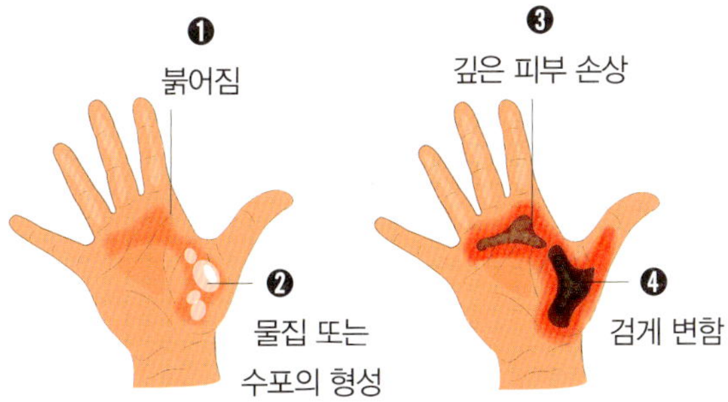

화상의 정도

▣ 증상 및 징후

- 1도 화상: 피부가 붉어지며 붓고 통증이 있다.
- 2도 화상: 1도 증상 외에 물집이 생긴다.
- 3도 화상: 부위가 하얗게 되거나 검게 변한다.
- 피부조직이나 뼈가 보이기도 한다.
- 심할 경우 쇼크에 빠질 수 있다.

▣ 응급처치

- 화상부위의 의복, 장신구 등을 조심스럽게 제거하여 화상부위를 노출시킨다.
- 화상부위에 이물질이 있는 경우 깨끗한 물로 씻어 낸다.
- 화상으로 인한 물집을 임의로 터트리지 않는다.
- 화상 치료용 거즈(BurnTec)를 환부에 얹고 탄력붕대로 느슨하게 고정한다.
- 화상 치료용 거즈를 사용하기 어려운 경우 차가운 물로 화기를 충분히 제거한 후 화상 연고 도포 및 멸균거즈와 붕대로 느슨하게 고정한다.
- 필요 시 진통제를 제공할 수 있다.
- 쇼크 발생 시 응급처치를 실시한다.

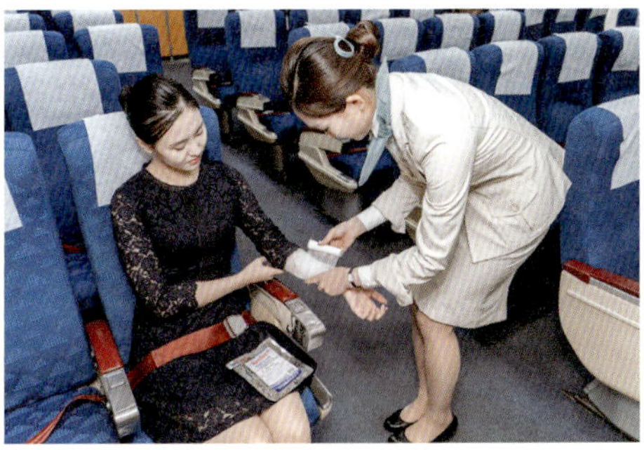

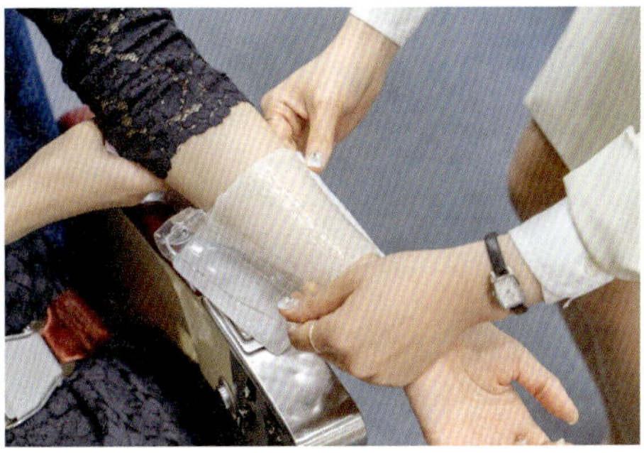

5) 머리 부상

뇌의 90%를 차지하는 대뇌는 신경계 전체의 중추 작용을 하며 운동기능, 식욕, 성욕 같은 본능적 욕구를 조절하고 관장한다. 따라서 모든 종류의 머리 부상(Head Injury)은 정도에 상관없이 위험성이 크므로 빠른 대처가 시급하다.

▣ 증상 및 징후

- 머리에 상처나 혹이 나고 심한 통증이 동반되며 부어오른다.
- 부상부위에 출혈이 있고 입, 코, 귀에서 맑거나 피가 섞인 분비물이 흘러나온다.
- 말을 더듬거나 정신이 혼미하다.
- 귀가 잘 들리지 않고 이명현상이 나타난다.
- 두통 및 현기증이 나타난다.
- 빠르고 약한 맥이 잡히고, 구토 증상이 나타난다.
- 동공 크기가 균일하지 않고 시야가 흐려진다.
- 한쪽 또는 양쪽 신체마비 증상이 나타난다.
- 발작하거나 의식을 잃는다.

▣ 응급처치

- 바르게 눕히고 기도를 유지시킨다.
  ☞ 척추 부상의 우려가 있는 경우 승객이 움직이지 않고 안정을 취하도록 한다.
- 코나 귀로 분비물이 나오는 경우 자연스럽게 흐르게 하고 틀어막지 않는다.
- 출혈이 동반된 경우 깨끗한 거즈로 직접 압박하여 지혈한다.
  ☞ 이때 골절이 동반될 수 있으므로 무리한 힘을 가하지 않는다.
- 지혈이 되면 부상부위를 붕대로 느슨하게 감는다.
- 의식이 있으면, 질문을 하여 기억상실, 언어장애 여부를 파악한다.
- 활력징후를 관찰하고 필요한 경우 산소를 공급한다.
- 쇼크 발생 시 응급처치를 실시한다.

6) 눈 부상

(1) 타박상에 의한 눈 손상(Eye Injury)

외부의 충격으로 눈 주변 혹은 안구에 물리적 힘이 가해진 경우 눈이 붓고 출혈이 발생하는 등의 눈 부상이 이에 속한다.

▣ 증상 및 징후

- 출혈이 있을 수 있으며 계속해서 화끈거리는 통증이 느껴진다.
- 눈이 충혈되거나 눈물이 나고 심하면 두통이 동반되기도 한다.

▣ 응급처치

- 출혈이 발생하면 거즈로 출혈부위를 가볍게 눌러 준다.
- 깨끗한 물(생수)로 눈을 씻어 낸다.
- 붕대로 양 눈을 가볍게 감는다.
- 멍이 들거나 부어오르면 붕대 위로 눈 주위를 냉찜질한다.
- 필요 시 진통제를 제공할 수 있다.

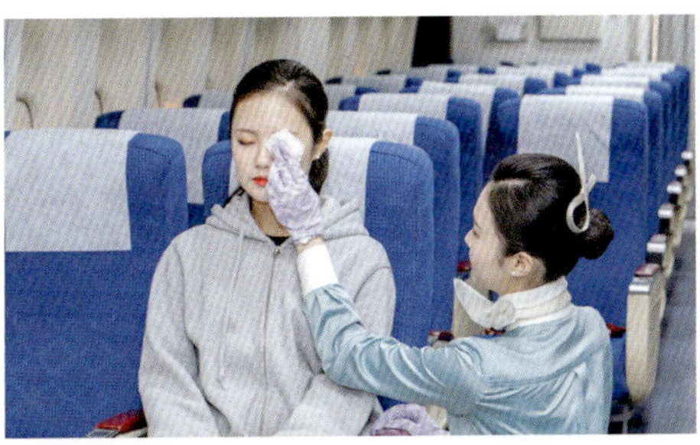

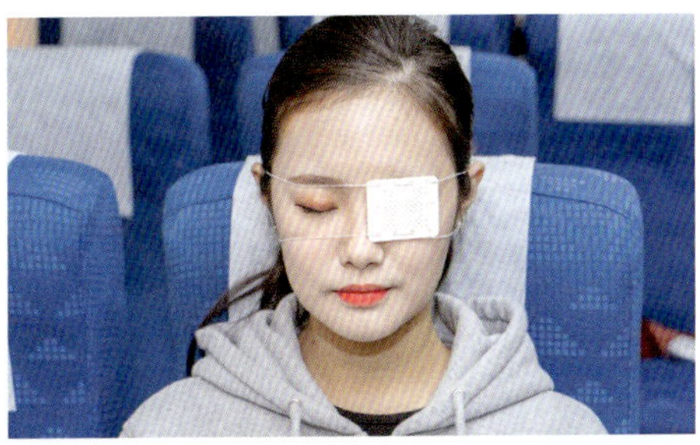

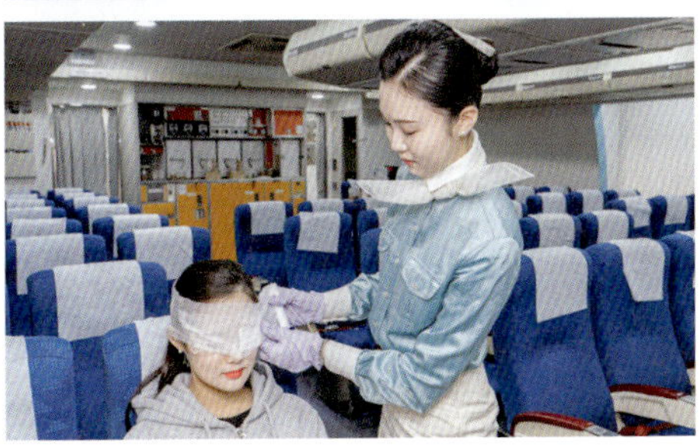

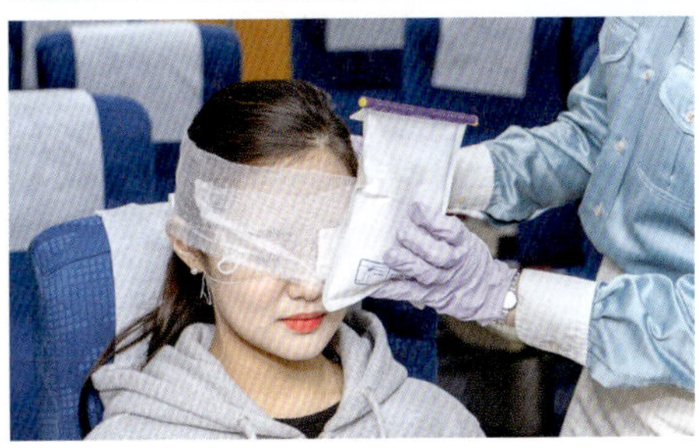

(2) 예리한 물질, 이물질(Sharp/Foreign Substance)에 의한 눈 손상

외부로부터 뾰족하거나 날카로운 파편이 튀어 안구에 박히거나, 액체나 고체 등의 이물질이 눈에 들어가서 안구가 손상된 상태를 말한다.

▣ 증상 및 징후

- 손상된 부위에 통증을 느끼고 충혈되거나 화끈거리는 증상이 동반된다.
- 눈에 들어간 이물질이 보이거나 각막 혼탁 증상을 보이기도 한다.

▣ 응급처치

- 작은 이물질이나 액체가 들어간 경우에는 깨끗한 물 혹은 생리식염수로 눈을 충분히 씻어 낸다.
- 이물질이 크거나 안구에 박힌 경우 무리하게 꺼내려 하지 않는다.
- 세척 후에도 이물질이 제거되지 않을 때는 손상된 눈 위에 종이컵을 대어 추가 손상이 발생하지 않도록 조치한다.
- 반대쪽 눈에도 안대를 씌워 안구가 움직이지 않도록 한다.
- 절대 눈을 비비지 않는다.

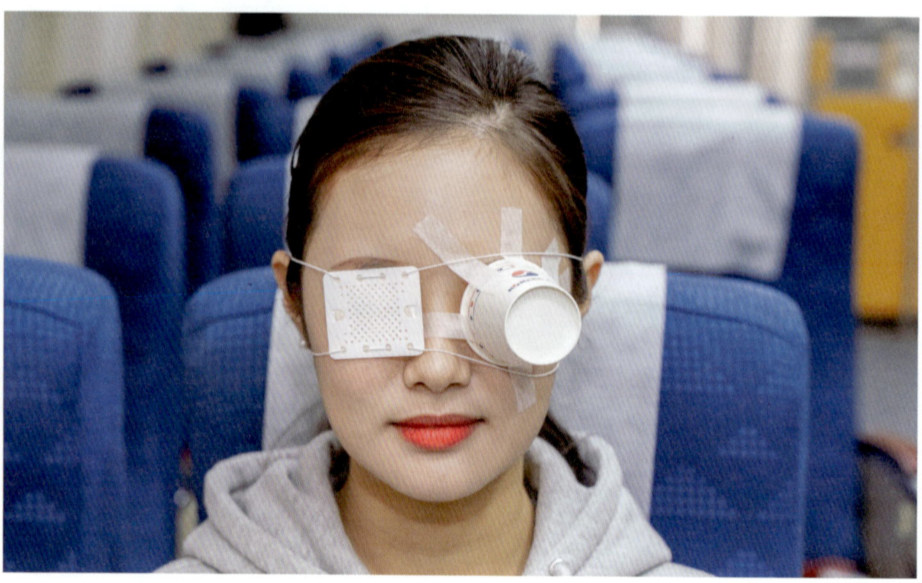

7) 등, 목 부상

등, 목의 부상(Spinal, Neck Injury)은 신경 손상으로 몸의 일부 또는 전체에 영향을 미칠 수 있다. 또 자세를 변경하거나 응급처치를 하는 과정에서 이차 신경 손상이 발생할 위험이 있으므로 자세 변동 시에는 각별히 주의하고 가능한 한 그 자리에서 즉시 응급처치를 실시한다.

▣ 증상 및 징후

- 통증을 느낀다.
- 신체의 한쪽 혹은 양쪽이 마비될 수 있다.
- 팔다리가 무감각해지거나 찌르는 듯한 고통을 느끼기도 한다.

▣ 응급처치

- 승객을 움직이지 않게 한다.
- 목의 부상인 경우 머리를 들어올리지 않는다.
- 몸을 따뜻하게 해 주고 안정을 취하도록 한다.
- 쇼크 발생 시 응급처치를 실시한다.

8) 코피

비출혈이라고도 하는 코피(Epistaxis)는 여러 가지 원인으로 발생한다. 신체의 국소적 원인으로는 기계적 외상이나 비강질환, 염증, 종양, 기압 변화 등이 있으며, 신체 전반에 걸친 원인으로는 혈액응고장애, 유전성 질환, 모세혈관 확장증 등이 있다. 그중 외상이 가장 주된 원인이며, 습관적으로 코를 후비는 행동은 어린이들에게 가장 흔한 비출혈의 원인이다.

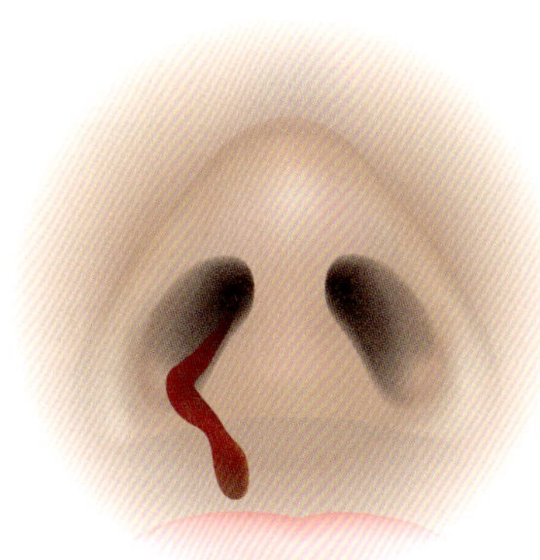

▣ 증상 및 징후

- 코에서 피가 나온다.
- 30분 이상 지혈되지 않거나 혈압이 높은 경우에는 의료진을 호출한다.

▣ 응급처치

- 바른 자세로 앉게 하고 고개를 뒤로 젖히지 않는다.
- 멸균거즈로 피가 나오는 콧구멍을 막는다.
- 콧등을 잡고 5분 이상 지긋이 눌러 지혈한다.
- 코 주변을 얼음찜질하고 편히 쉬게 한다.
- 코를 풀지 않도록 한다.
- 머리, 등, 목의 부상이 의심될 경우 지혈을 시도하지 않고 머리와 목을 고정하여 안정시킨다.

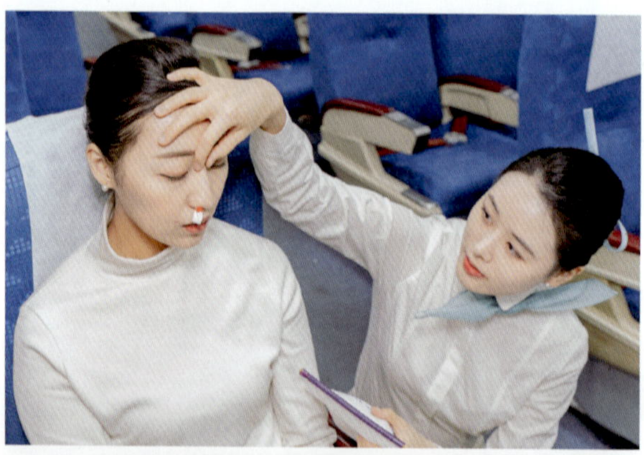

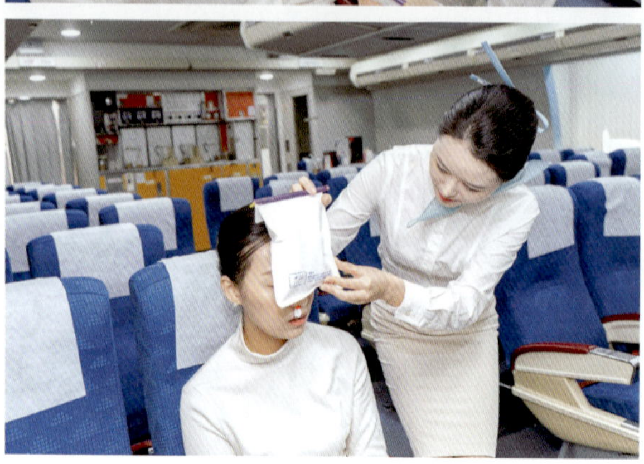

3. 기타 상황 응급처치

항공 운송수단의 발달과 그에 따른 여행객 수의 증가에 따라 기내에서 발생한 사건 기사를 자주 접하게 된다. '과연 내가 탄 비행기에서도 그런 일이 일어날까?' 하는 생각을 하겠지만 출산이나 사망과 같은 예기치 상황은 기내에서도 종종 발생한다. 사람의 출생과 사망이 시간과 공간을 구별하지 않기 때문이다.

그러므로 항공기 객실 승무원은 이와 같은 돌발 상황에도 즉각적이고 효과적으로 대처할 수 있어야 한다. 심신상의 위험에 처한 승객의 안전을 책임지고 적절하고도 침착한 대응으로 주변 승객들에게 신뢰감을 줌으로써 심리적 불안을 덜고 동요가 확산되는 것을 막을 수 있다. 또 승객 사망 시에는 정확한 처리절차를 숙지하고 이행하여 유가족과 문제가 발생하지 않도록 해야 한다.

1) 기도 폐쇄

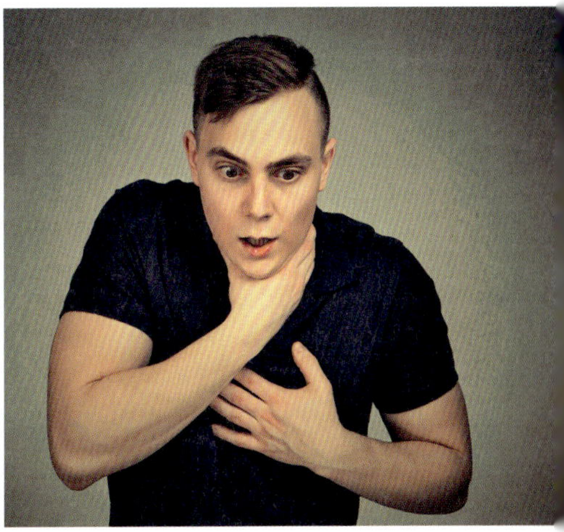

탑승 시 정상적이었던 사람이 비행 중 갑자기 이물질로 인해 기도의 일부나 전체가 막혀 호흡이 원활하게 이루어지지 않는 상태를 기도 폐쇄(Choking)라고 한다. 기도 폐쇄 시 승객은 자가 호흡을 하지 못해 체내 산소가 부족해지고, 주요 장기인 뇌나 심장 등으로 산소가 공급되지 않아 뇌 손상 후유증이나 심장마비가 발생하며 수분 안에 사망에까지 이르게 된다.

일반적으로 기도 폐쇄 환자는 숨을 쉬려고 하나 숨소리가 나지 않고 높은 음조로 헐떡거리거나 목을 움켜쥐는 행동을 하는데, 이를 기도 폐쇄 징후(Choking Sign)라고 한다. 이러한 상태에서 시간이 지나면 안색이 붉은색에서 푸른색으로 변하고, 심한 경우 의식을 잃고 심장마비에까지 이른다.

기도 폐쇄 환자 승객이 발생하면 승무원은 환자의 연령에 따라 혹은 환자가 의식이 있는지 없는지에 따라 Choking(기도 폐쇄) 응급처치를 수행하는 등 신속한 상황 판단과 적절한 조치를 취함으로써 기도 내 이물질을 제거하여 승객의 생명을 구해야 한다.

표 4.4 Choking(기도 폐쇄) 응급처치

구분	성인/소아	영아(2세 미만)
의식이 있을 때	하임리히법 실시	등 5회/가슴 5회 압박 실시
의식이 없을 때	CPR(30 : 2)* 실시	CPR(30 : 2) 실시

* 가슴 압박 대 인공호흡 비율 30 : 2

기도 폐쇄 응급처치는 환자의 기도에서 이물질이 빠져나와 호흡이 가능해질 때까지 반복해서 실시해야 한다. 의식이 있었던 환자이더라도 기도 폐쇄 응급처치를 수행하던 중 이물질을 제거하는 데 시간이 오래 걸려 중간에 의식을 잃고 쓰러졌다면 하임리히법이나 영아의 가슴 압박 실시를 멈추고 즉각적으로 CPR을 실시해야 한다.

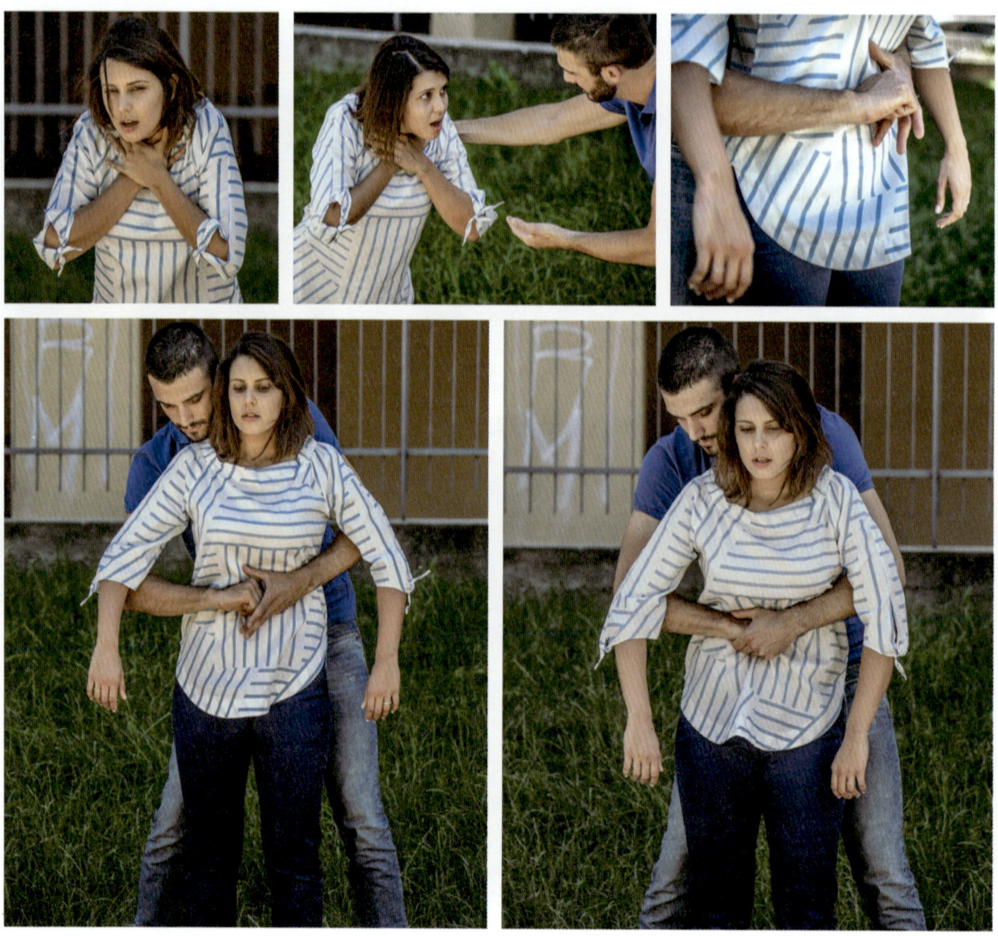

2) 기내 출산

임산부는 장애인으로 간주하지는 않지만 항공 여행을 할 때 기내 출산(Baby Born On–board)의 위험이 있어 항공기 이용 시 제약이 따르며, 제약사항은 항공사별로 정한 세부기준에 따라 다르다. 국내 K 항공사의 기준을 보면, 32주 미만의 임산부에게는 제약이 없고 32주 이상~36주 미만의 임산부에게는 72시간 안에 작성한 주치의의 소견서가 필요하다. 하지만 32주 미만의 임산부라고 해서 항공 여행을 할 때 기내 출산에 대한 위험 부담이 전혀 없는 것은 아니다.

2017년 아프리카 기니에서 터키 이스탄불로 운항 중이던 비행기 안에서 임신 28주차 승객이 조산하여 아기를 출산했고, 같은 해 1월에는 인천발 칭따오행 항공기에서 아기를 출산하여 인천공항으로 회항하는 사건도 있었다. 2018년에는 중동항공 리비아 항공기 ME435편에서 카타르에서 리비아로 가는 도중 기내 출산 상황이 벌어지기도 했다.

이처럼 항공사별로 세부기준을 정해 임산부 승객의 항공 여행을 제한하고 있지만 객실 내 기압이나 산모의 상태에 따라 기내에서 불가피하게 출산하게 되는 경우가 있다. 이러한 상황 발생 시 승무원은 당황하지 않고 즉각 기내 의료진을 호출하여 도움을 받고, 의료진이 없는 경우 승무원이 주도하여 기내 출산을 도와야 한다. 기내 출산은 과다출혈이나 신생아의 호흡곤란과 같은 응급상황을 제외하고 출산 자체만으로는 산모의 생명을 위협하는 응급상황이 아니므로 항공기 객실 승무원은 산모를 심리적으로 안정시켜 출산이 원만히 진행되도록 해야 한다.

기내 출산 상황이 발생하면 산모의 출산을 돕기 위해 승무원은 매우 중요한 역할을 수행해야 한다. 우선적으로 Doctor Paging을 통해 기내에 의료진이 있는지 확인하여 적절한 도움을 받는다. 산부인과 전공의가 아니더라도 의료진의 도움을 받아야 하고 EMCS를 통해 추가 자문을 구할 수 있다. 의료진 부재 시에는 기장과 협의하여 의학적 도움을 지상(EMCS 등)으로 요청할 수 있다.

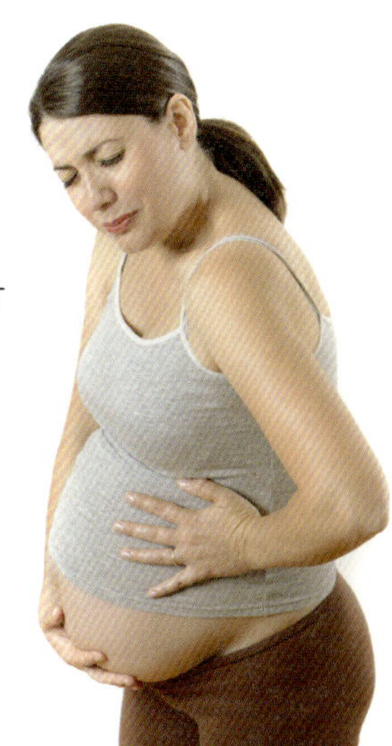

진통 호소 임산부 승객의 확인 및 지상 통보 사항

- 산모의 성명/연령
- 출산 예정일과 초산 여부/쌍태, 다태 여부
- 진통주기/진통 지속 시간/진통 횟수 등

- 양수의 분출 여부/분출 시간
- 출혈(이슬) 여부

양수와 이슬

양수(Amniotic Fluid)
태아를 둘러싸고 있는 양막 안에 차 있는 액체로 태아를 보호하는 기능을 한다.

이슬(Bloody Show)
분만이 가까워지면 나오는 혈액이 섞인 끈적끈적한 점액성 분비물이다. 이는 임신기간 동안 입구를 막고 있던 두터운 점액이 나오는 현상으로, 자궁문이 열리기 시작했다는 신호이다.

임산부 승객이 비행 중 진통을 호소하는 경우 승무원은 상기의 사항을 확인한 후 출산이 얼마나 임박해 있는지를 파악하여 기장에게 알려야 한다. 특히 진통주기나 양수 분출 여부는 기장의 항로 결정 시 매우 중요한 사항이므로 신속하게 정확한 정보를 알아내야 한다.

기장은 전달받은 사항을 토대로 지상과 협의하여 회항할 것인지 아니면 목적지까지 계속 운항할 것인지, 근처 공항에 비상착륙할 것인지를 신속히 결정한다. 또 착륙 후 즉각 전문의료인의 조치를 받도록 지상에 연락하여 사전 조치를 취한다.

▣ 증상 및 징후

- 임산부 승객이 등 아래쪽부터 하복부까지 뻐근하고 묵직한 진통을 느낀다.
- 혈액이 섞인 점액이 나올 수 있다(소위 이슬이 비친다고 말하는 증상).
- 월경통과 같은 진통이 일정한 간격으로 30~60초간 지속되다가 사라진다.
- 진통주기는 처음에는 10~20분으로 시작하여 2~3분 내로 점점 줄어든다.
  ☞ 진통주기가 10분 이상이라면, 착륙을 준비할 시간이 충분한 것이다.
- 양수가 터져 갑자기 쏟아져 나오거나 서서히 새어 나오기도 한다.

▣ 응급처치

- 산모를 안정시키고 산모 옆을 지키며 필요한 도움을 제공한다.
- 산모를 객실 앞쪽으로 옮긴다. ☞ 착륙 후 의료진의 도움을 바로 받기 위함이다.
- 산모의 화장실 출입을 자제시키고 얼음물을 소량 제공한다.
- 진통주기가 2~3분이 되면 기내 출산을 준비한다.

출산 단계별 준비 및 대처 요령

출산 시 필요한 물품 준비

- 의료장비: EMK(외과처치용 장갑, 탯줄 집게), FAK, UPK(Biohazard Bag), 자동혈압계 등
- 기타 물품: 깨끗한 담요, 리넨, 신문, 베개, 생리대, 화장지, 위생장갑, 플라스틱 컵, 구토대 등
- 따뜻한 물: 섭씨 35~40℃(손을 넣어 보았을 때 따듯한 정도)

출산 환경 조성

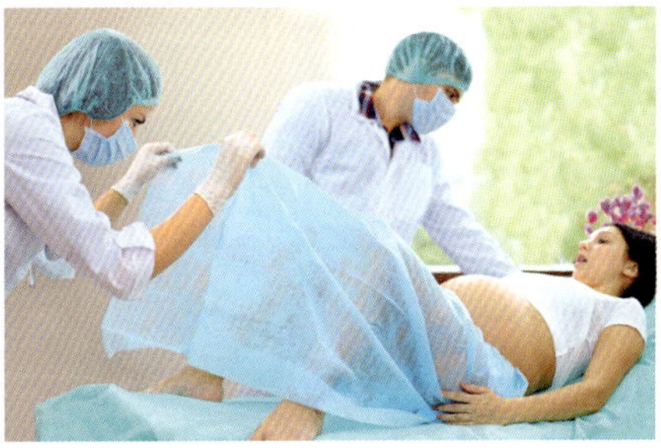

- 객실의 최전방 갤리 쪽 바닥에 깨끗한 담요를 여러 장 포개어 깐다.
- 담요 위에 산모를 눕히고 산모의 발바닥을 바닥에 붙인 채 무릎을 세운 자세를 취하게 한다.
- 출산을 용이하게 하기 위해 베개를 등 아래쪽에 끼워 넣어 상체를 조금 세우고 엉덩이 아래쪽에는 접은 담요를 더 넣어 준다.
- 자궁이 열리는 부위에는 여분의 담요를 더 깔고, 담요를 펼쳐서 복부에서부터 양쪽 허벅지 부분까지 늘어뜨려 신체 부위가 보이지 않게 덮어 준다.

출산 도중

- 산모의 머리 쪽에 한 승무원이 대기하여 산모가 계속 안정을 취하도록 출산 상황 전반을 모니터링하며 출산 과정을 돕는다.
- 아기의 머리가 보이기 시작하면 아기가 자연스럽게 나올 수 있도록 해 준다.
- 출산이 임박한 아기는 보통 머리가 아래를 향해 있으며 치골 밑에서 돌면서 자궁을 빠져나온다.
- 아기가 나올 때는 손과 팔을 이용하여 아기를 안전하게 받쳐 주고 아기를 당기거나 무리하여 빼내려 하지 않는다.
- 아기의 목에 탯줄이 감겨 있다면 탯줄을 머리 위로 천천히 풀어 주고, 머리가 양수 주머니에 들어 있는 채 나오는 경우 머리 뒤쪽을 살살 긁어 양수 주머니를 터뜨린다.
- 아기의 코와 입에 양수, 혈액, 점액 등이 묻어 호흡을 방해할 수 있으므로 다리가 나오

는 동안 아기를 받치고 있는 손을 아래로 내려 머리를 몸통보다 낮추고 아기 몸을 옆으로 눕힌다.

- 아기의 코와 입 주위를 깨끗한 거즈나 리넨 등으로 닦아 준다.
- 아기의 몸이 완전히 빠져나오면 정확한 출생 시간을 기록한다.
- 아기가 숨을 쉴 수 있도록 천천히 힘있게 아기의 등을 문지르거나 손가락을 이용하여 아기의 발바닥을 두드린다.
- 아기가 울지 않거나 숨을 쉬지 않으면 'CPR 영아 방법'으로 인공호흡을 실시한다.
- 아기가 탯줄로 태반에 연결되어 있어도 산모와 아기에게 유해하지 않으므로, 탯줄을 자르지 않고 EMK 내에 있는 탯줄 집게를 이용하여 아기 배꼽 근처의 탯줄을 집는다.
- 기내 의료진이 출산 과정을 돕는 경우 의료인의 판단에 따라 소독된 가위로 탯줄을 자를 수 있다.

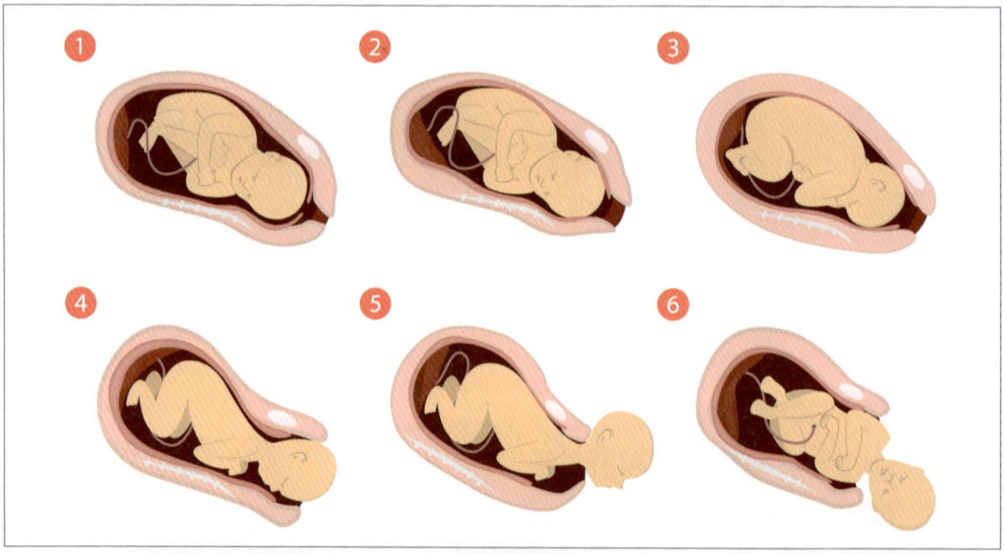

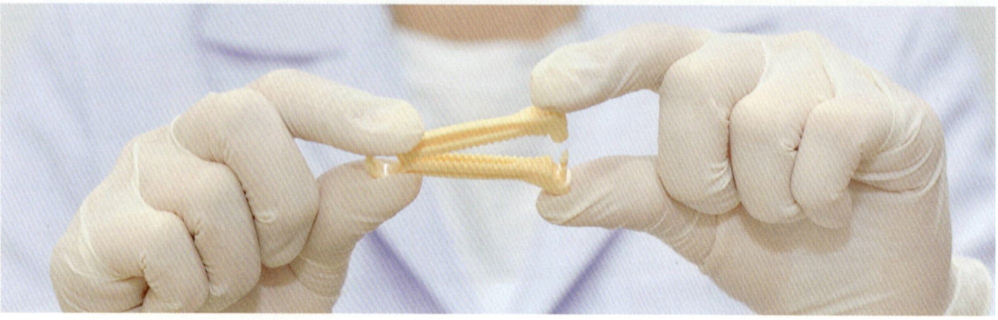

탯줄 집게

출산 직후

- 아기가 다리까지 완전히 나오면 준비해 둔 리넨으로 아기를 감싸고 산모의 허벅지 위쪽에 아기 머리를 아래쪽으로 하여 옆으로 눕혀 올려 준다.
- 탯줄의 길이가 약 30cm이므로 아기를 산모의 허벅지 위쪽에 놓으면 산모는 한 손으로 아기를 안고 다른 한 손으로는 태반 배출을 돕는 하복부 마사지를 할 수 있다. (자궁 위 배꼽 근처를 부드럽게 마사지한다.)
- 대부분의 태반은 아기 분만 후 수분만에 배출되며, 태반이 배출될 때에는 분만 후 멈추었던 진통이 다시 시작된다.
- 태반이 아기와 연결되어 있으므로 취급 시 주의하고, 배출된 태반은 플라스틱 백에 담아 의료진이 올 때까지 보관한다.

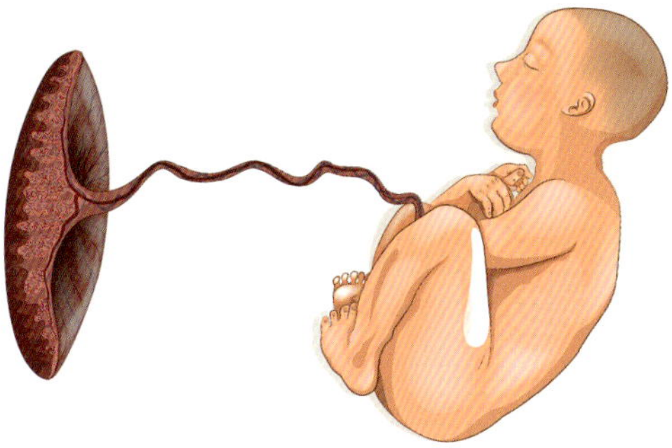

산후 지혈

- 태반 배출 시 자궁 출혈이 동반하므로 아랫배 부위를 부드럽게 마사지하여 자궁 수축을 돕고, 출혈을 줄인다.
- 태반 배출이 끝나면 세워져 있던 산모의 무릎을 펴서 다리를 모으게 하고 발끝은 세우되, 힘을 줘서 조이게 하면 안 된다.
- 생리대를 대주어 지혈을 돕는다.
- 계속해서 자궁 마사지를 하여 자궁 수축을 돕는다.

출산 후 관리

- 산모에게 아기의 건강상태를 확인시켜 주고 산모의 정서적 안정을 위해 지속적으로 옆에서 돕는다.
- 산모가 편히 쉴 수 있도록 분위기를 조성하고 산모가 원할 경우 음료수를 제공할 수 있다.
- 기장은 출산이 진행되는 동안 최대한 빨리 착륙을 준비하고, 도착 즉시 의료진의 처치를 받을 수 있도록 지상 도움을 준비한다.
- 항공기가 도착하면 의료진에게 아기와 태반 주머니, 산모를 인계하고, 기록해 둔 출산과정 정보를 의료진에게 제공한다.

3) 기내 사망

기내 사망(Death On-board)은 비행시간이 길고 짧음과 상관없이 발생한다. 병약한 승객의 건강상태가 갑자기 나빠져서, 이물질이 목에 걸려 갑작스러운 호흡곤란 증상으로, 돌연사 등 사망 원인이 다양하지만 중요한 사실은 비행 중에 사망 환자가 발생할 수 있다는 것이다. 그러므로 승무원은 그런 상황에서도 적절한 조치를 취할 수 있어야 한다.

우선 승무원은 어떠한 상황에서든 승객의 사망을 공식적으로 인정할 자격이 없음을 알아야 한다. 객실 내 승객의 사망을 판정할 수 있는 의료 인가권자는 의사, 한의사, 치과의사로 한정된다. 비행 중 사망 환자를 발견하면 객실 사무장은 즉각적으로 기장에게 통보해야 한다.

만약 기내에 사망선고를 할 수 있는 의료 인가권자(의사, 치과의사, 한의사)가 있다면 사망선고를 할 수 있으며, 해당 인가권자와 종합통제부의 합의하에 그 항공기는 최종 목적지까지 운행을 지속할 수 있다. 또 사망 환자가 발생한 경우 가능한 한 빨리 도착국가 공중보건기관에 사망 환자 발생 사실을 통보해야 한다.

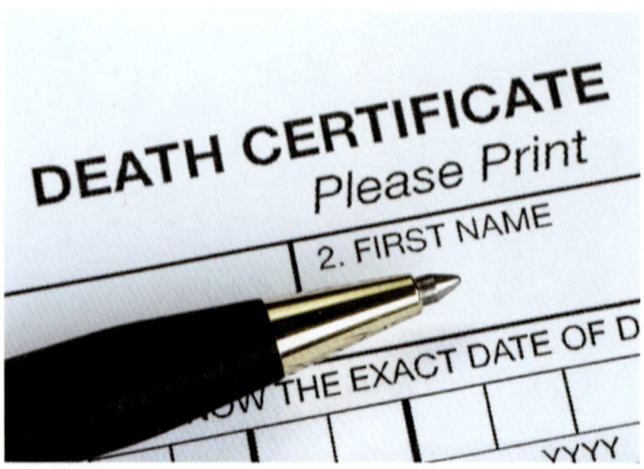

하지만 해당 비행기에 의료 인가권자가 없는 경우에는 사망 환자로 보이는 승객을 의식이 없는 상태로 간주하며, 도착 후 의료진에게 인계할 때까지 승무원은 CPR과 같은 적절한 응급조치를 지속해야 한다.

기내 사망자 발생 시 처리절차

- 사망자는 좌석에 앉아 있는 상태 그대로 담요로 전체를 덮은 후 좌석벨트로 묶어 고정한다.
- 사망자가 좌석 이외의 곳에서 발견된 경우를 제외하고 사망자를 함부로 옮기지 않는다.
- 가능한 한 사망자 주위의 승객을 다른 좌석으로 옮기고 사망자 발생 사실을 다른 승객들이 알지 못하게 한다.
- 도착 후 현지 의료 인가권자(도착국가 의사)의 허락이 있기 전까지 사망자를

다른 곳으로 옮기지 않는다.
- 사망자 개인의 소지품을 챙겨 현지 공항 지점장에게 인계한다.
- 항공기가 도착하면 구급차를 조치하는 방식으로 사망자를 처리할 수 있도록 지상과 협의하여 사전에 준비한다.
- 만약 사망선고가 되지 않았다면, 도착 후 현지 의료진에게 인계할 때까지 CPR을 멈추면 안 되고, 착륙 중에도 응급처치는 지속되어야 한다.
- 항공기 도착 후 사망자를 인계하고 추후 절차는 '응급환자 후속 관리 절차'에 따른다.

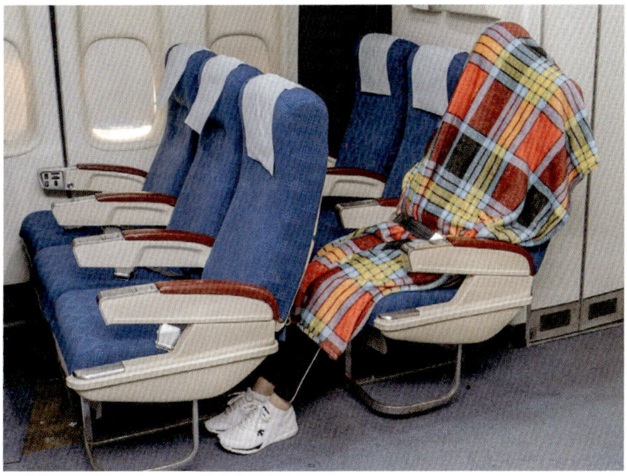

4. 실습 응급처치

1) 활력징후 측정법

활력징후(Vital Sign)는 환자의 맥박, 호흡, 체온, 혈압 4가지를 의미하며 응급처치를 실시하는 동안 환자의 활력징후와 피부색 변화는 반드시 관찰해야 한다. 이러한 활력징후를 승무원이 직접 측정할 수 있어야 하며, 객실 내 의료진이 없는 경우 승무원이 직접 측정한 활력징후를 토대로 EMCS(Emergency Medical Call System)에 환자의 상태를 알리고 적절한 조치사항을 전달받아 승객에게 즉각적인 응급처치를 실시할 수 있어야 한다.

표 4.5 활력징후의 측정

활력징후	정상범위	비정상 상황
맥박	60~100회/분	빠르거나 느리다. 약하거나 불규칙하다.
호흡	12~20회/분	빠르거나 느리다. 얕거나 거칠고 힘들게 숨쉰다.
체온	36.5~37.2도	높거나 낮다.
혈압	90~140/60~90mmHg	높거나 낮다.

승무원은 객실에 비치되어 있는 응급처치장비를 이용하여 환자의 활력징후를 측정할 수 있어야 하며, 응급처치장비에는 자동혈압계, 혈압계, 전자체온계, 수은체온계 등이 있다.

(1) 맥박(Pulse) 측정

심장이 박동할 때마다 심장에서 많은 양의 피가 혈관으로 밀려들어 가는데 이러한 혈액의 흐름으로 동맥이 팽창하고 이완하는 주기적 움직임을 맥박이라고 한다. 보통 맥박은 1분 동안 횟수와 상태를 측정하여 파악하는데, 심장이나 혈관의 상태나 다른 질병으로 맥이 빠르거나 느리게 잡히기도 한다. 맥이 100회 이상이면 빈맥, 60회 이하이면 서맥, 맥이 불규칙하게 뛰면 부정맥(不整脈)이라고 한다.

보통 맥은 엄지손가락에서 손목으로 이어지는 부위의 대동맥인 요골동맥(橈骨動脈)에서 측정하지만, 맥박 확인이 어려운 경우에는 안면동맥, 상완동맥, 대퇴동맥 등에서도 측정한다. 측정은 심신이 안정한 때에 해야 하며, 손가락을 사용하여 측정할 때는 측정하는 사람의 검지, 중지, 약지의 세 손가락을 가지런히 붙이고 동맥에 가볍게 대어 1분간 측정한다. 처음부터 시간을 재지 않고 맥박의 성질을 파악한 후에 횟수, 세기, 리듬(규칙성) 등을 면밀히 측정한다. 영아는 손목에서 맥이 잡히지 않으므로 관자놀이에서 측정한다.

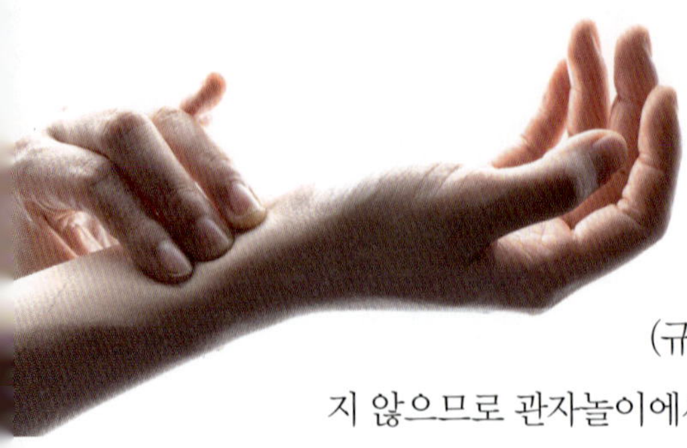

측정 실습

- 1분을 측정할 수 있는 시계를 준비한다.
- 요골동맥을 찾아 세 손가락을 가지런히 모으고 동맥의 선을 따라 세 손가락을 지긋이 올린다.
- 측정을 바로 시작하지 않고 맥의 성질을 파악한 후에 1분간 맥박의 횟수를 센다.
- 경우에 따라 요골동맥, 상완동맥, 대퇴동맥 등에서도 측정한다.

(2) 체온(Temperature) 측정

신체 내부의 온도를 체온이라고 한다. 체온은 신체 부위에 따라 차이가 매우 크며, 외부의 환경적 요인이나 체내의 장기, 혈액으로 인한 온도차가 발생하지 않는 항문에서 6cm 이상 들어간 직장에서 측정한 온도를 표준온도라고 한다.

하지만 현실적으로 항문 내 온도를 측정할 수 없는 상황이 많으므로 주로 겨드랑이나 구강, 귓속의 온도를 측정한다. 정확한 온도를 측정하기 위해서는 겨드랑이는 20분간, 구강은 혀 밑으로 삽입하여 5분 이상 경과한 후에 온도를 확인해야 한다. 보통 사람의 정상체온은 겨드랑이 온도로 36.9도이며, 성인보다 소아가 약간 높고 노인은 낮은 경향을 보인다.

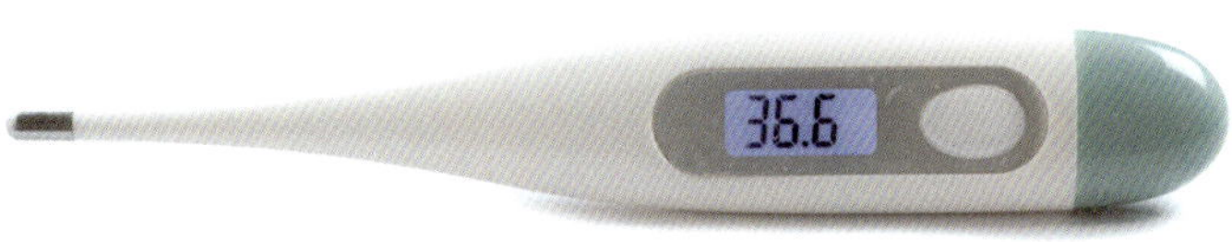

측정 실습

- 체온계를 준비한다.
- 측정하고자 하는 대상의 겨드랑이에 체온계의 아랫부분을 넣고 약 20분간 그 상태를 유지한 후 온도를 확인한다.
- 구강 내 온도를 측정할 때는 대상의 혀 밑에 체온계의 아랫부분을 넣고 약 5분간 그 상태를 유지한 후 온도를 확인한다.
- 비접촉식 전자체온계를 사용할 때는 측정 대상자의 이마에 대고 측정한다.

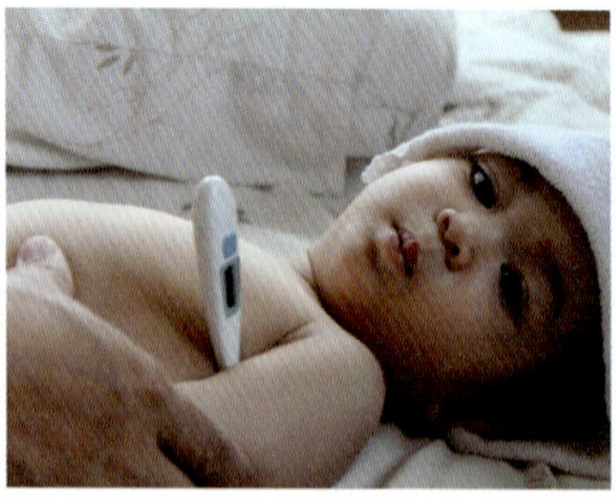
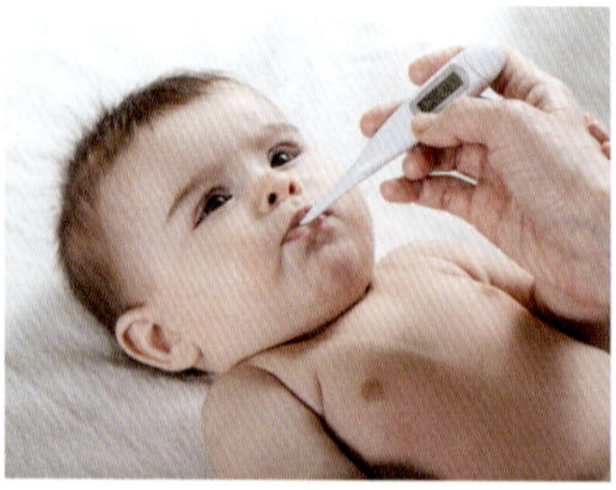
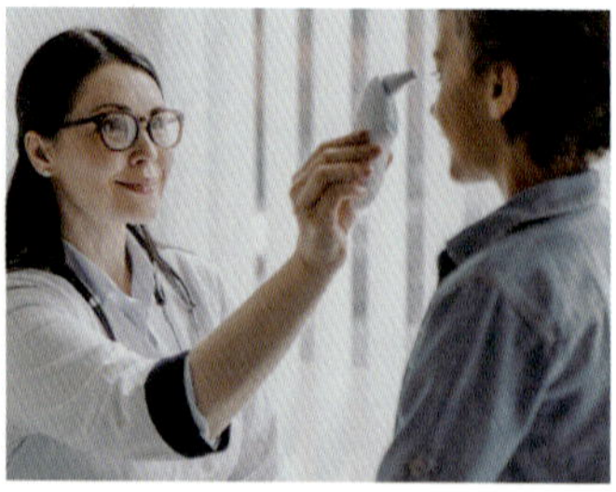

(3) 혈압(Blood Pressure) 측정

혈압이란 동맥 혈압을 이르는 것으로, 심장에서 내보내는 피의 압력을 말한다. 혈압을 결정짓는 요소는 심장에서 내보내는 피의 양과 혈관의 직경, 즉 혈관 내부의 공간이다. 혈관에 많은 양의 피가 몰리면 혈압이 상승하는 것이다.

혈압은 심장이 피를 내보내는 시기, 즉 심장이 수축하여 혈액을 짜내 혈관으로 내보낼 때 측정하는 혈압을 수축기 혈압, 심장이 확장하여 혈액을 받아들일 때 측정하는 혈압을 확장기 혈압이라고 한다. 수축기 때 90~140mmHg, 확장기 때 60~90mmHg의 혈압을 정상범위로 보며, 이 범위의 혈압이 심혈관 질환 발병률이 가장 낮은 최적 혈압이다.

혈압은 운동이나 활동, 자세, 카페인이나 알코올 섭취 여부, 스트레스 등에 따라 달라진다. 따라서 혈압 측정 전 30분 동안에는 알코올, 흡연, 카페인 등을 금하고, 혈압 측정 전 5분 이상 안정된 상태로 휴식을 취한 후에 측정해야 한다. 또 측정할 때는 말을 하지 않는다.

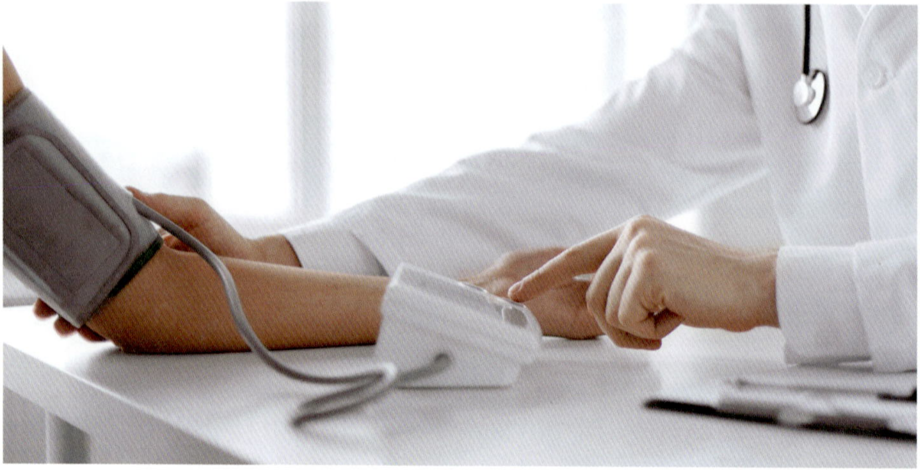

측정 실습

- 자동혈압계의 전원을 켜고 압박대(커프)를 본체와 연결한다.
- 측정할 대상이 두꺼운 옷을 입고 있다면 탈의 후 측정한다.
- 측정할 대상의 팔뚝까지 압박대(커프)를 올리고 위치를 잡는다.
- 압박대(커프)에 연결되어 있는 선이 팔 안쪽 중앙에서부터 가지런하게 내려오게 한 후 측정 버튼을 누른다.
- 측정하는 동안 측정 대상은 움직이거나 말을 하지 않아야 한다.

관련 장비

- 자동혈압계

2) 외상 처치 실습

비행 중 어떠한 원인으로 부상이 발생하면 적절한 응급처치를 신속히 실시하여 손상부위가 악화되는 것을 최소화해야 한다. 외상 부위에서 출혈이 발생한 경우 급선무는 지혈이다. 부위에 따라 출혈량이 다르겠지만 동맥이 손상되었거나 부상부위가 넓은 경우 과다출혈로 수분 안에 사망에까지 이를 수 있기 때문이다.

일차적으로 지혈이 이루어졌다면 다음 단계는 창상의 청정화이다. 부상부위를 깨끗이 소독하지 않거나 적절하게 조치하고 봉하지 않는다면, 외부 균이 침투하여 이차 감염을 초래하여 환자의 상태가 급속히 나빠지거나 위태로워질 수 있다. 따라서 지혈을 완료한 직후 소독을 실시하고 상처부위를 깨끗한 거즈 등으로 밀봉하여 이차 세균 침투를 방지한다.

상처부위에 창상이 발생하지 않았지만 부상부위가 많이 붓고 변색하거나 극심한 통증을 동반하는 경우에는 내부 골절이나 염좌를 의심해야 한다. 이러한 경우 외부적으로 출혈이 발생하거나 외상이 생기지는 않지만 내부적으로 출혈이 일어나거나 골절된 뼈로 인해 주변 장기나 피부조직이 손상될 수 있다. 그러므로 골절부위를 임시로 고정하여 주변 장기나 피부조직의 이차 손상을 막아야 한다.

(1) 지혈(Hemostasis)

지혈은 피를 멈추게 하는 것이 목적이므로 피가 나오는 상처부위에 직접 압박을 실시한다. 그리고 상처부위를 들어올려 피의 유출을 줄이고 추가적으로 압박점을 찾아 압박을 실시한다(146쪽 그림 '지혈 시 압박점' 참조). 충분히 지혈한 후 상처부위를 붕대로 감는다. 한 번 감은 부위는 재출혈이 발생하거나 피부조직의 손상이 있을 수 있으므로 붕대를 풀어 보지 않는다.

처치 실습

- 상처부위에 거즈나 천을 대고 지긋이 누른다.
- 출혈로 거즈가 흥건히 젖은 경우 새로운 거즈로 교체하는 것이 아니라 기존 거즈로 압박을 유지한 상태에서 또 다른 거즈를 그 위에 덧댄다.
- 지혈은 피가 완전히 멈출 때까지 계속 누르는 것이며 비비지 않는다.
- 직접 압박 상태를 유지하면서 상처부위를 심장보다 더 높게 들어올려 출혈량을 줄인다.
- 팔은 상완동맥, 다리는 대퇴부동맥의 압박점을 찾아 추가적인 압박을 실시한다.
- 붕대를 이용하여 상처부위 전체를 감는다.
- 완전히 지혈되기 전까지 붕대를 완전히 고정하지 않는다.
- 출혈이 다시 일어나거나 상처부위의 피부가 손상될 수 있으므로 붕대를 풀어 보지 않는다.

관련 장비

- FAK: 멸균 압박용/지혈용 거즈, 거즈 (롤) 붕대, 반창고, 장갑, 가위 등
- EMK: 멸균거즈, 탄력붕대 등

(2) 소독(Disinfection)

기내에서 베인 상처나 피부조직의 손상으로 창상이 발생했을 때는 일차적으로 지혈을 실시하고, 지혈된 후에는 소독과정을 거쳐 상처부위의 이차 세균 침투를 막아야 한다. 환자가 심한 외부 출혈 상태에 있거나 이미 과다출혈이 진행되었다고 판단될 때는 최대한으로 출혈을 막는 것이 중요하며 지혈을 유지한 상태로 의료진에게 인계해야 한다. 이때 상처부위의 소독을 위해 지혈해 놓은 붕대를 풀거나 직

접 압박을 멈춘다면 재차 출혈이 발생할 수 있으므로 소독과정을 거치지 않고 지혈을 유지하는 것이 더 좋다.

처치 실습

- 가벼운 상처는 흐르는 물이나 생리식염수로 씻어 낸다.
- 상처부위를 소독한다.
- 소독 후 연고를 도포할 수 있다.
- 소독한 부위를 멸균거즈로 감싼다.
- 멸균거즈 위를 붕대로 다시 감고 반창고 등으로 고정한다.
- 상처를 소독할 때는 반드시 장갑을 착용하고 상처부위에 닿는 거즈면이 손에 닿지 않도록 유의한다.

관련 장비

- FAK: 멸균 압박용/지혈용 거즈, 거즈 (롤) 붕대, 반창고, 장갑, 가위 등
- EMK: 베타딘(포비돈) 스왑스틱, 식염수, 멸균거즈, 탄력붕대 등

(3) 골절부위 고정

골절, 염좌, 탈구 환자가 발생했을 때는 부상부위가 변형될 수 있으므로 움직이지 않아야 한다. 또 골절된 뼈로 인해 추가적인 이차 손상의 우려가 있으므로 부상부위를 고정해야 한다. 고정할 때는 부목을 이용하는데, 부상부위가 작을 때는 FAK에 있는 부목을 사용할 수 있으나 큰 경우에는 부목 역할을 할 수 있는 적절한 도구를 찾아 활용할 수 있어야 한다. 예를 들어 기내에서 활용할 수 있는 부목으로는 신문지를 가로로 여러 장 겹친 후 두껍게 말아 사용할 수 있으며, 빈 생수병을 이용할 수도 있다.

처치 실습

- 환자를 움직이지 않게 한다.
- 부상부위 주변에 적절한 부목을 대준 후 압박붕대로 고정한다.
- 부목을 사용하는 경우 너무 세게 묶어 혈액순환을 방해하면 안 된다.

- 손톱이나 발톱을 눌러 보아 색이 바로 돌아오는지 확인하는 등 부목을 댄 상태에서 수시로 혈액순환 상태를 확인한다.
- 심하게 부어오르는 경우 부상부위를 들어올리고(거상, 擧上) 얼음주머니로 냉찜질을 한다.

관련 장비

- FAK: 멸균 압박용/지혈용 거즈, 거즈 (롤) 붕대, 반창고, 부목, 가위, 삼각건, 안전핀 등
- EMK: 멸균거즈, 탄력붕대 등

상황별 응급처치 환자의 자세

상황에 따라 환자의 자세가 다를 수 있다. 혈액의 유출이나 기도 확보 등을 위해 환자에게 적합한 자세가 다르므로 승무원은 환자의 상태를 신속히 파악하여 환자가 상태에 맞게 자세를 취하도록 해야 한다.

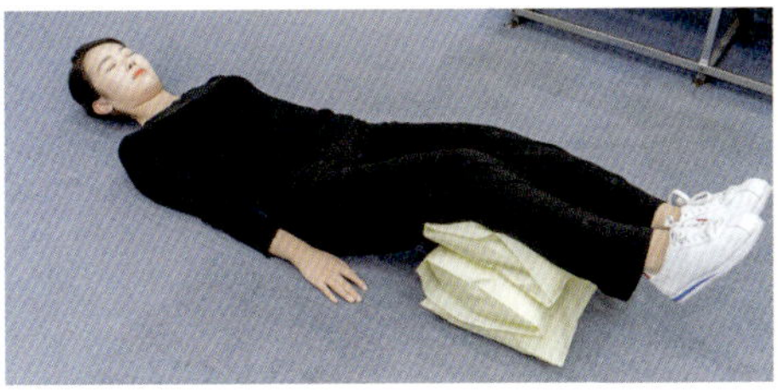

일반적인 경우

다리를 올려 심장과 머리 쪽으로 혈액을 보낸다.

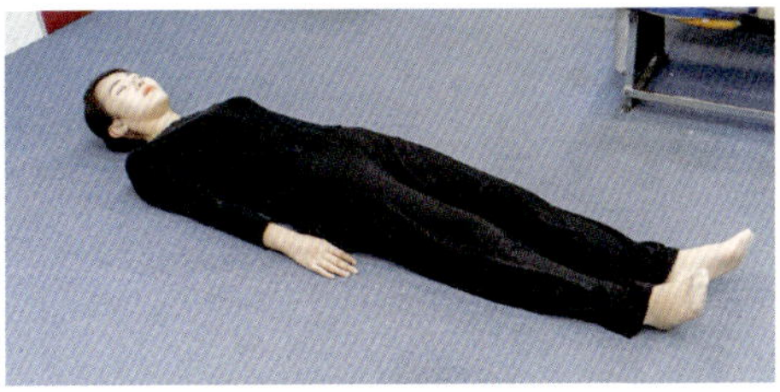

머리나 목의 부상 시

척추 손상의 우려가 있으므로 환자를 옮기거나 움직이게 하지 않는다.

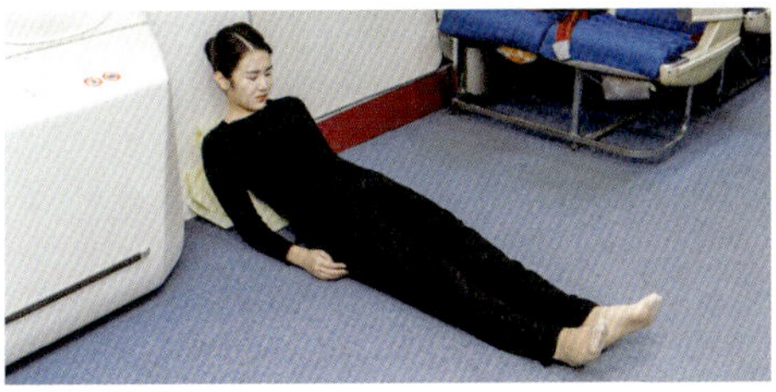

호흡곤란 시

상체를 세워 호흡을 편하게 할 수 있도록 한다.

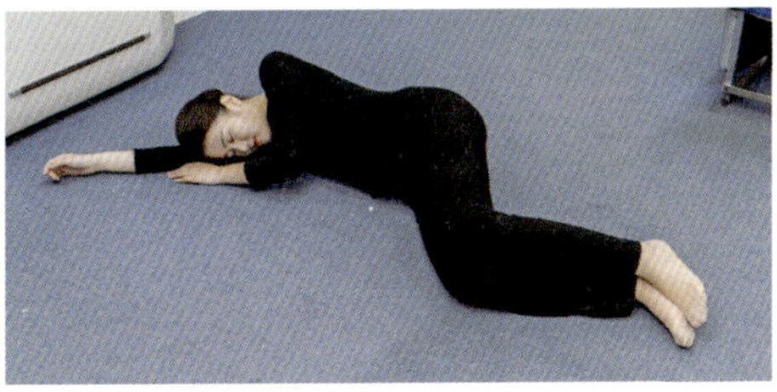

구토 증상 시

구토물로 기도가 막히는 것을 대비하여 옆으로 눕혀 입에서 자연스럽게 흘러내리게 한다.

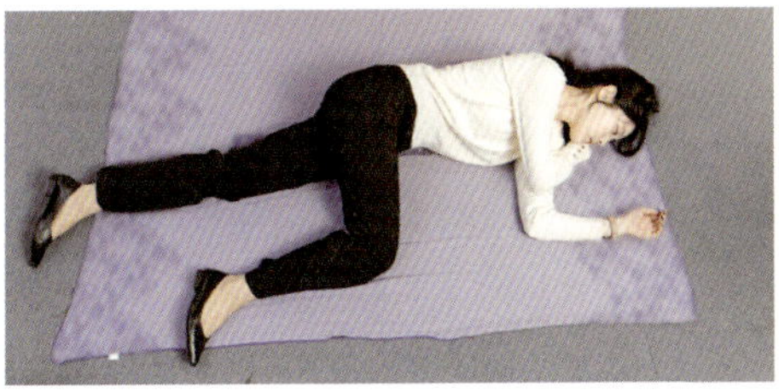

회복 자세

심폐소생술 처치 후 환자의 의식이 돌아오면 회복 자세를 취하도록 해 준다.

심폐소생술 실습

CPR-성인(만 8세 이상 적용)과 소아(만 1~8세 미만)

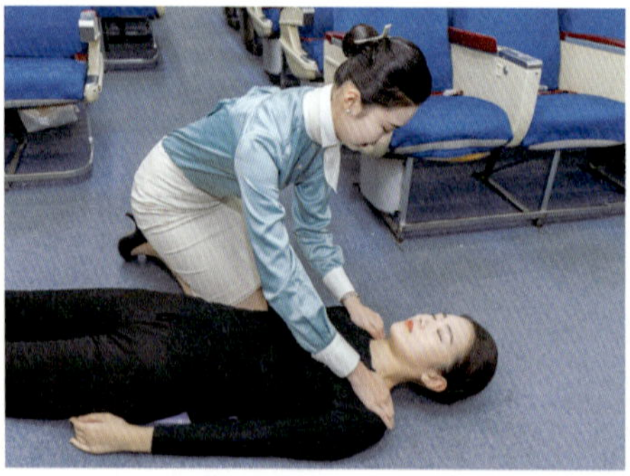

1. 승객 상태 확인 절차

- 양쪽 어깨를 두드린다.
- "여보세요, 괜찮으세요?" "Are you ok?"라고 물으며 반응을 확인한다.
- 숨쉬고 있는지 확인한다.

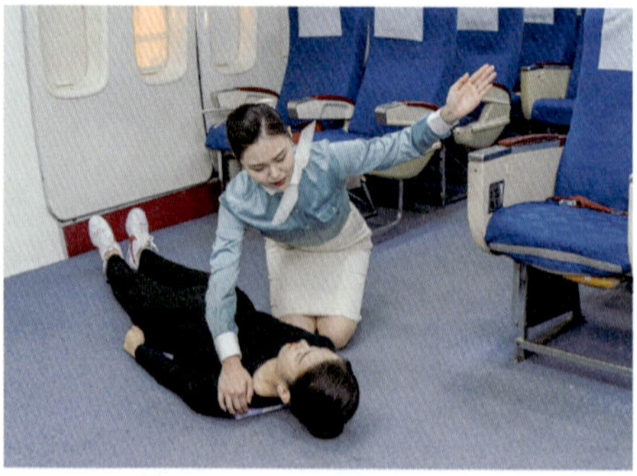

2. 도움 요청

- 주변 승무원에게 도움을 요청한다.
- "환자가 발생했습니다! Doctor Paging과 의료기기 준비해 주세요!"
- 도움을 요청받은 승무원은 All Call로 환자 발생 사실을 알린다.
- 의료기기를 각 Zone에서 가져온다.

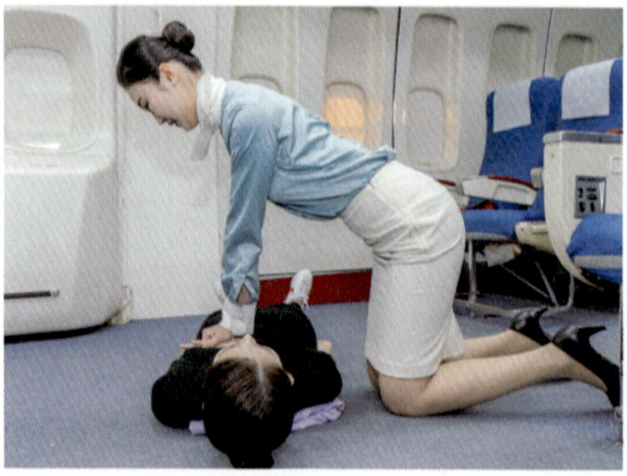

3. 가슴 압박 실시

- 가슴 압박을 실시한다.
- 위치: 가슴뼈의 아래쪽 1/2지점
- 속도: 1분에 100~120회
- 깊이: 성인은 5cm, 소아는 가슴두께 1/3 이상
- 압박 횟수: 30회
- 압박 횟수는 소리 내어 세고, 팔꿈치는 구부리지 않는다.

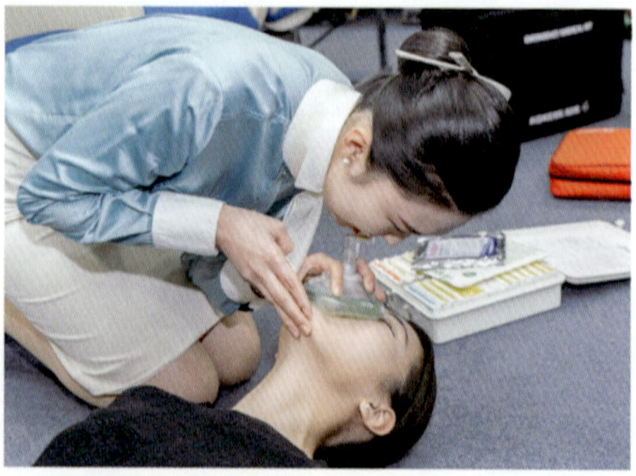

4. 인공호흡 실시

- 성인은 90도, 소아는 45도 각도로 머리를 뒤로 젖히고 턱을 들어올려 기도를 확보한다.
- Face Mask를 이용하여 인공호흡을 2회 실시하고, Face Mask가 준비되기 전이라면 가슴 압박만 지속적으로 실시한다.
- 환자의 가슴이 올라오는지 확인하며 깊게 숨을 불어넣은 후, Bag Valve Mask를 이용하여 호흡을 넣어 준다.

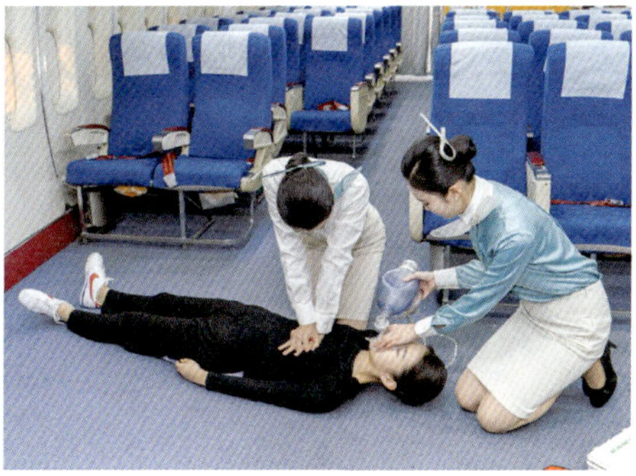

5. 가슴 압박과 인공호흡 반복 실시

- 가슴 압박 30회, 호흡 2회를 1주기로 2분 동안 5회 정도 반복되는 속도를 유지한다.
- 두 명 이상의 구조자가 심폐소생술을 할 때는 2분마다 혹은 5주기 실시 후 교대한다.
- 임무를 교대할 때도 가능하면 가슴 압박이 5초 이상 중단되지 않도록 한다.

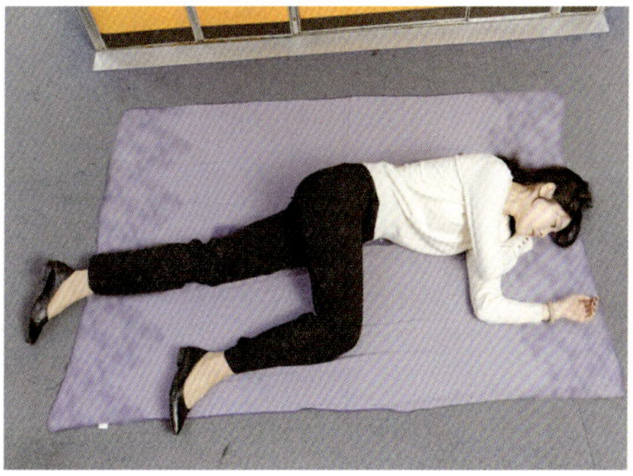

6. 회복 자세

- 환자가 의식과 호흡이 돌아오고 목이나 머리 부위의 부상이 없는 경우, 옆으로 비스듬히 눕혀 회복 자세를 취하게 한다.
- 활력징후를 관찰한다.
- 필요 시 산소를 공급한다.

관련 장비

- FAK: Face Mask
- EMK: Bag Valve Mask
- AED
- PO_2

CPR-영아(만 1세 미만)

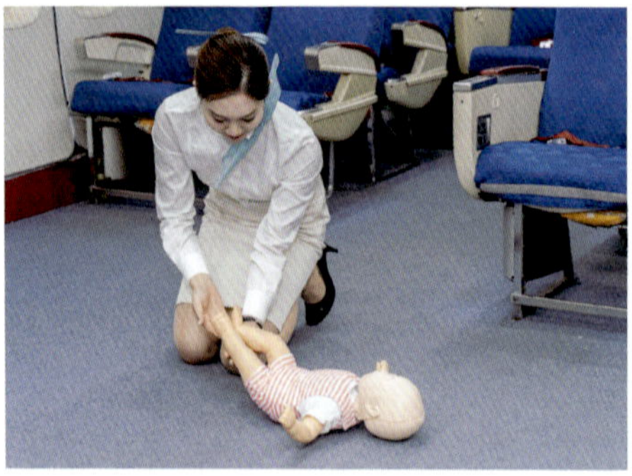

1. 영아 상태 확인 절차

- 영아의 발바닥을 두드려 반응 여부를 확인한다.
- 호흡을 하고 있는지 확인한다.

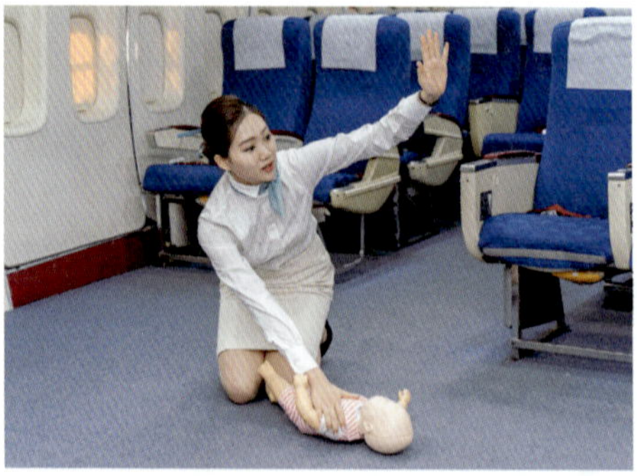

2. 도움 요청

- 주변 승무원에게 도움을 요청한다.
- "환자가 발생했습니다! Doctor Paging과 의료기기 준비해 주세요!"
- 도움을 요청받은 승무원은 All Call로 환자 발생 사실을 알린다.
- 의료기기를 각 Zone에서 가져온다.

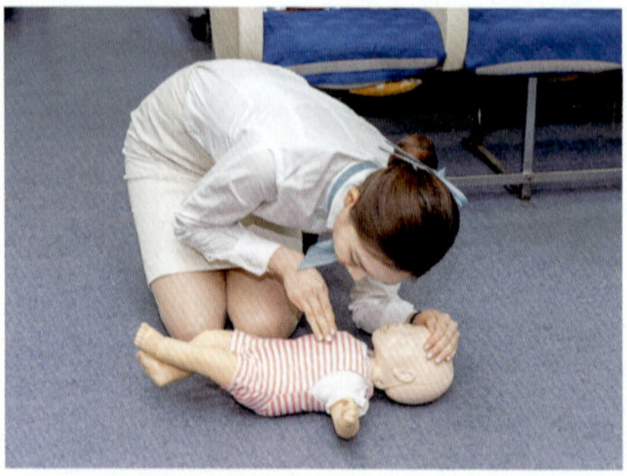

3. 가슴 압박 실시

- 가슴 압박을 실시한다.
- 위치: 양쪽 젖꼭지 사이를 이어 선을 긋고 그 연결선과 흉골이 만나는 지점
- 속도: 1분에 100~120회
- 깊이: 가슴두께 1/3 이상(4cm)
- 압박 횟수: 30회
- 손가락 두 개를 압박 위치에 대고 세워서 누른다.

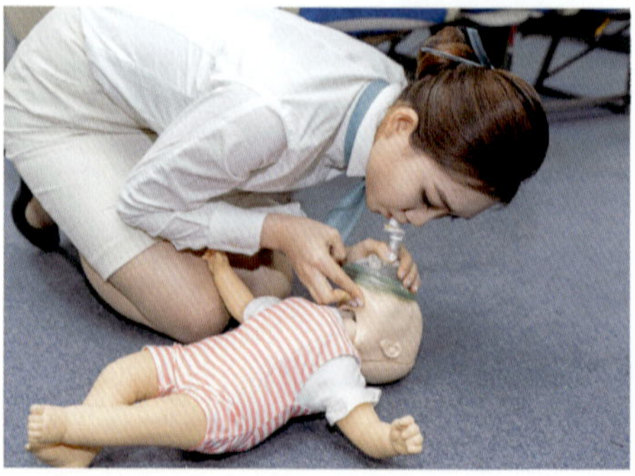

4. 인공호흡 실시

- 영아는 15도 각도로 머리를 뒤로 젖히고 턱을 들어올려 기도를 확보한다.
- Face Mask를 이용하여 인공호흡을 2회 실시하고, Face Mask가 준비되기 전이라면 가슴압박만 지속적으로 실시한다.
- 환자의 가슴이 올라오는지 확인하며 깊게 숨을 불어넣은 후, Bag Valve Mask를 이용하여 호흡을 넣어 준다.

5. 가슴 압박과 인공호흡 반복 실시

- 가슴 압박 30회, 호흡 2회를 1주기로 2분 동안 5회 정도가 반복되는 속도를 유지한다.
- 한 손은 영아의 머리에 두어 기도를 확보한 상태를 유지하고 다른 한 손으로 가슴 압박을 실시한다.
- 영아의 경우 구조자가 2인이며 의료인일 경우 15:2의 압박도 가능하다.

6. 회복 자세

- 영아가 의식과 호흡이 돌아오고 목이나 머리 부위의 부상이 없는 경우, 옆으로 비스듬히 눕혀 회복 자세를 취하게 한다.
- 활력징후를 관찰한다.
- 필요 시 산소를 공급한다.

관련 장비

- FAK: Face Mask
- EMK: Bag Valve Mask
- AED
- PO_2

AED 실습

AED는 영아를 포함한 전 연령이 사용 가능하다. 일부 기기는 전면에 심전도 표시창이 있어 심장마비가 아닌 경우에도 심장 리듬을 분석하기 위한 용도로 사용할 수 있다.

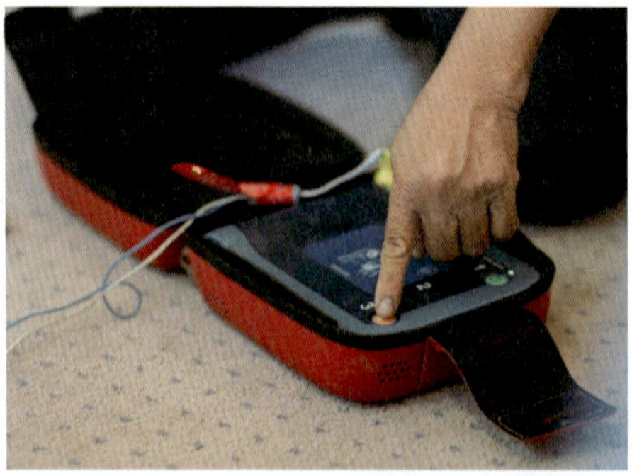

1. AED 전원 켜기

- AED를 이용 가능한 장소에 두고 전원을 켠다.

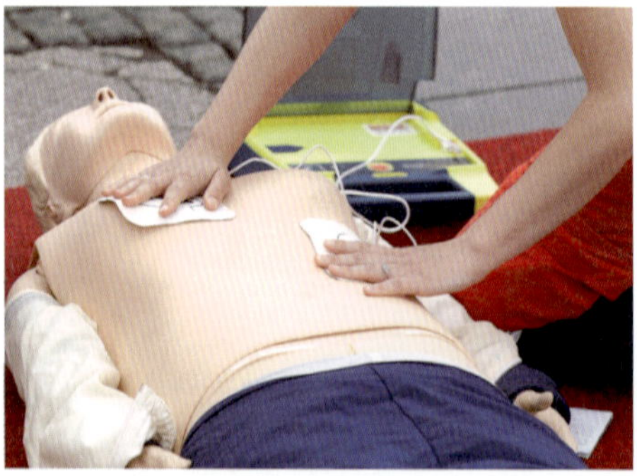

2. 전기패드 부착

- 전기패드를 환자의 가슴에 부착한다.
- 패드 표면의 그림에 따라 같은 위치에 부착하고 피부의 물기나 땀이 있는 경우 제거한다.
- 환자가 패용하고 있는 귀금속을 제거한다.
- 영아의 경우 패드를 가슴 중앙과 등 중앙에 부착한다.
- 전기패드 부착 위치에 털이 있으면 밀착되지 않으므로 제모한다(면도기 들어 있음).

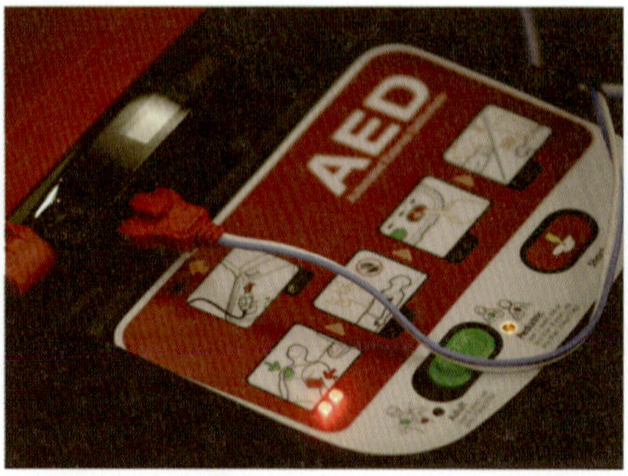

3. 패드 커넥터(Pad Connector)를 AED에 연결

- 패드 커넥터를 AED 본체에 연결한다.
- 신사양 AED는 본체에 패드 커넥터가 연결되어 있는 제품도 있다.

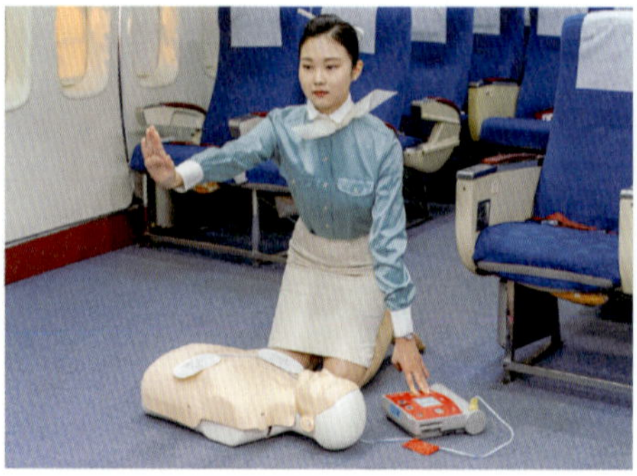

4. 리듬 분석

- 음성 메시지 "Analyzing heart rhythm. Do not touch the patient"가 나오면 환자로부터 물러나고 아무도 접촉해서는 안 된다.

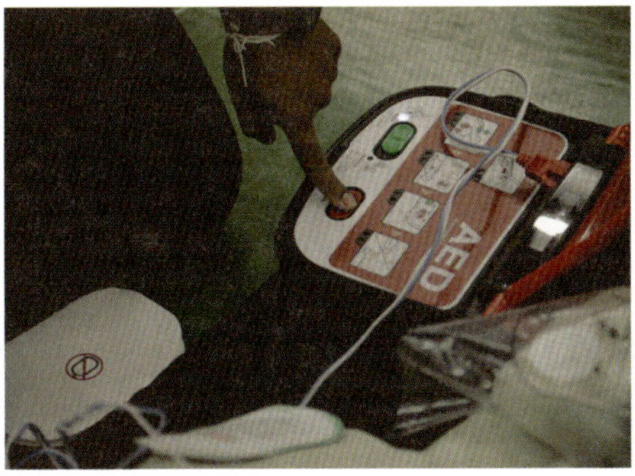

5. 제세동 시작

- 음성 메시지 "Shock advised. Charging.이 나올 땐 CPR을 멈추지 않고 지속한다.
- "Stay clear of patient"라는 음성이 나오면 환자로부터 멀리 떨어지고 주위 사람들에게도 "모두 떨어져 주세요!"라고 외치며 확인한다.
- "Deliver shock now. Press button now"라는 음성이 나오면 제세동 버튼을 누른다.
- "No shock advised. If needed, start CPR"이라는 음성이 나오면 의식과 호흡이 있는지 재확인 후 반응이 없으면 다시 CPR을 실시한다.

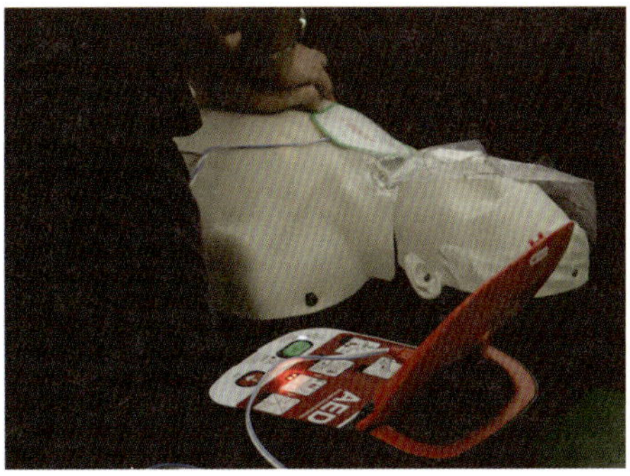

6. 음성 메시지 따르기

- 음성 메시지 "Shock advised" "Start CPR"이 나오면 CPR을 30:2로 2분간 실시한다.
- 2분 동안 CPR이 끝나면 AED에서 다시 "Analyzing heart rhythm. Do not touch the patient" 메시지가 나온다.
- AED의 음성 메시지에 따른다.

7. 회복 단계

- 환자가 의식과 호흡이 돌아오고, 목이나 머리 부위의 부상이 없는 경우, 옆으로 비스듬히 눕혀 회복 자세를 취하게 한다.
- 활력징후를 관찰한다.
- 필요 시 산소를 공급한다.

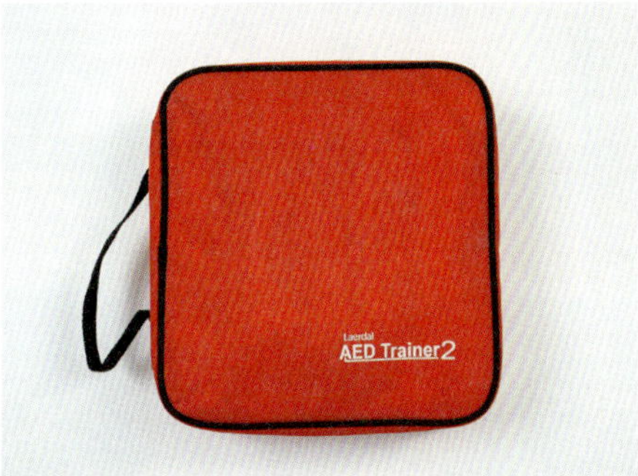

8. AED 사용 후

- 사용한 전기패드는 접착 면의 덮개를 다시 덮고 포장지에 넣는다.
- 사용한 전기패드는 폐기하지 않고 최초 보관 장소에 갖다 둔다.
- Cabin Log에 사용 여부를 적고, 편수, 환자 인적 사항, 사용구간, 횟수 등 구체적 내용을 기록하여 회사에 보고한다.

관련 장비

- FAK: Face Mask
- EMK: Bag Valve Mask
- AED
- PO_2

하임리히법 실습

하임리히법은 기도 폐쇄 발생 시 성인, 혼자 서 있을 수 있는 소아(만 1세 이상)에게 적용하는 응급처치법이다. 성인이나 소아 승객의 ABC Survey 도중 기도의 일부나 전체에 이물질이 걸려 정상 호흡이 불가한 상황이라고 판단될 경우, 의식 여부에 따라 기도 폐쇄(Choking)에 따른 응급처치를 시행해야 한다.

Choking-의식이 있는 성인/소아

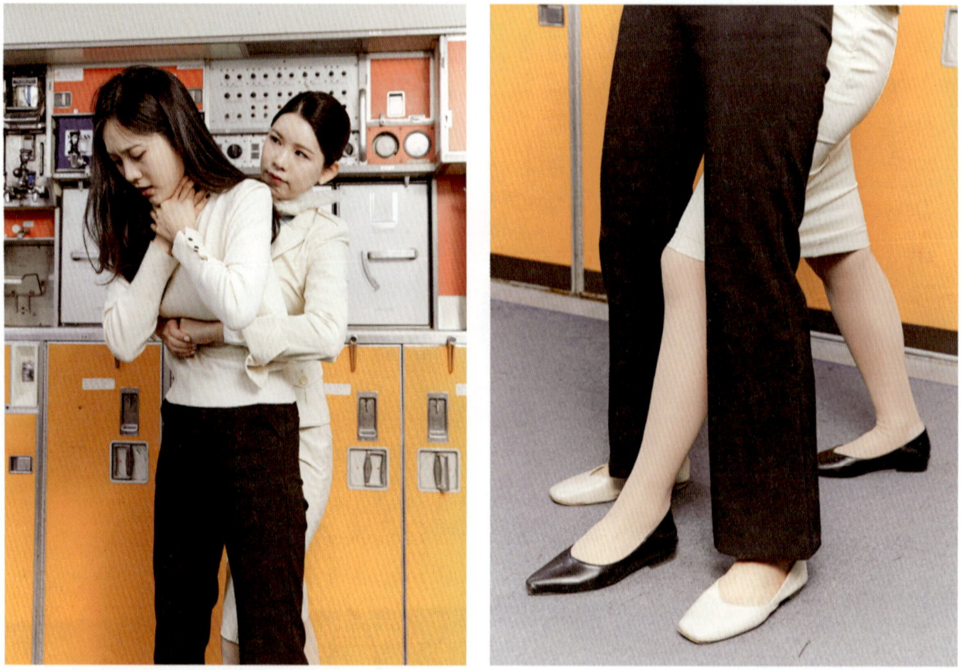

1. 자세 잡기

- 기도 폐쇄 환자의 뒤로 가서 팔로 허리를 감싼 후 양다리를 앞뒤로 벌려서 한쪽 다리를 환자의 두 다리 사이에 넣고 다른 쪽 다리는 뒤쪽에 두어 무게중심을 잘 잡는다.
- 한 손은 엄지를 넣은 상태로 주먹을 쥐고 다른 손으로 그 손을 감싸 쥔 후 배꼽 윗부분에 갖다 댄다.

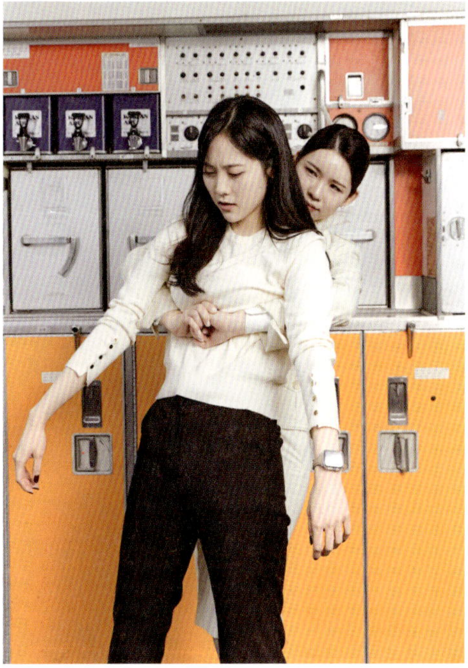

2. 압박하기

- 주먹으로 복부를 'ㄴ' 형태를 그리며 세게 압박한다.
- 복부 비만자나 임산부의 경우에는 겨드랑이 사이로 팔을 넣고 명치 부위를 압박한다.
- 압박은 이물질이 나올 때까지 계속하며, 매 압박 후 이물질이 나왔는지 확인한다.

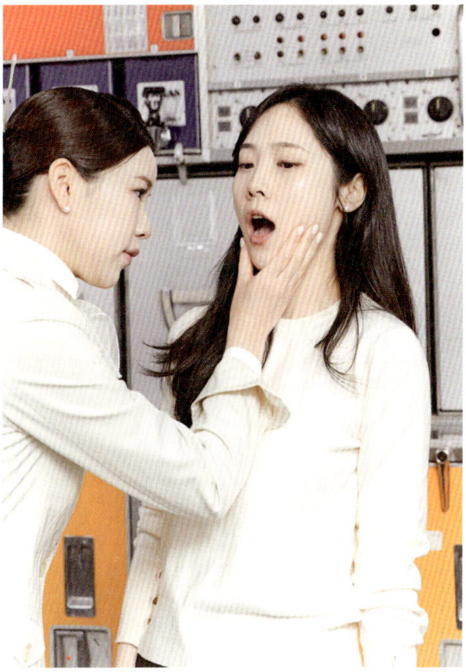

3. 확인 절차

- 환자가 기침을 하거나 말을 하면 이물질이 나온 것이며, 입안에 이물질이 보일 경우에만 꺼내고 입안에 손을 넣지 않도록 한다.
- 이물질 확인을 위해 손을 입안에 넣을 경우, 이물질이 기도로 밀려 들어갈 수 있으니 주의한다.
- 환자가 의식을 잃은 경우 압박을 멈추고 (3)번 Choking 의식이 없는 경우의 절차를 따른다.

Choking–의식이 있는 영아

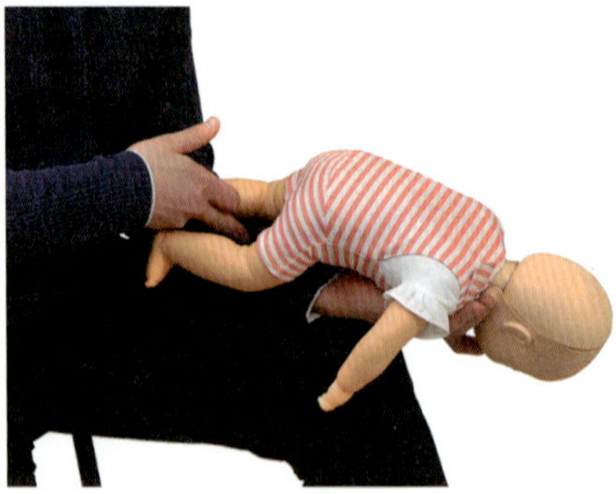

1. 자세 잡기

- 영아를 바르게 눕힌다.
- 한 손의 엄지와 검지를 벌려 영아의 턱 아랫부분의 목을 감싸 잡는다.
- 영아의 등 뒤로 다른 손을 밀어 넣고 손을 벌려 머리와 목 뒷덜미를 받친다.
- 무릎 한쪽을 앞으로 구부린 채 영아를 허벅지에 올린 후 두 손으로 잘 잡은 상태에서 뒤집어 머리와 얼굴이 비스듬히 아래로 향하게 하여 허벅지 아랫부분에 올린다.
- 영아의 머리를 가슴보다 낮게 유지한다.

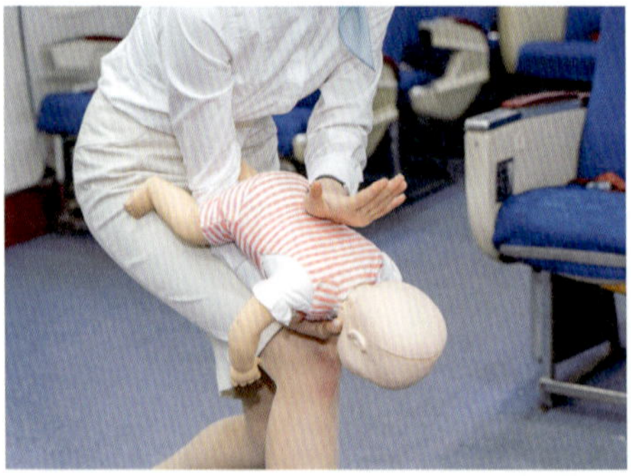

2. 등 두드리기

- 등 쪽에 있던 손을 이용하여 손바닥으로 영아의 견갑골(날개뼈) 사이를 5회 세게 두드린다.
- 두드릴 때마다 나오는 이물질을 신속히 확인하고 제거한다.

3. 자세 변경

- 영아의 목 뒤쪽을 잡은 채로 뒤집어서 얼굴을 위쪽으로 향하게 한다.
- 영아의 머리를 가슴보다 낮게 유지한다.
- 뒤에 받친 손을 이용하여 영아의 가슴을 앞으로 내밀게 한다.

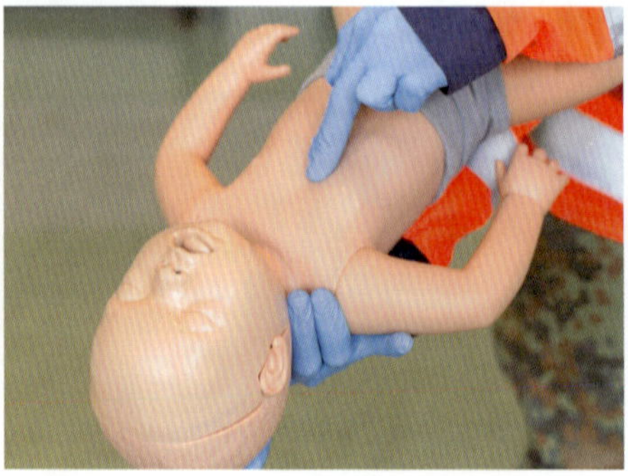

4. 압박 위치

- 영아의 양쪽 젖꼭지를 잇는 선과 흉골이 만나는 부위에 손가락 두 개를 가지런히 모아 댄다.

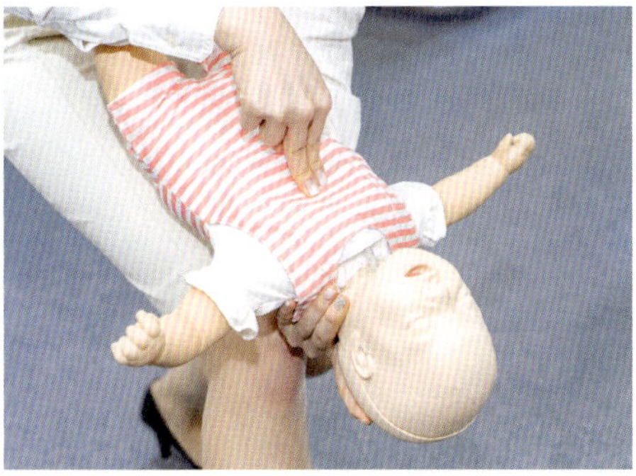

5. 가슴 압박

- 두 개의 손가락을 이용하여 가슴 압박을 5회 실시한다.
- 압박 깊이: 가슴 두께의 1/3 이상(4cm)
- 손가락을 가슴에서 떼지 않고 연속으로 가볍게 압박한다.

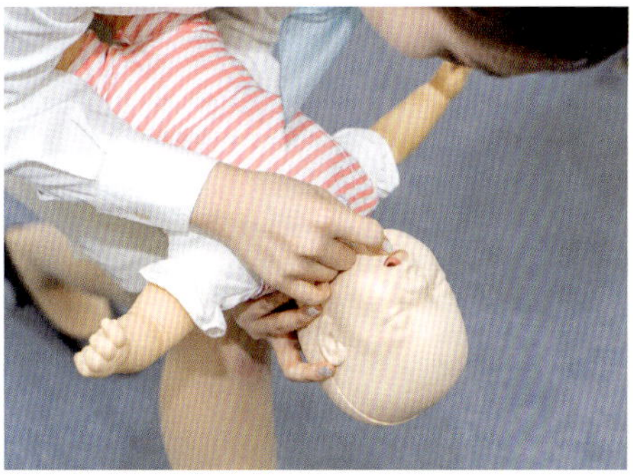

6. 확인 절차

- 압박할 때마다 나오는 이물질을 수시로 확인하고 제거한다.
- 아기가 울음을 터뜨리면 이물질이 제거된 것이다.
- 이물질이 제거될 때까지 등 두드리기 5회, 가슴 압박 5회를 반복한다.
- 영아가 의식을 잃은 경우 압박을 멈추고 'Choking–의식이 없는 성인/소아/유아'의 절차를 따른다.

Choking-의식이 없는 성인/소아/영아

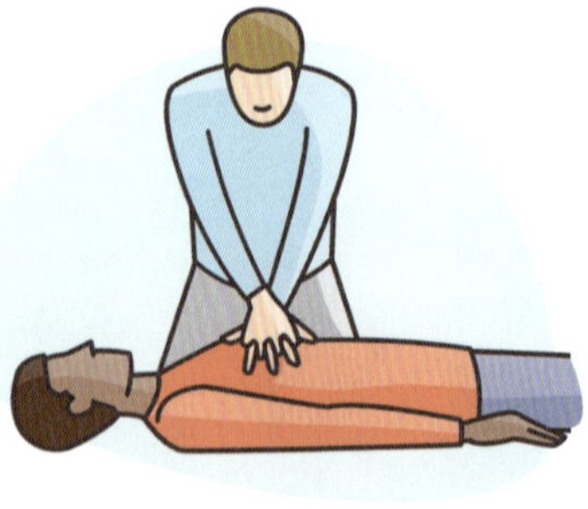

1. 가슴 압박

- 심폐소생술과 동일한 절차로 가슴 압박을 실시한다.
- 횟수: 압박 30회

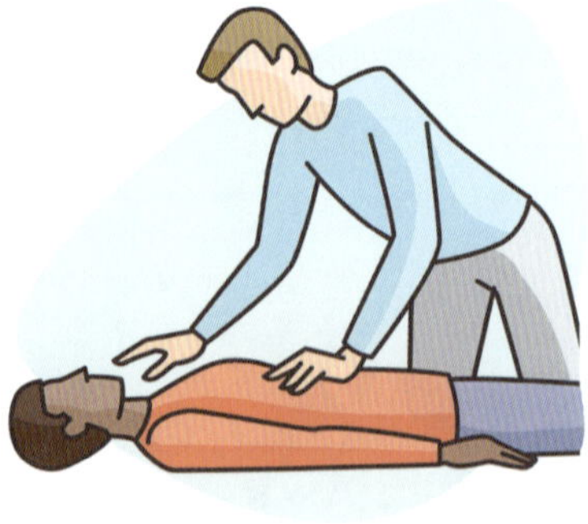

2. 이물질 확인

- 호흡을 불어넣기 전 가슴 압박 시 이물질이 나왔는지 확인하고 제거한다.
- 입안에 이물질이 보일 경우에만 제거하되 입안에 손을 넣지 않도록 한다.
- 이물질 확인을 위해 손을 입안에 넣을 경우 이물질이 기도로 들어갈 수 있으니 주의한다.

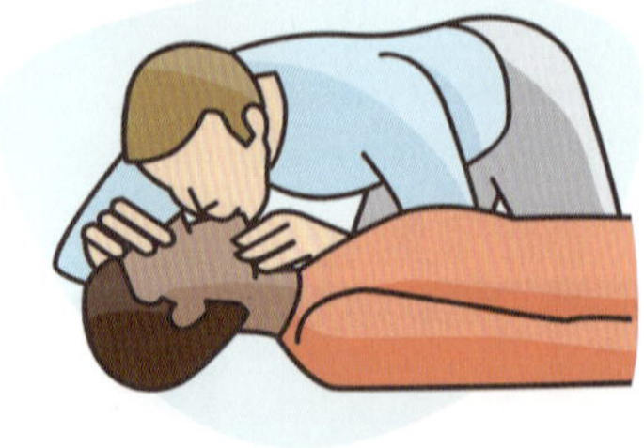

3. 호흡 넣기

- 머리를 젖히고 턱을 들어올려 기도를 열어 준다.
- 숨 2회 불어넣기를 한다.
- FAK를 사용한다.

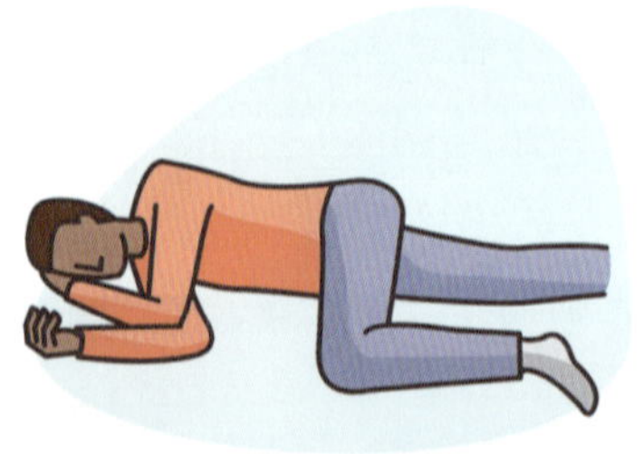

4. 회복 자세

- 이물질이 제거되고 호흡과 의식이 정상으로 돌아왔다면 환자를 회복 자세로 바꾼다.
- 환자의 목과 머리 부위에 부상이 없다고 판단되면 환자를 옆으로 돌려 눕힌다.
- 환자의 활력징후를 지속적으로 관찰한다.

관련 장비

- FAK: Face Mask
- EMK: Bag Valve Mask
- AED

혈당측정계 실습

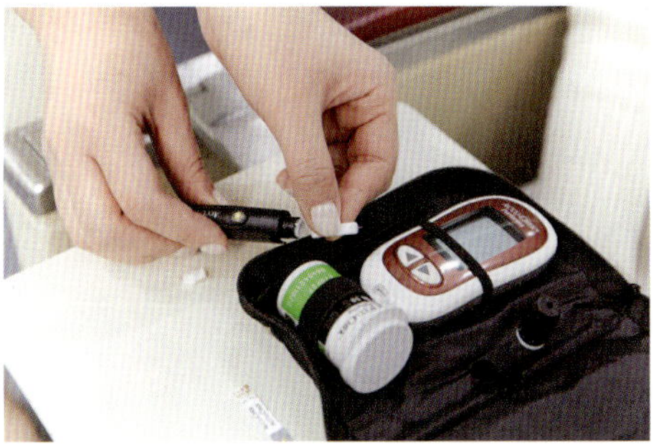

1. 채혈기의 뚜껑을 열고 새 채혈침을 장착한다.

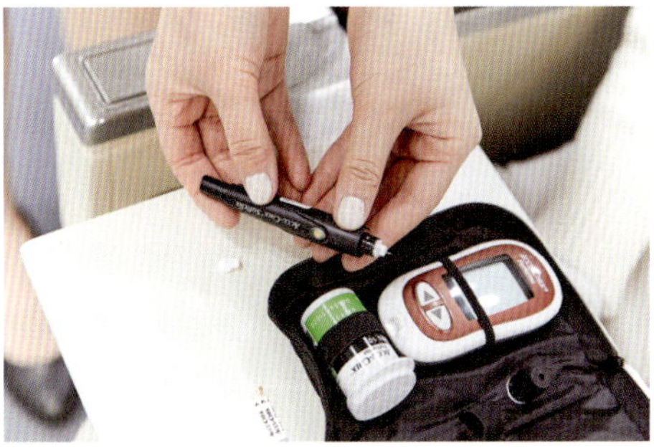

2. 채혈침 바늘을 주의하며 채혈침 뚜껑을 '딱' 소리가 나도록 닫는다. 노란색 작동 버튼을 확인한다.

☞ 윗부분을 돌려 침 깊이를 조절할 수 있다. 평균 2~3이 적당하다.

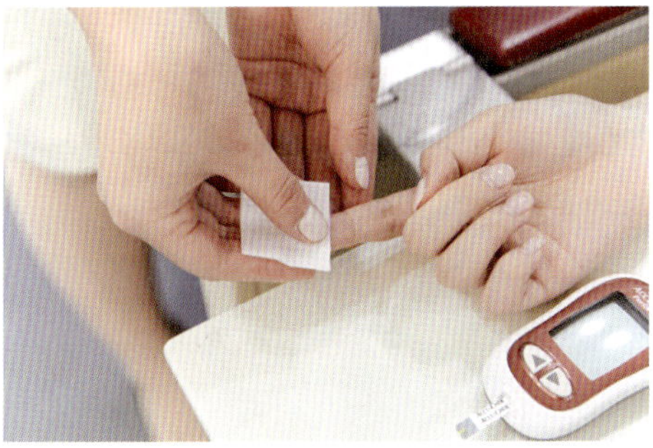

3. 검사지를 꺼내 측정기 하단 검사지 삽입구에 넣고 소독솜의 포장지를 개봉하여 꺼낸 후 채혈부위를 잘 닦아 소독한다.

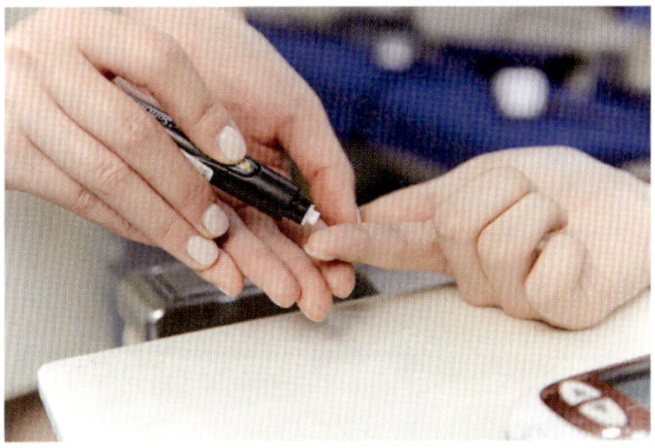

4. 채혈부위에 채혈기를 대고 노란색 작동 버튼을 누른다.

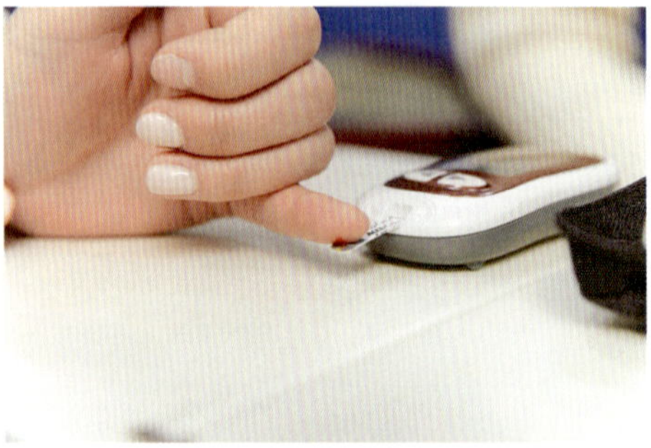

5. 검사지의 노란색 혈액흡수 창에 혈액방울이 스며들게 한다.

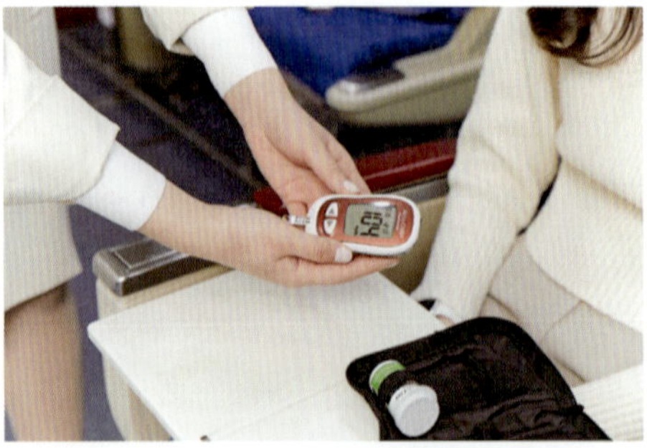

6. 측정이 완료되면 측정된 혈당치를 확인한다.

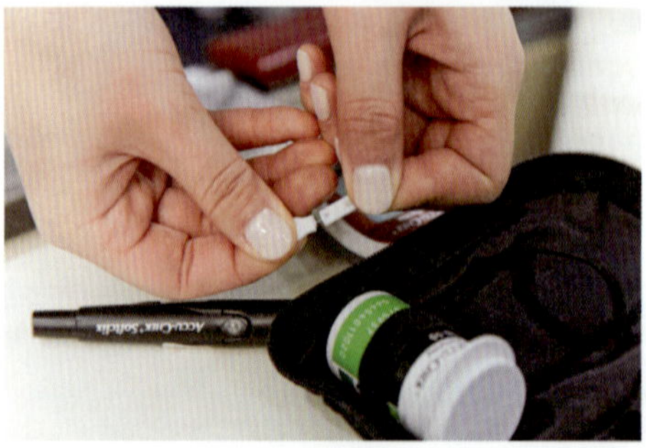

7. 측정이 끝난 후 채혈기 뚜껑을 잡아당겨 연 뒤 제거 슬라이드를 앞으로 밀어서 사용한 채혈침을 제거하고 보호캡에 채혈침을 꽂은 뒤 안전하게 폐기한다.

질환/부상을 나타내는 용어

기내 질환 용어 채우기

한글 명칭	영어 명칭	한글 명칭	영어 명칭
경련		두통	
발작		복통	
실신		부비동통	
기절		이통	
심장마비		공황장애	
협심증		천식	
뇌졸중		과호흡	
멀미		호흡장애	
급성만취		저산소증	
감압증		식중독	
고혈압		알레르기	
열경련		저체온증	
당뇨		동상	
당뇨혼수		일사병	
저혈당증		열사병	

기내 부상 및 기타 상황 용어 채우기

한글 명칭	영어 명칭	한글 명칭	영어 명칭
출혈		척추	
지혈		소독	
베인 상처		코피	
타박상		기도 폐쇄	
골절		기내 출산	
염좌		기내 사망	
탈구		활력징후	
화상		맥박	
물집 (수포)		호흡	
머리 부상		체온	
눈 부상		혈압	
등 부상		목 부상	

05

응급환자 후속 관리 및 대처상황 기록

Post-treatment for Emergency Patients and Recording Response Process

1. 응급환자 후속 관리
2. 착륙 후 공항 협조체제와 절차
3. 환자 발생과 대처상황 기록
4. 응급환자 관련 최종보고 양식

1. 응급환자 후속 관리

1) 응급환자 발생 보고

비행기 운항 중 기내 사망을 포함한 응급환자 발생 시 다음 사항을 파악하여 회사에서 정한 보고 체계와 절차를 따라 보고해야 한다. 또 필요 시 상황을 목격한 주변 승객의 진술서를 첨부해야 한다.

표 5.1 응급환자 발생 시 보고사항

해당 승객	성명, 연령, 연락처 등의 인적 사항과 증상
기내 탑승 의료인	성명, 연락처, 직업 및 업무(전공)분야
발생상황	발생 장소, 시점, 비행구간, 당시 비행상황
조치사항	해당 승객에게 실시된 시간대별 조치사항, 기내 의료장비를 포함한 사용 여부
기타	상황 전반에 대한 구체적 설명, 식중독으로 의심될 경우 취식한 음식

표 5.2 응급환자 발생 시 보고사항 기재 예시

해당 승객	김○○(38A/ F/ 54세), 호흡곤란 호소, 안색이 창백함
기내 탑승 의료인	이○○(45B/ M/ Dr), 010 - **** - **** , Johns Hopkins, Cardiologist
발생상황	ICN/FRA, 이륙 후 3시간 경과 시점(도착 잔여시간 7시간), 중국 상공 순항 중, 식사 서비스 직후 화장실 앞쪽에서 호흡곤란 증상 호소함
조치사항	13:05 호흡곤란 승객 발견/ 도움 요청 13:07 PO_2 제공(분당 4L) 13:10 Doctor Paging(45B/ Cardiologist 탑승 중) 13:12 활력징후 측정(맥박 분당 75회, 체온 37.0, 혈압 113/80) (전자체온계, 청진기, 자동혈압계) (중략) 16:14 Landing 16:23 Door Open 16:24 지상 대기 의료인 인계
기타	기내식으로 비빔밥 취식, 알코올성 음료 미음용, 동반인(남편 38B), 확인된 기저 질환 없음

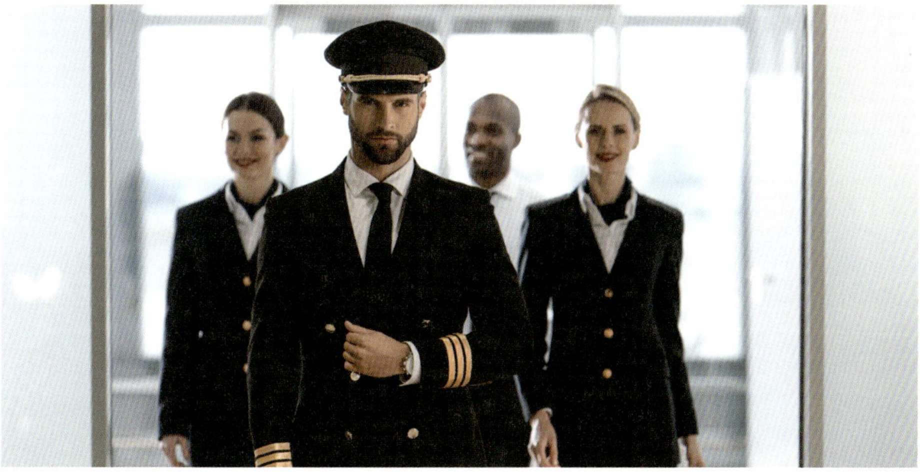

2) 승무원 지휘체계

기내 지휘체계(Command Authority)는 표 5.3과 같으며, 특별한 사유가 없다면 모든 업무를 지휘계통을 따라 수행해야 한다. 응급환자 발생 시 비상신호를 이용하여 기장을 포함한 모든 승무원이 그 상황을 인지하도록 해야 하며, 의료장비 사용이나 비정상 상황에 대한 항공기 운항 지속 여부 등을 결정할 때도 마찬가지로 다음의 지휘체계를 따른다. 하지만 응급환자의 위급성에 따라 응급처치 장비 사용 시 선사용 후보고의 절차가 허용되기도 한다.

(1) 책임과 권한(운항기술기준 8.1.8.1 일부 발췌)

PIC(Pilot In Command)

- PIC로 임명된 기장은 안전운항에 대해 절대적인 책임을 진다.
- 기장은 임무를 위해 출두한 시간부터 비행이 종료한 후 모든 승무원이 해산하는 시점까지 비행에 필요한 모든 상황을 파악하고 있어야 하며 안전운항에 총괄적인 책임이 있다.

부기장

부기장의 주요 임무는 안전하고 효율적인 항공 운항이 될 수 있도록 기장을 보좌하는 것이다.

객실 사무장

객실 사무장은 정상 혹은 비정상 운항 시 객실 내 대응 절차를 수행하고 협조하는 데 전반적인 책임을 진다. 또 기장과 객실 승무원을 연결하는 주요 책임자의 역할을 한다.

(2) 지휘계통

특별한 사유가 없다면, 모든 기내 업무는 다음과 같은 지휘계통을 토대로 수행되어야 한다.

표 5.3 지휘계통

직급명	설명
PIC	회사로부터 해당 구간 PIC로 지정된 기장
Relief Captain	기장 자격을 갖춘 추가된 운항 승무원
Observer	Jumpseat에서 임무를 수행하는, 해당 기종 자격을 갖춘 기장
Route Captain	소정의 훈련 이수 후 회사에서 항로 기장으로 임명된 부기장
First Officer	부기장은 해당 기종에 임명된 순서를 따름
Dead Head Cockpit Crew	Extra로 비행기에 탑승하고 있는 동 회사 기장
Duty Purser	해당 구간의 객실 안전과 서비스를 책임지는 관리자인 객실 사무장
Flight Attendant(FA)	객실 승무원은 직책 우선, 상위 직급 순을 따름

3) 보고절차(항공안전법 제59, 61조 일부 발췌)

(1) 기준

객실 승무원은 비상사태를 포함하여 근무 중 발생하는 비정상 상황/사고 중 항공기 운항에 영향을 미칠 수 있는 사항, 잠재적 안전저해 요소, 기타 일련의 사후조치(절차 개선, 재발 방지, 현장 시정, 승객 관리 등)가 필요한 사항에 대해 보고해야 한다. 비행 중 모든 긴급사항과 관련된 상황(비상탈출, 테러 위협, 화재, 기내 사망을 포함한 응급환자 발생 등)은 즉시 기장에게 보고해야 한다.

항공기 사고, 항공기 준사고 등 중요/긴급한 안전관련 보고사항이 발생하여 신속한 보고가 필요할 때 객실 사무장은 종합통제부와 객실승무본부에 가능한 경우 유선 보고하고, 비행 종료 후 최대한 빠른 시간 내에 관련 보고서를 작성, 제출한다. 보고는 회사의 보고서 지침에 따른다(SafeNet, Cabin Report, General Report).

(2) 항공기 사고 보고(항공안전법 제2조, 시행규칙 제6, 8조)

항공기 사고란 운항 중 사람의 사망/중상 또는 행방불명, 항공기의 중대한 손상/파손이나 구조적 손상, 항공기 위치 확인 또는 접근이 불가한 경우 등을 의미하며 발생 시 관련 법규에 따라 보고해야 한다.

승객 또는 승무원에게 골절, 찢어진 상처에 의한 과다출혈, 신경/근육/힘줄/내장의 손상, 2/3도 화상, 전염물질이나 유해 방사선에 노출된 경우 항공안전법상 중상에 해당하여 '항공기 사고'로 분류될 수 있다.

◎ 보고 시 유의사항

- 비상사태 등 항공기 사고 후 가능한 한 신속히 회사에 연락하고 상세한 보고 자료를 준비한다.
- 사고와 관련하여 언론과 인터뷰를 해서는 안 되며 기장 또는 공항 지점장과 접촉하도록 한다.
- 비상사태 또는 모든 사항(비상사태 인지 시점부터 승무원이 취한 모든 조치사항, 승객의 반응 등을 포함)을 서술형식으로 상세히 기록한다.

2. 착륙 후 공항 협조체제와 절차

1) 긴급 환자 발생으로 인한 긴급 착륙

비행 중 긴급 환자 또는 부상 환자가 발생하여 최인접 공항으로 긴급 착륙할 수 있다. 이러한 결정은 최고 권한이 있는 PIC 기장에 의해 이루어지며, 객실 사무장은 객실에서 발생한 상황에 대해 자세하고 신속하게 기장에게 보고해야 한다. 그러면 기장은 보고받은 환자의 상태, 최종 목적지까지의 잔여 비행시간, 최인접 공항까

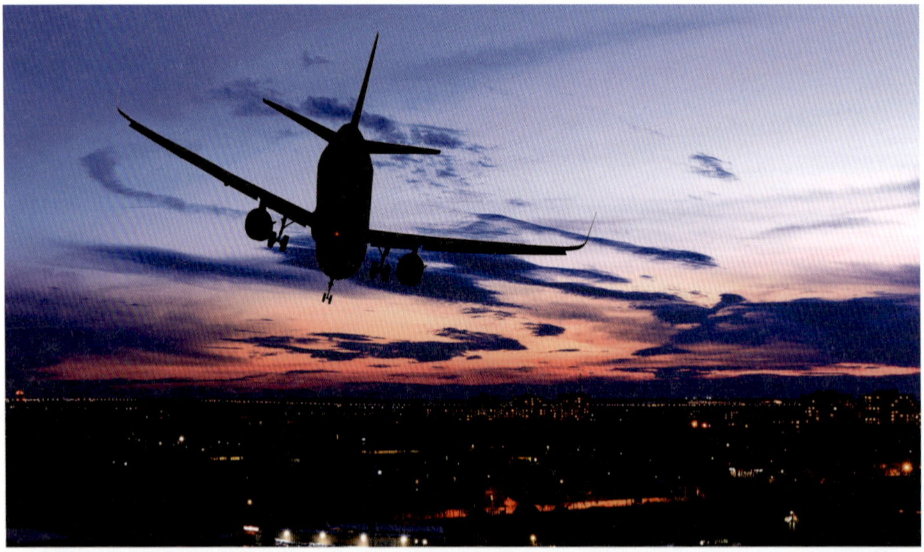

지의 거리 등을 계산하여 긴급 착륙 여부를 결정한다. 기장이 긴급 착륙을 결정했다면 승무원의 조치사항은 다음과 같다.

(1) On-line Station(해당 항공사의 지점이 있는 공항)에 긴급 착륙할 경우

- 해당 승객의 인적 사항(성명, 국적, 생년월일, 성별, 주소, 연락처, 동반인 여부, 의학적 증상, 탑승 전 통보된 환자 상태 여부)을 자세히 기록한다.
- 해당 지점장에게 연락 후, 승객을 기록과 함께 인계한다.

(2) Off-line Station(해당 항공사의 지점이 없는 공항)에 긴급 착륙할 경우

- 기장의 지시에 따라 해당 공항 당국에 협조하여 환자 승객 및 휴대 수하물을 처리한다.
- 환자 승객의 입국 수속을 돕는다.
- 해당 공항 당국에 통보하고 협조를 요청한다.
- 구급차(Ambulance)를 조처하여 이송한다.
- 기장과 협조하여 본사 종합통제부와 관련 부서에 연락하고, 인근 해당 항공사 지점을 찾아 도움을 요청한다.

긴급 착륙한 사례

일례로 2017년 12월 워싱턴(IAD)에서 인천(ICN)으로 운항 중이던 국내 항공사 기내에서 한 승객이 심근경색으로 러시아의 하바로프스크(KHV)에 긴급 착륙한 사례가 있다. 해당 승객은 미국 국적의 여성으로 기장이 하바로프스크 공항에 비상 착륙을 요청하고 진입하는 동안 기내 의료인이 CPR 등 응급조치를 취했지만 공항에 착륙하기 전에 사망했다. 하바로프스크는 당시 해당 항공사의 취항지가 아니었으므로 '(2) Off-line Station' 내용에 따라 승객 사망 처리절차와 재급유를 마친 뒤 승객을 싣고 다시 출발했다.

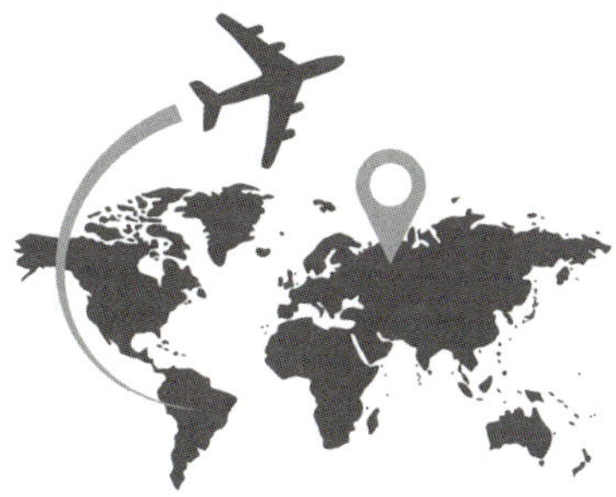

(3) 공통 사항

- 객실 사무장은 환자 발생 경위 및 조치사항을 자세히 기록해 두어야 한다. 의사나 간호사의 진단, 치료 또는 간호를 받은 경우에는 진단서나 소견서를 받아 두고 의사나 간호사의 인적 사항도 기록하도록 한다.
- 환자 하기 후 환자의 휴대 수하물 하기를 확인하고, 해당 공항에서 새롭게 작성한 G/D, P/M에 해당 환자가 하기된 것으로 기재되었는지 확인한다.
- 객실 사무장은 비행 종료 후 동 상황에 대한 관련 보고서를 작성하여 회사에 조속히 제출한다.

G/D 및 P/M

G/D(General Declaration)
G/D는 국제선 항공기 입/출항 신고의 기본자료이다. ICAO의 표준 양식을 토대로 작성하며 출발과 도착 전에 Immigration 당국에 미리 제출해야 하고 정확하게 작성해야 한다. 항공편명과 기종, 출발지와 도착지 등의 항공편 기본정보와 승무원의 신상정보, 승무원이나 승객 중 기내에서 발생하거나 발견된 환자가 있을 경우 기록하고 신고해야 한다. 승객이 여권을 지참해야 입/출국을 할 수 있는 것처럼, G/D는 항공기의 여권이라고 생각하면 이해하기 쉽다.

P/M(Passenger Manifest)
P/M은 항공편에 탑승한 전 승객의 명단이다. 이름, 좌석번호, 목적지, 구간, 탑승 클래스, 성인, 어린이, 유아 등으로 구분되어 기록되어 있다. 총 탑승객 수가 별도로 요약되어 있다.

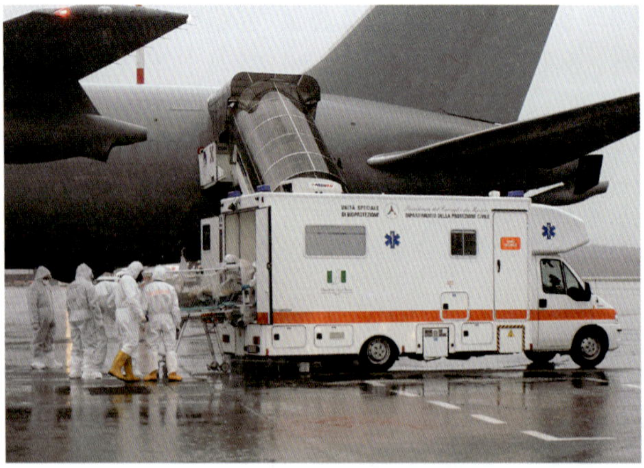

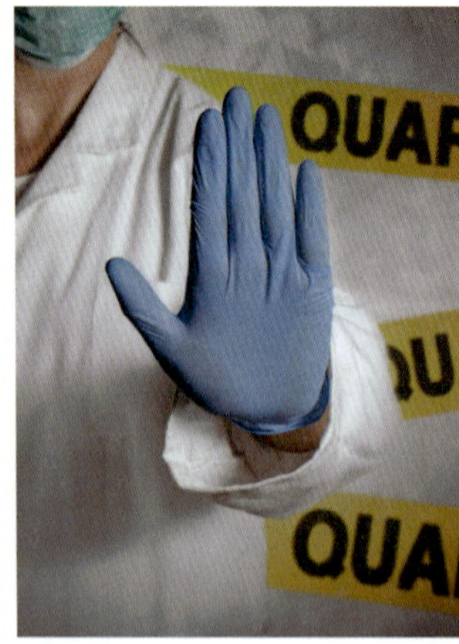

Davide Calabresi / Shutterstock.com

2) 응급환자 구급차 신청

환자의 상태에 따라 도착지 공항에서 구급차를 이용하여 이송하기도 한다. 보통 구급차는 본인의 사전 신청으로 운행하는 것이 원칙이지만, 비행 중 발생한 갑작스러운 응급상황으로 승객이 대리 신청을 요구한 경우, 승무원은 '운송–객실 간 인수인계서' 내용을 기장을 통해 확인하여 승객에게 안내한다. MEDIF 승객과 같이 구급차를 사전 신청한 경우에도 승객 문의 시 구급차 준비 여부를 기장을 통해 확인하여 안내해야 한다.

3) 기내 질병 및 사망 보고

국제보건규정(International Health Regulation, IHR)에 의해 각국의 공중보건기구는 항공기에서 발생한 질병 및 사망에 대해 입국 전 통보를 요구하므로 다음 상황 발생 시 반드시 해당 당국에 사전 통보가 이루어지도록 조치해야 한다.

전염병 증상

- 사고 또는 멀미 등의 증세에 의해 발생하지 않은 두드러기, 발진(Rash), 오한(Chills), 발열(Fever), 설사(Diarrhea) 등의 증상이 발생한 경우
- 사스(SARS), 메르스(MERS), 코로나바이러스감염증(COVID) 같은 호흡기 전염병 질환 증세가 동반된 경우

사망 환자 발생

기장에게 보고 후 G/D(General Declaration)의 'Health Declaration' 항목에 관련 내용을 기입한다. 발생 환자에 대해서는 환자의 인원, 성별, 나이, 증상, 출발지, 환자가 섭취한 음식(식중독이 예상되는 경우) 등을 알아내어 자세히 기록해 두었다가 도착지 공중보건기구에서 요구할 경우 제출한다.

APPENDIX 1. GENERAL DECLARATION

GENERAL DECLARATION

(Outward/Inward)

Operator ....

Marks of Nationality and Registration .... Flight No. .... Date ....

Departure from .... Arrival at ....
(Place) (Place)

FLIGHT ROUTING

("Place" Column always to list origin, every en-route stop and destination)

PLACE	NAMES OF CREW*	NUMBER OF PASSENGERS ON THIS STAGE**
		Departure Place: Embarking .... Through on same flight .... *Arrival Place:* Disembarking .... Through on same flight ....

Declaration of Health Name and seat number or function of persons on board with illnesses other than airsickness or the effects of accidents, who may be suffering from a communicable disease (a fever — temperature 38°C/100°F or greater — associated with one or more of the following signs or symptoms, e.g. appearing obviously unwell; persistent coughing; impaired breathing; persistent diarrhoea; persistent vomiting; skin rash; bruising or bleeding without previous injury; or confusion of recent onset, increases the likelihood that the person is suffering a communicable disease) as well as such cases of illness disembarked during a previous stop .... Details of each disinsecting or sanitary treatment (place, date, time, method) during the flight. If no disinsecting has been carried out during the flight, give details of most recent disinsecting.. .... Signed, if required, with time and date ____________________ Crew member concerned	For official use only

I declare that all statements and particulars contained in this General Declaration, and in any supplementary forms required to be presented with this General Declaration, are complete, exact and true to the best of my knowledge and that all through passengers will continue/have continued on the flight.

SIGNATURE ____________________
Authorized Agent or Pilot-in-command

Size of document to be 210 mm × 297 mm (or 8 1/4 × 11 3/4 inches).
* To be completed when required by the State.
** Not to be completed when passenger manifests are presented and to be completed only when required by the State.

출처: ICAO 홈페이지(https://www.icao.int/Pages/default.aspx)

3. 환자 발생과 대처상황 기록

운항 중 응급환자 발생을 비롯하여 비정상 상황/사고와 같이 항공기 운항에 영향을 미칠 수 있는 상황이 발생했다면, 객실 승무원은 그 내용을 자세히 기록해야 한다. 사실에 입각하여 시점별로 잘 정리된 대처상황 기록(Medical Record)은 추후 의료진에게 인계되어 환자의 상태를 파악하는 데 매우 큰 도움이 되며, 기내 의료진이 부재하여 EMCS로 원격 조치를 받을 때도 필요하다.

메디컬 레코드(Medical Record)

환자 승객이 평소 기저질환이 있어 개인 의사나 병원 응급실 또는 응급구조대의 의료처치를 받은 기록을 의미한다. 운항 중인 항공기 내에서는 환자 승객의 발생부터 시간대별 처치 등 모든 대처상황을 기록하고 보관하는 문서 등을 말한다.

뿐만 아니라 항공기 운항 중 발생한 응급상황에 대한 기록은 차후 해당 승객이나 유가족과 법적 소송을 하는 경우에도 증거 자료로 활용될 수 있으므로 해당 승객의 상태, 승무원의 조치사항, 의료진의 유무, 사용한 기내 비상장비 등을 포함하여 반드시 사실에 의거하여 시점별로 정확히 기록해야 한다.

따라서 기내 응급환자 발생 시 최초 발견자가 응급처치를 시도했다면 협조자 1은 All Call을 이용하여 기장과 다른 승무원에게 도움 협조를 요청한 후, 환자 발생 시점을 즉시 확인하고 기록을 시작해야 한다. 기록 시 환자 발생 시점부터 도착 후 의료진에게 인계되는 시점까지 혹은 환자의 상태가 호전되었다면 착륙 후 하기 시점까지의 모든 상황을 자세히 기록해야 한다.

대처상황 기록은 비행 중 환자의 상태를 살필 때 의료진에게 환자의 정보를 제공하거나 EMCS를 통해 환자의 상태를 알리는 데 활용되고, 비행을 마친 후 해당 편 객실 사무장이 회사에 제출할 보고서를 작성할 때도 근간이 된다. 필요하다면 주변 승객에게 목격자 진술서를 요구할 수 있다. 또 환자를 치료한 의료진이 있다면 의료진이 직접 EMK 내의 'In-flight Medical Report'를 1부 작성하여 환자의 상태를 기록하도록 하고 의료진의 인적 사항도 기재하여 보고서 작성 시 첨부한다.

4. 응급환자 관련 최종보고 양식

1) CSR(Cabin Safety Report) 보고항목

회사마다 보고서 형식이 다르지만, CSR 형식의 보고서를 작성할 때 기재할 항목은 크게 '법적 의무 보고항목'과 '그 외 주요 보고항목'으로 나눈다. 법적 의무 보고항목은 항공안전법과 항공보안법에 따라 항공기 사고, 항공기 준사고, 항공안전장애, 불법방해행위를 보고대상으로 하며, 대상별 세부항목은 다음 표와 같다.

표 5.4 **법적 의무 보고항목**

구분	보고대상	세부항목
항공 안전법	항공기 사고	• 운항 중 사람의 사망, 중상 또는 행방불명 • 항공기의 중대한 손상/파손 또는 구조상의 결함 등 발생 • 항공기 위치를 확인할 수 없거나 항공기에 접근 불가능한 경우
	항공기 준사고	• 운항 승무원이 비상용 산소 또는 산소마스크를 사용해야 하는 상황이 발생한 경우 • 객실이나 화물칸에서 화재, 연기가 발생한 경우(소화기 사용 진압 포함)
	항공 안전장애	• 운항 중 다음 어느 하나에 해당하는 경미한 화재 또는 연기가 발생한 경우 1) 항공기 구성품 또는 부품의 고장으로 조종실 또는 객실에 연기, 증기, 중독성 유해가스가 발생한 경우 2) 객실 조리기구, 설비 또는 휴대전화기 등 탑승자의 물품에서 경미한 화재, 연기가 발생한 경우 3) 화재경보 시스템이 작동한 경우(단, 스프레이 분사, 수증기 등의 요인으로 인해 작동한 것으로 확인된 경우는 제외) • 비상탈출용 시스템, 탈출용 장비의 고장, 결함 또는 비정상적 전개의 경우 • 운항 중 화재경보 시스템이 오작동한 경우 • 운항 중 여압 조절 실패(감압), 비상장비 누락, 비정상적 Door Operation 등 객실 안전 우려상황이 발생한 경우 • 난기류 등 기상 요인 및 항공기의 급격한 자세 변경 등 조종 요인에 의해 객실 승무원이 부상하여 업무 수행이 곤란한 경우 • 운항 관련 직무를 수행하는 객실 승무원의 신체/정신 건강 또는 심리 상태 등의 사유로 교체 또는 하기(下機)를 위해 출발지 공항으로 회항하거나 목적지가 아닌 공항에 착륙하는 경우
항공 보안법	불법 방해 행위	• 항공기의 안전운항을 저해할 우려가 있거나 운항을 불가능하게 하는 행위(항공기 납치/인질, 항공기 손상, 보호구역 무단침입, 위해물품 기내 반입, 안전을 위협하는 거짓 정보 제공 등) • 항공보안법 제23조 승객의 협조 의무(Safety Information Card 참고)를 위반하는 행위(폭언, 소란 행위, 흡연, 성적 수치심 유발 행위 등)

'법적 의무 보고항목 외 주요 보고항목'의 세부항목은 다음과 같다.

- 국내외 유관기관으로부터 안전/보안 수검 시(단순 탑승 보고 지양)
- 보안 관련 사항 발생 시(비자발적/자발적 하기, 비인가자 탑승, 오탑승 등)
- 중증의 승객 환자/부상 발생 시(기내 사망, Doctor Paging, EMK 사용 등)
- 경미한 수준의 승객 환자/부상의 경우 Cabin Report 제출
- 안전/보안 관련 객실 귀책에 의한 항공기 지연, 비정상 운항 사항
- 기타 안전 관련 보고가 필요하다고 판단되는 사항(Engine Smoke 발생 등)

◎ 보고절차 및 유의사항

- 법적 의무 보고항목은 반드시 숙지하여 빠른 시간 내에 SafeNet CSR을 제출한다.
  - 항공기 사고/준사고: 즉시 보고
  - 항공안전장애: 72시간 내 보고
  - 불법방해행위 및 법적 의무 보고항목 외 주요 보고항목: 비행 종료 후 가급적 빠르게 보고
- 필수 입력사항(승객 인적 사항 등)의 입력 및 기재를 철저히 한다.
- 보고서의 신뢰성 유지를 위해 제출 후 수정이 불가하므로, 제출하기 전에 보고서 내용을 재확인한다.
- SafeNet 접속이 용이하지 않거나 보고서를 제출하기 전에 선보고가 필요한 경우에는 소속/당직 승원 팀장에게 유선 보고가 가능하다.

2) Cabin Report 보고항목

경미한 수준의 승객 환자/부상인 경우에는 Cabin Report로 작성한다. 그러나 경미한 수준의 환자이더라도 EMK 내 전문의약품을 사용했다면 CSR로 보고한다. 환자가 발생하여 승무원이 응급조치를 실시하거나 의료진의 조치를 받은 경우에는 시간대별 조치사항을 작성하여 환자 상태에 따른 적절한 조치가 이루어졌는지 확인 가능하도록 보고서를 작성하고 조치에 따른 환자 상태(호전/악화/변동 없음) 등을 기록해야 한다. 특히 약물을 제공했다면 정확한 투약 시간과 용량을 기록한다.

Cabin Report 예시 1

작성자	국제승원팀 ○○팀 객실 승무 ○급 김○○					분류	1차: 기타, 2차: 환자/부상	
탑승정보	현지출발일	2022-08-31			KE	0624(HL:7573 A/C:773Q)	발생CL	EY
	PAX OBD	FR0/PR19/EY299			구간	MNL/ICN	승객회신요청	U
승객정보	SEAT NBR	55B	NAME	Ursula	E-mail	0000@gmail.com	TEL	***-****
제목	KE0624/31AUG22 기내 수하물 낙하 관련 승객 부상 발생건							

1. 개요

- 승객 탑승 시점, 55ABC 오버헤드 빈에 올려져 있던 55C 승객의 캐리어 짐이 미끄러져 떨어지면서 55C 좌석에 서 있던 55B 승객의 두부 왼쪽 이마 윗부분에 부딪힘. 캐리어가 오버헤드 빈에 걸쳐진 채 승객의 머리에 맞닿아 있는 것을 목격한 YDL 승무원이 캐리어를 잡아 캐리어가 바닥으로 떨어지지는 않음.
- 해당 승객은 통증이 없다고 여러 차례 언급했고, 객실 사무장은 해당 승객의 머리 부위를 확인했으며, 캐리어가 떨어진 부위에 상처, 멍, 부어오름 등의 증상이 없음을 확인한 뒤 승객에게 인지시켰고, 승객도 통증이 없다고 함.
- 인천 도착 후 병원 진료를 원할 경우 조치를 취해 주겠다고 한 뒤, ACARS를 통해 ICNKK에 정보를 전달함. 해당 승객은 인천공항 도착 20분 전 병원 진료는 필요 없다고 했으며, 인천공항 도착 후 해당 승객을 지상 직원에게 인계함.

2. 승객 인적 사항

- 성함/좌석번호: Ms. Ursula/55B
- 44년생, 국적 필리핀, WCHR 승객
- 신체 사이즈: 3cm 기내화를 신은 166cm 신장 여 승무원의 귀밑 정도 오는 신장
- KE0624/31AUG22 T/S

3. 일행 승객 인적 사항

- 성함/좌석번호: Mr. Martin/55C
- 48년생, 국적 미국, WCHR 승객

- KE0624/31AUG22 T/S
- 가족관계: 남동생

4. 낙하 수하물 정보

- 소유자: 55C 승객으로 해당 승객의 남동생
- 검은색 가죽 재질의 캐리어로 크기는 40×25×15cm
- 무게 10kg 미만으로 추정

5. 발생 경위 및 조치사항

- 해당 승객(55B)과 일행 승객(55C)은 WCHR 승객으로 탑승 시 YDL 승무원(○○○, SS13)이 좌석 안내 및 짐 보관을 도움. 2개의 캐리어를 55ABC 오버헤드 빈에 길게 넣는 방향으로 넣어 드린 뒤, 가방이 떨어지지 않는 것을 확인했고, 두 승객이 캐리어와 함께 가져온 다른 짐들을 본인들 좌석에서 일어선 채로 정리하는 것을 보고 2개의 캐리어 옆으로 짐을 추가로 올릴 거라 판단하여 승객에게 안내한 후, 또 다른 WCHR 승객인 57D 승객의 짐을 올리는 것을 도와줌.
- 5분 정도 경과 시점, 승객이 "악!"하며 외치는 소리에 쳐다보니 55ABC 오버헤드 빈에서 55C 승객의 캐리어가 미끄러져 내려와 55C 좌석에 서 있던 해당 승객의 두부 왼쪽 이마 윗부분에 부딪힘.
- 캐리어는 오버헤드 빈으로부터 완전히 떨어지지 않고, 캐리어 뒷부분이 오버헤드 빈에 걸쳐진 채로 승객의 두부에 맞닿아 있었고, 이를 목격한 YDL 승무원이 즉시 55B 승객에게 이동하여 캐리어를 잡아 54ABC 오버헤드 빈에 가로 방향으로 넣음.

  ▶ 발생 경위 기술(최초 목격 승무원 언급)
- YDL 승무원은 해당 승객의 상태를 확인했고, 승객은 아프지 않다며 괜찮다고 함.
- 보고받은 객실 사무장(○○○, SP17)은 해당 승객에게 양해를 구한 후, 머리 상태를 확인했고, 승객과 일행에게 상처, 멍, 부종은 없는데 통증이 있는지 물었고, 승객은 통증이 없고 괜찮다고 함.
- 객실 사무장은 인천 도착 후, 병원 진료를 원하면 조치를 하겠다고 했고, 승객은 본인이 IAD로 T/S를 해야 하는데 혹시 연결편을 못 탈 수도 있느냐고 물었는데 그 부분에 대해서는 확답을 할 수 없다고 답변함.
- 해당 승객에게 조치는 취해 놓을 테니 병원 진료 여부에 관해 도착 전까지 결정해 줄

것을 안내함.

- 인천 도착 20분 전 객실 사무장은 해당 승객의 상태를 다시 확인했고, 초기 발생 시점과 동일하게 상처, 멍, 부어오름, 통증이 없는 것을 승객과 상호 확인함. 승객의 동의하에 승객의 두부 부위를 사진 촬영함. 해당 승객에게 병원 진료 여부를 다시 물었고, 승객은 필요 없다고 함.
- Cross Check List에 상기 내용을 기재했고, 인천 도착 후 지상 직원 및 WCHR 승객 담당 직원에게 인지시키고, 해당 승객 인계와 함께 구두로 설명을 추가하여 해당 승객의 연결편 객실 사무장에게 상기 내용을 알려줄 것을 요청함.

  ▶ 기내 환자 처리절차에 의거 유관부문 정보 공유 내용 기술

6. 기타

- 해당 승객은 상기 건 발생 시점 이후, 기내식 취식 완료 및 휴식을 취하였고, 도착 전 본인의 휴대전화를 이용하여 테트리스 게임을 하는 등 수하물 낙하로 인한 부상, 통증 등 특이사항은 목격되지 않음.
- 인천 도착 후 WCHR 승객이 이용할 전동차를 대기하던 중 본인 가방을 직접 끌고 인천공항 화장실을 이용하는 등 정상적인 활동을 하는 것을 목격함.

  ▶ 기타 승객 동향 기술
- 수하물 낙하 발생 후 4시간 정도 경과 시점에 촬영한 승객 두부 사진 1매, 낙하 수하물 사진 2매 첨부

  ▶ 증빙 자료 첨부

Cabin Report 예시 2

<table>
<tr><td>작성자</td><td colspan="5">국제승원팀 ㅇㅇ팀 객실 승무 ㅇ급 김ㅇㅇ</td><td>분류</td><td colspan="2">1차: 기타, 2차: 환자/부상</td></tr>
<tr><td rowspan="2">탑승정보</td><td>현지출발일</td><td colspan="3">2021-12-31</td><td>KE</td><td>0018(HL:7573 A/C:388S)</td><td>발생CL</td><td>EY</td></tr>
<tr><td>PAX OBD</td><td colspan="3">FR2 PR78 EY251</td><td>구간</td><td>LAX/ICN</td><td>승객회신요청</td><td>U</td></tr>
<tr><td>승객정보</td><td>SEAT NBR</td><td>7A</td><td>NAME</td><td>김인하</td><td>E- mail</td><td>l.h1234@gmail.com</td><td>TEL</td><td>***-****</td></tr>
<tr><td>제목</td><td colspan="8">KE0018/31DEC21 기내 실신 환자 발생 보고건</td></tr>
</table>

1. 개요

이륙 후 4시간 경과 시점에 갑자기 실신 환자가 발생하여 보고함.

2. 승객 인적 사항

김인하(7A/KR/MR)

3. 시간대별 내용 및 조치사항

- 1530(KST): CVL 승무원이 1st 식사 서비스가 끝나고 기내 판매가 시작되는 시점에 7A 승객이 자리에서 일어나 객실 전방 화장실을 가는 도중 갑자기 픽 하고 쓰러지는 것을 목격함.
- 1531(KST): CVL 승무원은 즉시 7A 승객에게 가서 의식 확인을 위해 ABC 조치를 실시하고 주변 승무원에게 도움을 요청함.
  - CVL 승무원이 ABC 조치 결과 의식은 없지만 호흡을 하고 있는 것을 확인함.
  - 승객을 U/D front Bar 옆에 바로 눕히고 셔츠 단추를 풀어 옷을 느슨하게 해 줌.
- 1532(KST): Main Deck L1에 있던 DP 사무장이 도움 요청을 받고 즉시 출동함.
- 1533(KST): DP는 All Call을 통해 환자의 발생과 위치를 알리고 다른 승무원에게 도움을 요청함.
- 1535(KST): PO_2, FAK 도착함.
  - CAG 승무원이 환자 발생 기록을 실시하고 DP 사무장은 DR Paging 방송을 실시함.
  - 7A 승객은 의식을 회복했으나 횡설수설하며 일어나려고 시도하여 CVL 승무원이

"손님, 화장실 앞에서 잠깐 정신을 잃고 쓰러지셨어요? 괜찮으세요?"라고 물어 봄.

- 1536(KST): PO_2 제공함(분당 4L).
  - 7A 승객은 기력이 없어 보이고, 얼굴색이 창백했음.
  - CVL 승무원은 쿠션을 환자 다리 밑에 두어 하지 거상을 시킴.
- 1539(KST): 기내 탑승 의사 Show-up(심장내과 전문의/연세대학교 세브란스 병원/19B)
  - EMK, 자동혈압계 도착함.
  - 19B 의사가 활력징후를 측정, CVR 승무원이 의사 옆에서 보조, CAG 승무원이 기록 유지함.(맥박: 52, 혈압측정 오류: 2회 실시, 체온: 37.2)
  - 19B 의사가 청진기를 이용하여 진찰을 시도함.
- 1540(KST): 7A 승객의 얼굴색이 돌아오고 의식이 또렷해짐.
  - 화장실을 가려고 일어서는 순간 갑자기 정신을 잃은 것 같다고 말함.
- 1542(KST): 19B 의사의 진찰 결과 혈액순환이 잘 안 되는 상황에서 갑자기 일어나 뇌로 가는 혈액 부족으로 잠시 정신을 잃은 것으로 보이고, 누워서 휴식을 취하면 괜찮을 것으로 보이나 회복을 돕기 위해 포도당 주사를 환자에게 권유하자 7A 승객이 원한다고 하여 EMK 내 생리식염수(포도당)를 주사함.
- 1547(KST): 생리식염수(포도당)를 제공함.
  - CVG 승무원이 계속 옆에서 지킴.
- 1635(KST): 19B 의사가 생리식염수(포도당) 제거 후 다시 청진기로 진찰하고 활력징후를 측정함.(체온: 37.0, 맥박: 65, 혈압: 103/70)
  - PO_2 산소 제거함(1시간 제공).
- 1640(KST): 7A 승객이 본인 좌석인 7A로 돌아감.
  - 비행 중 해당 ZONE 승무원들은 지속적으로 주의 깊게 관찰하고 승객의 상태를 체크했으나 하기 시까지 별다른 증상이 없었음.
  - 7A 승객도 감사하다는 말을 지속적으로 하고 몸 상태도 괜찮다고 함.

4. 사용한 기내 의료장비

PO_2(L2), EMK 내 생리식염수

5. 의료진 인적 사항

이○○/19B/전문의/연세대 세브란스 대학병원/심장내과

의사면허 NO. 7124583

6. 기타

EMK 내의 In-flight Medical Report 1부 작성 후 첨부

참고문헌

- 권태홍 · 어윤국(2006), 『응급처치론』, 신광출판사
- 김영표 · 최경식 · 윤진환(2001), 『(쉽게 배우는) 응급처치』, 홍경
- 대한적십자(2017), 『응급처치법 강사지침서』, 대한적십자 응급처치법강사 · 안전강사
- 대한적십자(2017), 『응급처치법 일반과정』, 대한적십자 응급처치법강사 · 안전강사
- 대한적십자(2017), 『응급처치법 전문과정』, 대한적십자 응급처치법강사 · 안전강사
- 대한항공, 『대한항공 객실승무교범』
- 대한항공 객실승무기획부(2005), 『객실승무원을 위한 항공상식』, 대한항공
- 이무석 역(2007), 『환자와의 대화』, 원저 브라이언 버드(Brian Bird), *Talking with Patients*(제7판), 도서출판 이유
- 이세환 · 김용학 · 신의수 · 박승병(2018), 『응급처치』, 진영사
- 이은 역(2013), 『환자의 마음』, 원저 파브르치오 베네데티(Fabrizio Benedetti), *The Patient's Brain*(2012), (주)청년의사
- 이지민 · 이지영(2017), 『항공객실 의무론』, 센게이지러닝코리아
- 이희순(2008), 『구급 및 응급처치론』, 정훈사
- 최성수(2020), 『응급 환자 대처』, 한올
- 한수미 · 이은아 · 김현진 역(2014), 『건강심리학』, 원저 셸리 E. 테일러(Shelley E. Taylor), *Health Psychology*(제7판), 학지사
- NCS학습모듈 개발진(2016), 『NCS응급환자대처법 학습모듈』, 국가직무능력표준

- 국가법령정보센터 https://www.law.go.kr
- 국민체력100 https://nfa100.kr/
- 대한항공 https://www.koreanair.com/
- 서울대학교병원 의학정보 https://www.snuh.org
- 식품의약품안전처(의약품통합정보시스템) https://nedrug.mfds.go.kr
- 아시아나항공 https://flyasiana.com
- 에어프레미아 https://www.airpremia.com/
- 진에어 https://www.jinair.com
- 질병관리청 국가건강정보포털 https://health.kdca.go.kr/
- 제주항공 https://www.jejuair.net/
- 티웨이항공 https://www.twayair.com/
- 한국원자력환경공단 https://www.korad.or.kr
- 항공여행 https://airtravelinfo.kr
- International Air Transport Association(IATA) https://www.iata.org
- KAC한국공항공사 블로그 https://blog.naver.com/prkac

응급환자 대응절차

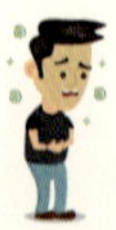

응급환자
발생

▶ 최초 환자 발견 승무원

- ⊙ 도움 요청
- ⊙ 환자 상태 파악
- ⊙ 의학정보 수집(병력, 소지 의약품, Medical Alert Emblem)
- ⊙ 응급처치 실시

▶ 도움 요청 받은 승무원

- ⊙ 기장 보고 및 Doctor Paging 실시
- ⊙ 응급처치 장비 준비((EMK, FAK, AED, UPK, PO_2, 자동혈압계 등)
- ⊙ 환자 발견 승무원을 도와 응급처치
- ⊙ '승객 건강상태 체크리스트' 작성
- ⊙ 시간대별 조치사항 기록
- ⊙ 응급처치, 기장 보고, 의료장비 전달 역할을 구분하여 조직적으로 상호 협조
- ⊙ 환자 주위에 대한 승객 접근 제지
- ⊙ 환자, 언론인, 주변 승객 앞에서 환자 상태를 언급하지 않기
- ⊙ 의료인 법적 범위: 의사, 한의사, 치과의사, 간호사, 조산사

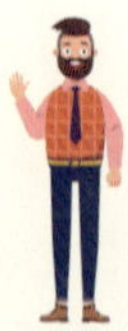

의료인
탑승

YES

▶ 응급처치 협조

- ⊙ 의료인임을 입증할 수 있는 신분증명서 또는 명함 확인(의사임을 입증할 수 없을 경우 기장 보고 후 지시 따름)
- ⊙ 의료인에게 기내에 탑재된 의료장비 및 약품 제공
- ⊙ 응급처치 보조

의료인 탑승 시라도 EMCS 연락이 필요한 경우

- ⊙ 응급환자로 인한 비정상 상황(Diversion, Return, 기내 사망)이 예상 또는 발생한 경우
- ⊙ 환자 상태가 호전되지 않는 경우
- ⊙ 기타 추가적인 자문이 필요한 경우
- ☞ 기내 의료진의 전공분야가 달라 EMCS의 의사와 협진 요청 시
- ☞ 기내 의료진의 처치가 미미하다고 판단될 경우 추가 자문 요청 시
- ☞ 기내 의료기기에 대해 추가 정보 요청 시

NO

▶ EMCS(응급의료 콜 시스템) 의학적 자문 요청

EMCS 통보사항

- ⊙ 승객 인적 사항(성별, 나이 포함)
- ⊙ 주 호소증상
- ⊙ 승객 의식상태 및 활력징후
- ⊙ 산소 사용 여부
- ⊙ 승객 과거 병력, 사용 중인 약품명, 도착 시 필요한 의료지원 형태

⬆

경미한 증상이나 질병으로
승무원이 응급처치를 하는 경우에도
추가적인 의학적 자문 필요

✲ 대한항공 승무원 안전교범 참고

응급처치 플로차트

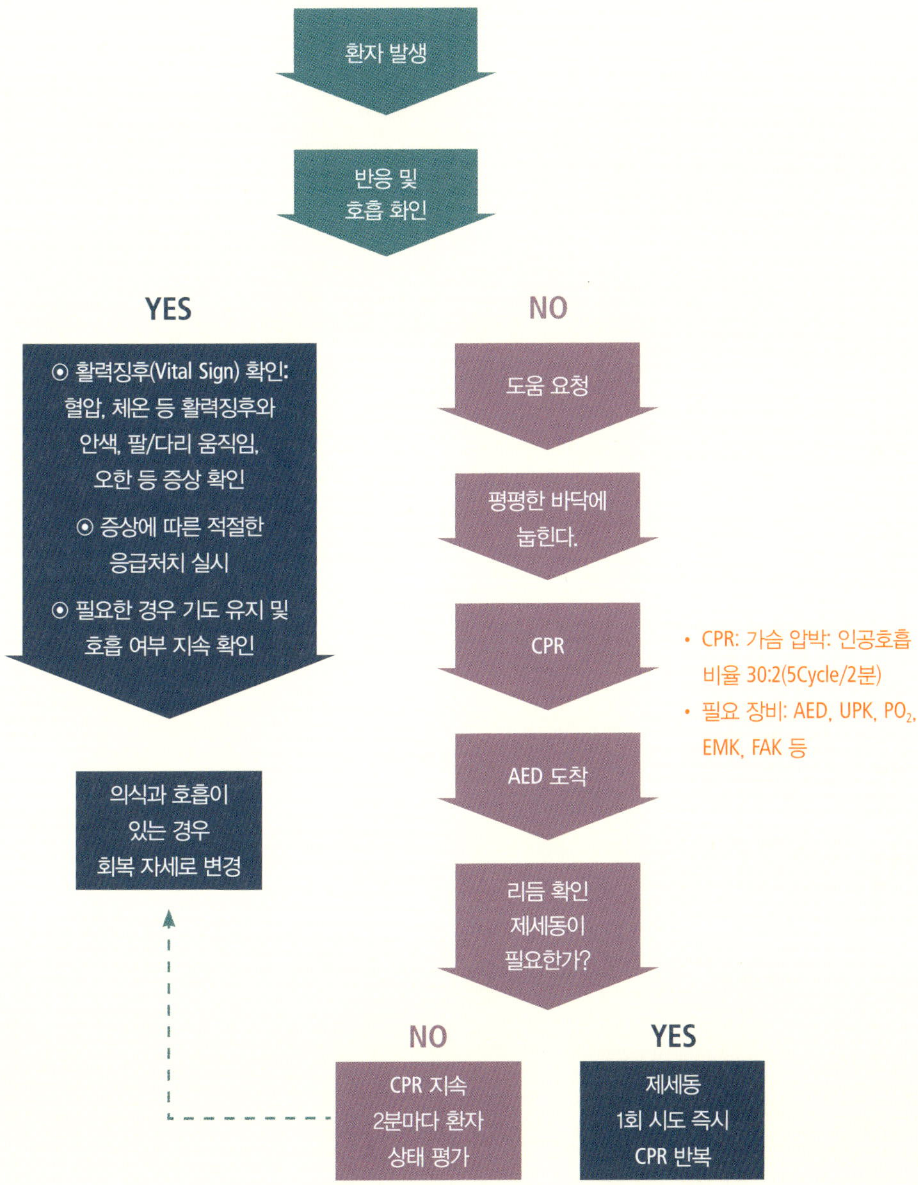

✻ 대한항공 승무원 안전교범 참고

저자 약력

유문주 한국항공대학교 경영학 석사 및 박사
인하대학교 불어불문학 전공

대한항공 항공객실승무원 23년 근무(수석사무장으로 퇴임)
대한항공 객실안전서비스 교관 역임(1999~2000)
현) 인하공업전문대학 항공운항과 교수
한국항공경영학회 이사
한국항공전략연구원 연구위원

김보희 인하대학교 서비스경영공학 박사과정
세종대학교 관광대학원 항공 · 서비스경영 석사
인하대학교 일어일본학 전공

대한항공 항공객실교관 근무
인하공업전문대학 항공운항과 겸임교수
현) 대한항공 객실사무장

김진실 인하대학교 경영대학원 서비스경영 박사과정
세종대학교 관광대학원 여행항공경영 석사
인하대학교 교육학 전공

㈜코웨이 CS교육팀 사내 강사
대한항공 객실사무장
대한항공 안전교관 및 심사관
인하공업전문대학 항공운항과 겸임교수
현) 인하공업전문대학 항공운항과 교수